凤凰含章

用心创造现代阅读之美

U0950135

小儿推拿一看就会

真人视频演示版

刘小鸽　孙平　主编

江苏凤凰科学技术出版社・南京

图书在版编目（CIP）数据

小儿推拿一看就会：真人视频演示版 / 刘小鸽，孙平主编. -- 南京：江苏凤凰科学技术出版社，2025. 11.
ISBN 978-7-5713-5229-5

Ⅰ. R244.15

中国国家版本馆CIP数据核字第20257YE741号

小儿推拿一看就会 真人视频演示版

主 编	刘小鸽 孙 平
责任编辑	汤景清 杨睿智
责任设计	蒋佳佳
责任校对	罗章莉
责任监制	方 晨
出版发行	江苏凤凰科学技术出版社
出版社地址	南京市湖南路1号A楼，邮编：210009
编读信箱	fhhzbook@163.com
出版社网址	http://www.pspress.cn
印 刷	天津睿和印艺科技有限公司
开 本	718 mm × 1 000 mm 1/16
印 张	13
插 页	1
字 数	120 000
版 次	2025年11月第1版
印 次	2025年11月第1次印刷
标准书号	ISBN 978-7-5713-5229-5
定 价	49.80元

图书如有印装质量问题，可随时向我社印务部调换。联系电话：（010）64825211。

前言

当孩子生病时，最焦虑的无疑是家长。为了尽快让孩子恢复健康，一些家长可能会急于求成，过度依赖口服药物和输液，有些滥用抗生素和激素。其实，许多小儿常见病都能通过小儿推拿这种更为温和的疗法得到有效缓解。通过刺激孩子身上的穴位，小儿推拿能够激活孩子的免疫系统，有效地增强体质、减轻病痛。

小儿推拿也被称为小儿按摩，是一种纯天然的疗法。随着现代人健康观念的转变，越来越多的家长开始选择这种疗法，以避免药物带来的不良反应。小儿推拿特别适用于 6 岁以下的孩子，尤其对于 3 岁以下的小儿效果更为显著。孩子的身体就像一个“天然药库”，每个穴位都具有特殊的疗愈功能。这些穴位形态各异，包括点状、线状和面状等，推拿时讲究手法轻快、柔和平稳，对小儿常见的消化系统疾病、呼吸系统疾病及其他多发病症都有显著的疗效。

值得一提的是，小儿推拿在 2013 年已被正式纳入“国家基本公共卫生服务项目”，这是中医药项目首次进入“公共卫生”项目。这一疗法之所以备受推崇，是因为它具有简单易学、操作方便、疗效显著且无毒副作用的特点。越来越多的儿科专家和家庭开始重视并采纳小儿推拿作为治疗和预防疾病的方法。此外，推拿过程中的亲子互动不仅能够减轻孩子对病痛的恐惧，还有助于他们的身心健康发展。

为了帮助家长更好地了解和应用小儿推拿，本书详细介绍了小儿健康诊断的方法、小儿推拿的基础知识、106 个关键穴位的推拿技巧，以及 33 种小儿常见病和 11 种小儿保健的推拿疗法。本书内容丰富、图文并茂，推拿手法明晰详细，易于家长学习和掌握。

我们相信，通过学习小儿推拿，家长不仅能够成为孩子健康的守护者，还能在亲子互动中和孩子一起享受温馨的家庭时光。让我们一起，用爱的双手，为孩子们铺就一条健康成长的道路吧。

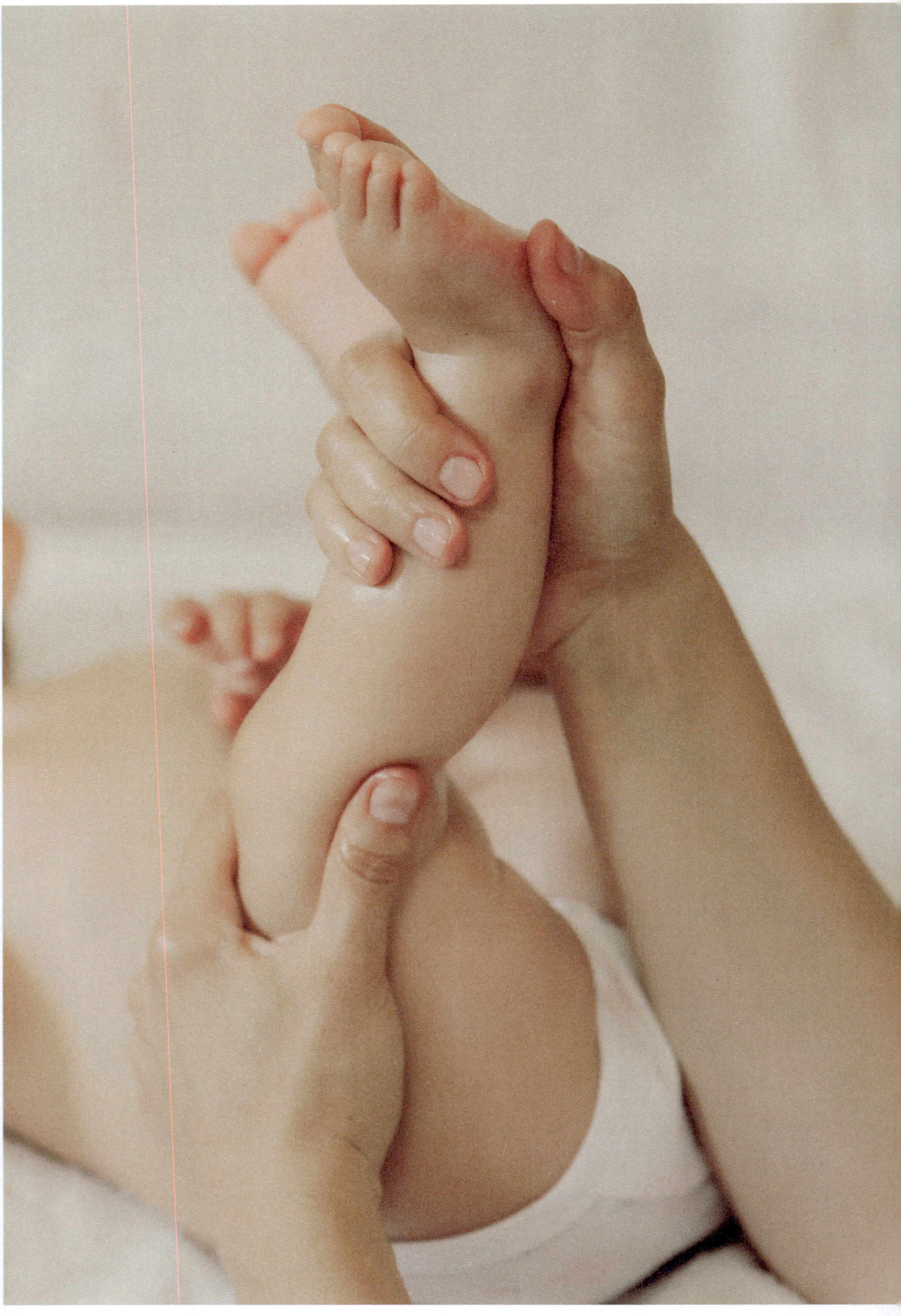

目录

第 1 章

学点推拿知识，呵护孩子健康成长

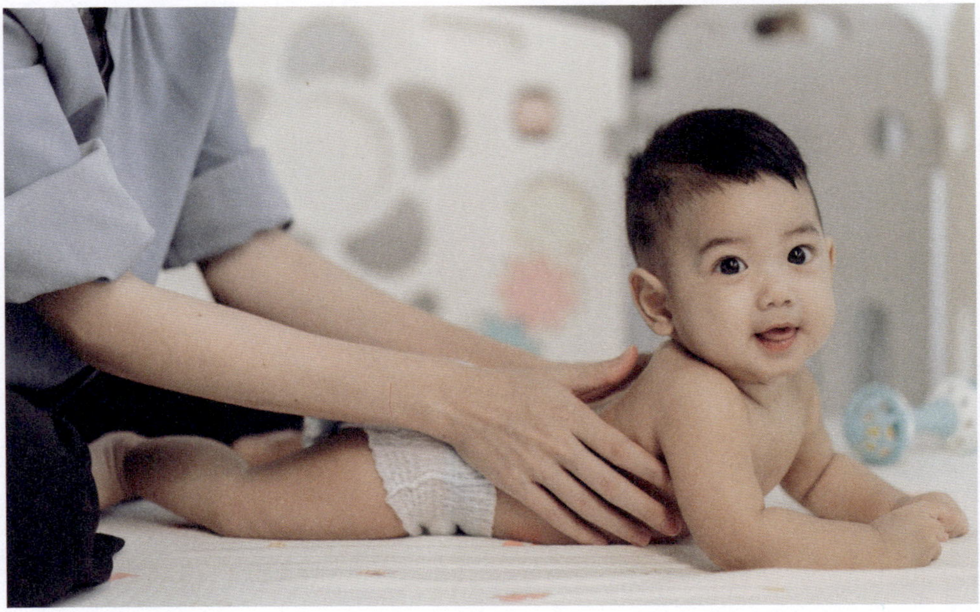

第 2 章

小儿推拿常用穴位，一按就知道

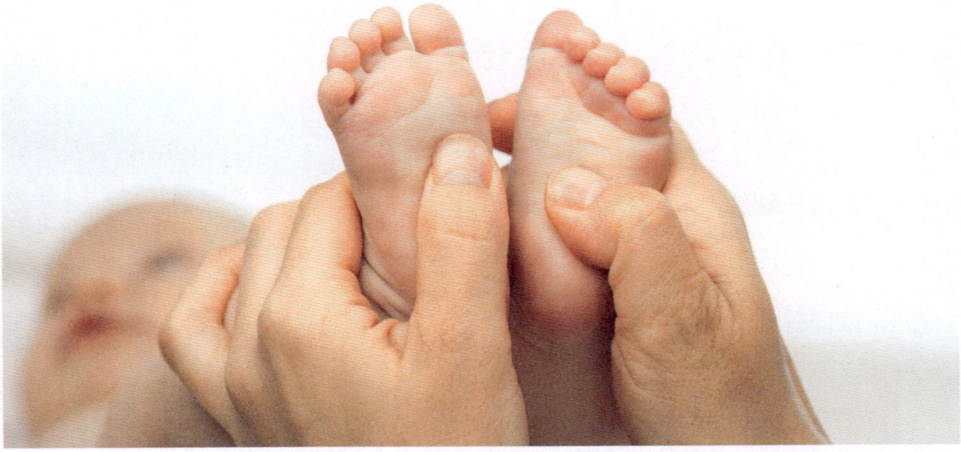

第 3 章

小儿常见病推拿疗法，赶走小病小痛

第 4 章

小儿保健推拿疗法，揉揉捏捏身体棒

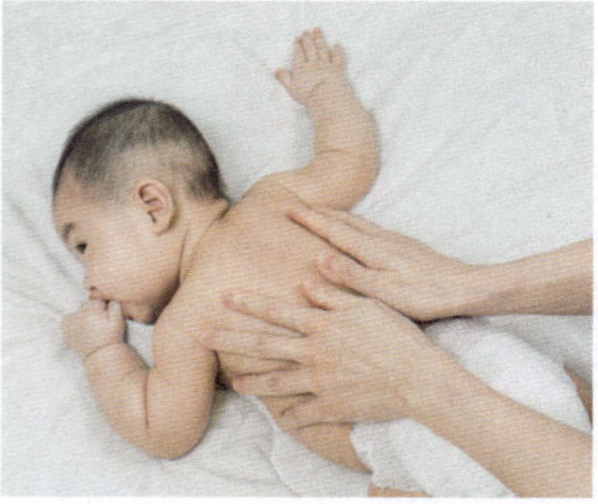

第1章

学点推拿知识，呵护孩子健康成长

推拿是以中医基础理论为指导，通过手法作用于人体体表的特定部位或穴位，以调节机体气血阴阳和脏腑功能，达到治病、保健目的的方法。这种方法对缓解孩子的身体不适和疾病症状有很好的作用，通过学习掌握基本的推拿手法和注意事项，家长就可以在家中为孩子进行推拿，简单又方便。

不同时期孩子的生长规律

父母最大的希望就是看到孩子健康快乐地成长，但孩子成长的每一步，你都了解吗？孩子在成长中的不同时期，身体结构有不同的变化，营养需求和护理要求都是不同的。

胎儿期

胎儿期是指从受孕到分娩共40周的这一阶段。胎儿完全依靠母体生存。胎儿的各个系统逐步分化形成，妈妈的保健对胎儿的生长发育影响巨大。妈妈的身体若是受到物理或药理损伤、感染、营养缺乏、心理创伤、疾病等因素影响，会直接影响胎儿发育，严重者可导致流产、死胎、胎儿先天性疾病或生理缺陷等。

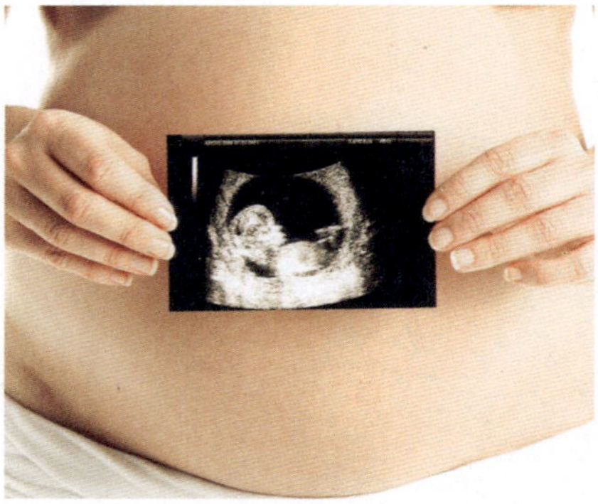

新生儿期

从出生到满28天称为新生儿期。新生儿的内外环境发生了很大变化，开始呼吸和调整血液循环，依靠自己的消化系统摄取营养、泌尿系统排泄代谢产物。形体上体重增长迅速，大脑皮层主要处于抑制状态，兴奋度低。新生儿患病死亡率高，如畸形、窒息、胎黄、脐风、呼吸道感染、惊风等，多与胎内营养缺乏、分娩及护理不当有关。

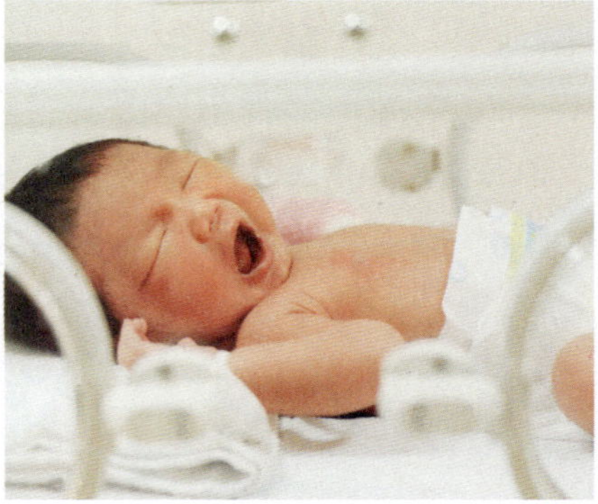

婴儿期

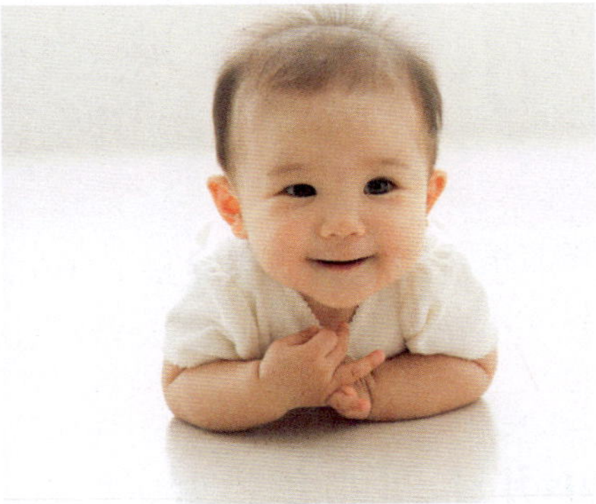

从出生 28 天后到满 1 周岁称为婴儿期。婴儿生长发育非常快，对营养的要求非常高，多为母乳或牛乳喂养，辅助食品可适当增加。这个时候的小婴儿脏腑娇嫩，形气未充，抗病能力较弱，恶心、呕吐、腹泻、营养不良等消化系统疾病，以及感冒等感染性疾病易发作。

幼儿期

从 1 周岁到 3 周岁称为幼儿期。小儿体格增长较前一段时间减缓，生理功能日趋完善，乳牙逐渐出齐，语言能力发展迅速，可断奶喂养。此时饮食喂养不当有可能会引起厌食、呕吐、腹泻及营养不良等病症，且急性传染病的患病率增加。

幼童期

从 3 周岁到 7 周岁称为幼童期。幼童体格生长减缓，而神经系统发育迅速，语言能力进一步提高，理解和模仿能力增强。此时的幼童活泼好动，但又对未知危险没有防范能力，常会发生中毒、溺水、摔伤等意外事故。

儿童期

从 6 ~ 7 周岁到 12 ~ 13 周岁称为儿童期。儿童体重增长加快，更换乳牙。除生殖系统外，其他身体器官发育接近成人水平，身体营养需求旺盛。儿童对疾病的抵抗能力进一步增强，学龄儿童的近视发病率大大增加，同时龋齿、哮喘等疾病发病率提高。

青春期

女孩一般从 11 ~ 12 周岁到 17 ~ 18 周岁称为青春期，男孩则是从 13 ~ 14 周岁到 18 ~ 20 周岁称为青春期。青春期的孩子生殖系统发育迅速，体格增长较快，身高明显增长，第二性征显现，心理和生理变化明显。

小儿的生理与病理特点

小儿的生理结构及其生理功能尚未发育完全，因此与成人是有所区别的。那么小儿的生理特点与病理特点是怎样的呢？与成人都有什么不同？

小儿生理的基本特点

1. 脏腑娇嫩，形气未充

“脏腑娇嫩，形气未充”概括地说明了小儿处于生长发育时期，其机体脏腑的形态都还没有成熟，各种生理功能尚未健全。小儿脏腑柔弱，对病邪侵袭、药物攻伐的抵抗和耐受能力都比较低。这就是为什么与成人相比，小儿更容易感受风寒或风热邪气，出现发热、鼻塞流涕、咳嗽等症状；为什么小儿在使用攻伐之品的时候，与成人相比，用量会偏小，禁忌相对较多。小儿形、气，即五脏六腑、四肢百骸、气血津液等，均未充盛，人体的各种生命现象还不能完全表达，如小儿的语言能力、行为能力都比成人差，生殖能力直到青春期后才能逐步完善等。

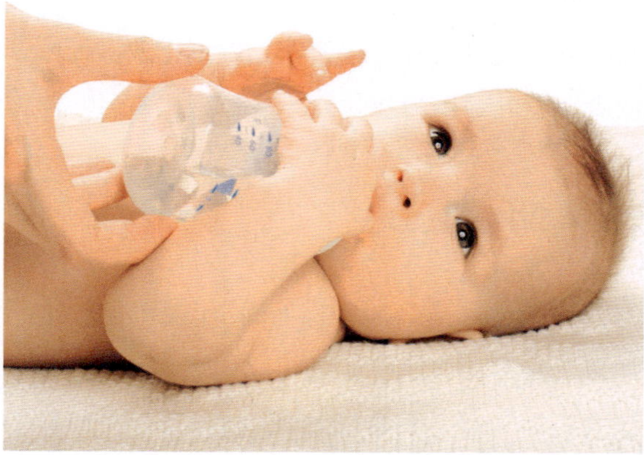

小儿的脏腑娇嫩，其中又以肺、脾、肾三脏不足更为突出。这是由于小儿出生后肺脏、脾脏、肾脏皆成而未全，全而未壮。古代医家把小儿“阳常有余，阴常不足；肝常有余，脾常不足；心常有余，肺常不足；肾常虚”这种三有余、四不足的生理现象称为“稚阴稚阳”。

2. 生机蓬勃，发育迅速

由于脏腑娇嫩，形气未充，所以在生长发育过程中，小儿的体格、智力及脏腑功能，都不断地趋向完善、成熟。如小儿的身长、胸围、头围随着年龄的增加而增长，小儿的思维、语言、动作能力随着年龄的增加而迅速地提高。因此，古代医家把小儿这种生机蓬勃、发育迅速的生理现象称为“纯阳”。

小儿病理的基本特点

1. 发病容易，传变迅速

小儿脏腑娇嫩，形气未充，为“稚阴稚阳”之体。年龄越小，机体功能比较脆弱，小儿抵御外邪的能力较弱，对病邪抵抗力较差，且小儿冷暖不知自调，饮食不知自节，对自然界适应力较差，一旦调护失宜，在外容易被外邪所伤，如感冒、咳嗽、肺炎等；在内容易为饮食所伤，如消化不良、胃胀、腹泻等；表现出比成人更容易生病，且年龄越小，发病率越高的特点。小儿发病容易，突出表现在肺、脾、肾系统疾病，以及传染病方面。

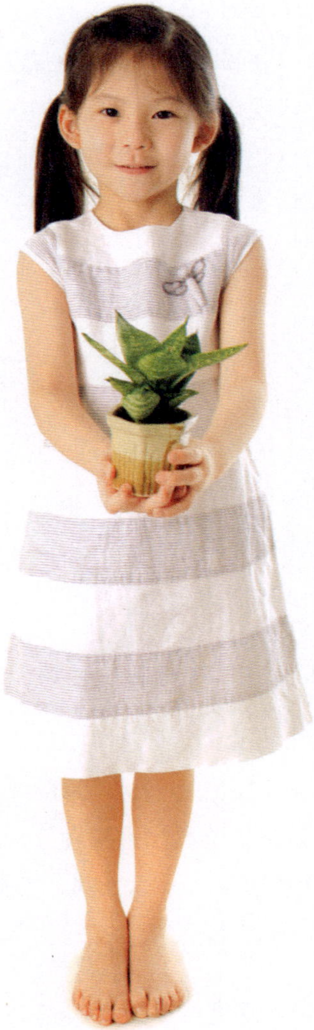

小儿病变迅速的病理特点，主要表现在寒热虚实的迅速转化方面，即易虚易实、易寒易热的病理表现特点。易虚易实是指小儿一旦患病，则邪气易实，而机体的正气易虚，病之初常见邪气呈盛势的实证，但可迅速出现正气被损的虚证或虚实并见、错综复杂的病症表现。易寒易热主要是指在疾病过程中，由于小儿“稚阴未长”，故易见阴伤阳亢，表现为热证；又由于小儿“稚阳未充”，故容易出现阳气虚衰，表现为阴寒证。

2. 脏气清灵，易趋康复

与成人相比，小儿为纯阳之体，生机蓬勃，活力充沛，脏气清灵，病因单纯，少有七情（喜、怒、忧、思、悲、恐、惊）过度的伤害。在患病后，只要经过及时恰当的治疗和护理，病情好转就会比成人快，容易恢复健康。

中医四诊法诊断孩子健康

儿科素有“哑科”之称，临床诊断上主张以望、闻、问、切四诊合参的方式辨证论治。其中，望诊尤为重要。

望诊

1. 望神色

颜面部神色是脏腑气血盛衰的外部表现，中医望诊的五色主病，即赤、青、黄、白、黑。小儿面色以红润而有光泽为正常，枯槁无华为不良。

◎五色主病

→赤色

病因：多主热证，实热或虚热。

主病：面红耳赤，主实热；午后颧红，手足心发热，主阴虚；两侧颧红如妆，面白肢厥，为虚阳上越。

→青色

病因：寒证、痛证、瘀血、惊风。

主病：面色白中带青，愁苦哭闹，多为里寒腹痛；面青晦暗，神昏抽搐，常见于惊风和癫痫发作；面青唇紫，呼吸急促，主肺气闭塞，气血瘀阻。

→黄色

病因：多属脾虚或脾胃湿滞。

主病：面色萎黄，形体消瘦，多为脾胃失常，常见于疳证；面黄无华，脐中阵痛，夜间磨牙，为寄生虫病；面目、小便俱黄，主黄疸，小儿刚出生时的黄疸为胎黄，有生理性和病理性之别。

→白色

病因：寒证、虚证。

主病：面白浮肿，为阳虚水泛；面白无华，唇色指甲淡白，多为血虚；面色㿠白，为阳气不足；面色苍白，四肢厥冷，多为滑泄吐利，阳气暴脱。

→黑色

病因：寒证、痛证、瘀血、水饮。

主病：面色青黑，手足逆冷，多为阴寒里证；面色黑而晦暗，伴有腹痛、呕吐，多为药物或食物中毒；面色青黑晦暗，为肾气衰惫，不论新病、久病，皆属危重；若小儿面色黑红，身壮无病，是先天肾气充沛的表现。

◎五脏配五官

五脏配五官，即左腮为肝，右腮为肺，

额上为心，鼻为脾，颌为肾。中医说，有诸内者，必形诸外。也就是说，我们可以根据颜面部的器官组织来判断小儿的身体有没有生病，并且知道哪里生病了。

2. 望形态

◎望形体

头方，囟门宽大，当闭不闭，可见于五迟证（立迟、行迟、语迟、发迟、齿迟）。前囟及眼窝凹陷，皮肤干燥，可见于婴幼儿泄泻，阴伤液脱。胸廓高耸如鸡胸，可见于佝偻病、哮喘病。肌肉松弛，肤色萎黄，多见于厌食、偏食、反复感冒。腹部膨大，肢体瘦弱，毛发稀疏，额上有青筋显现，多属疳积。毛发枯黄，或毛发容易脱落，多为气血亏虚。

◎望动态

小儿喜俯卧者，为乳食内积；喜倦卧者，多为寒证腹痛。颈项强直，手指开合，四肢拘急抽搐，角弓反张，多为惊风。若翻滚不安，呼叫哭吵，两手抱腹，多为盘肠气痛所致。端坐喘促，喉中痰鸣，为哮喘。咳逆且鼻翼扇动，胁肋凹陷如坑，呼吸急促，为肺炎喘嗽。

3. 审面色，察五官

◎察舌

正常小儿舌体柔软、淡红润泽、伸缩自如，舌面有干湿适中的薄苔。舌体胖嫩，舌边齿痕显著，为脾肾阳虚，痰湿内停。舌体肿大，色青紫，为气血瘀滞。舌体僵硬，多为热盛伤津。急性热病中出现舌体短缩，舌干绛者，则为热盛津伤。吐舌不收，为心气将绝。时时用舌舔口唇，为脾经伏热所致。

舌质：正常舌质为淡红色；舌起粗大红刺，状如草莓者，常见于猩红热。

舌苔：苔黄腻为湿热内蕴，或乳食内积；舌苔剥脱，状如地图，为胃气阴不足；若舌苔厚腻，伴便秘腹胀者，为宿食内积。

◎察目

黑睛等圆，目珠灵活，目光有神，开合自如，是肝肾气血充沛。睡觉时白睛外露，为脾虚气弱。眼睑下垂不能提起，为气血两虚。两目呆滞迟钝，是肾精不足，或惊风先兆。眼膜中有蓝斑，多为有寄生虫。

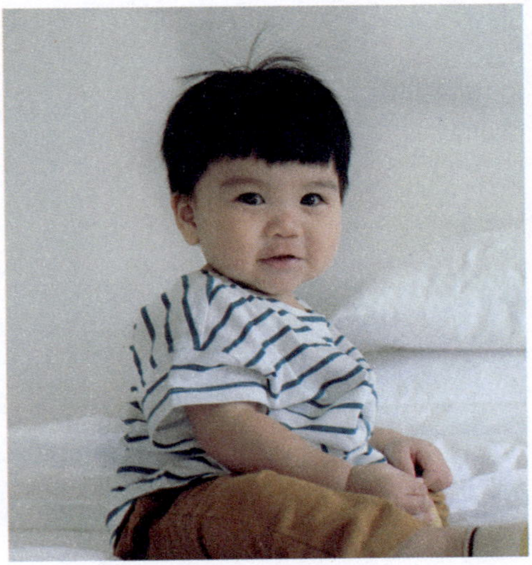

◎察鼻

长期鼻流浊涕，气味腥臭，为肺经郁热犯鼻。鼻翼扇动，伴气急喘促，为肺气闭郁。

◎察口

察唇：唇色樱红，为暴泻伤阴；面颊潮红，口唇周围苍白，为猩红热。

察口：口疮，为心脾积热；口内白屑成片，为鹅口疮；两颊黏膜有针尖样大小白点，周围红晕，为麻疹黏膜斑。

察咽喉：咽红，扁桃体红肿疼痛为外感风热或胃火上炎；扁桃体大而不红，肥大，为瘀热或气虚；咽痛微红，有灰白色假膜，不易拭去，为白喉。

◎察耳

耳壳丰厚红润，为先天肾气充沛。耳壳薄软，耳舟不清为先天肾气未充。以耳垂为中心的腮部肿痛，为痄腮。

4. 其他

◎察二阴

男孩阴囊不松不紧为神气充沛。若阴囊松弛，多为体虚或发热。阴囊中睾丸肿大、透亮不红，为水疝。阴囊中有物下坠，时大时小，上下可移，为狐疝。女孩前阴潮红灼热，常见于湿热下注，或蛲虫病。小儿肛门潮湿红痛，多属尿布皮炎。

◎辨斑疹

疹细小状如麦粒，潮热 3 ~ 4 天出疹，口腔颊黏膜出现麻疹黏膜斑者为麻疹。皮疹细小，呈浅红色，身发热不高，常见于风疹。皮肤红如锦，发热，舌绛如草莓，常见于猩红热。丘疹、疱疹、结痂并见，疱疹内有水液色清，见于水痘。斑丘疹大小不一，如云出没，瘙痒难忍，常见于荨麻疹。

◎察二便

新生儿出生后 3 ~ 4 天内，大便呈黏稠糊状，褐色，无臭气，为胎粪。单纯母乳喂养之婴儿大便呈卵黄色，稠而不成形，稍有酸臭气。米泔水样便为疳积。

◎察指纹

小儿的指纹是指小儿食指虎口内侧的桡侧面所显露的一条脉络，自虎口向指端，按指节依次分为风、气、命三关。在光线充足的地方，一手捏住小儿食指，用另一手拇指桡侧，从小儿食指段命关到风关，用力地推几下，指纹即显露。

纹在风关是邪浅病轻，纹达气关是感邪较重，纹透命关则病尤重。若指纹透过风、气、命三关，一直延伸指端者，即所谓“透关射甲”，提示病情危重。正常指纹红黄相兼，不浮不沉，隐隐现于风关之内。指纹浮现明显者，多为病邪在表；指纹沉而不显者，多为病邪在里。色鲜红者，多外感风寒；色紫红者，多为热证；

色青者主风，主惊，主痛；色紫黑者，多为血络瘀闭，病情危重。指纹细而浅淡者，多属虚证；粗而浓滞者，多属实证。察小儿指纹的口诀为：浮沉分表里，红紫辨寒热，淡滞定虚实，三关测轻重。

闻诊

1. 啼哭声

因饥饿引起的啼哭多绵长无力，口做吮乳状。腹痛引起的多哭声尖锐，忽缓忽急，时作时止。肠套叠引起的哭声多尖锐阵作，伴呕吐及果酱样或血样大便。夜卧啼哭，睡眠不安，白天如常者多为夜啼。

2. 呼吸声

正常小儿呼吸均匀调和。若小儿呼吸稍促，用口呼吸者，常因鼻塞所致。呼吸急迫，甚则鼻扇，咳嗽频作者为肺气闭郁。呼吸窘迫，面青不咳或呛咳，常为异物堵塞气道。呼吸微弱及吸气如哭泣样，为肺气欲绝。

3. 咳嗽声

咳声嘶哑如犬吠者，常见于白喉、急喉风。连声咳嗽，夜咳为主，咳而呕吐，伴鸡鸣样回声者为百日咳。

4. 语言声

高声尖叫，为剧痛所致。谵语妄言，声高有力，兼神志不清，为热闭心包的征象。

5. 闻气味

口气秽臭，多为肺胃积热，伤食积滞，浊气上蒸。口气腐臭，兼脓痰带血，多属肺痈。大便气味酸腐，多因伤食。大便臭气不明显，完谷不化，多为脾肾虚寒。小便气味臊臭，多因湿热下注。小便清长如水，多属脾肾阳虚。呕吐物酸腐，多因食滞化热。呕吐物臭秽如粪，多因肠结气阻，秽粪上逆。

问诊

1. 问寒热

发热持续，热势嚣张，面黄苔厚，多为湿热蕴滞。夏季高热，持续不退，伴有无汗，口渴，小便多，秋凉后自平，往往是夏季热。夜间发热，腹壁、手足心热，胸腹满闷，食欲不振者，多为内伤乳食之征。

2. 问头身

肢体瘫痪不用、强直屈伸不利为硬瘫，多为风痰入络，血瘀气滞。痿软，不能屈伸为软瘫，多因肝肾两虚，筋骨失养。

3. 问二便

便时哭闹不安，多为腹痛。

4. 问饮食

腹部胀满，食欲不振甚至拒食，或兼呕吐恶心，为乳食内积。能食而消瘦，或嗜食异物，多为疳证、虫证。

5. 问睡眠

睡眠不宁，辗转反侧、喜俯卧者，多为气血失和，胃弱疳积；睡中磨齿，或因虫积，或因胃气失和；夜寐不宁，肛门瘙痒，多为蛲虫。入夜因惊恐而难以入睡，多为心经失养，心神不宁。睡中惊惕，讲梦话者，多为肝旺扰神，或胃不和而卧不安。睡中露睛，多为久病脾虚。睡中磨牙，多为胃气不和，肝火内盛。

切诊

1. 脉诊

小儿脉象，分浮、沉、迟、数、有力、无力六种。数以成人一息 6 ~ 7 至为度，5 至以下为迟，7 至以上为数。

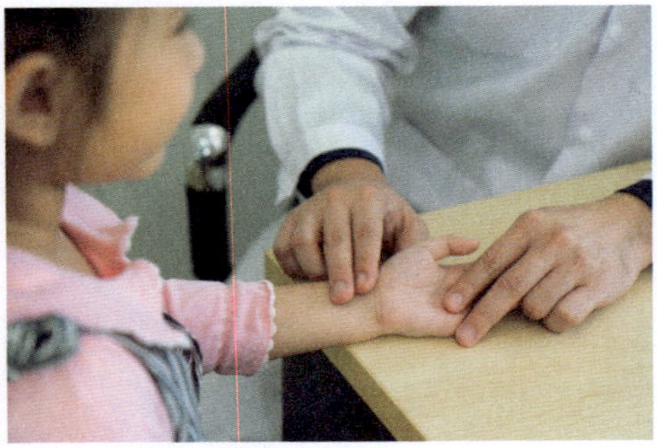

2. 按诊

◎按头囟

囟门隆凸，按之紧张，为囟填，多为风火痰热上攻、肝火上亢、热盛生风。囟门凹陷，为囟陷，常因阴津大伤，若见头颅骨软者为气阴虚弱、精亏骨弱。颅骨按之不坚而有弹性多为维生素 D 缺乏性佝偻病。颅骨开解、头缝增宽、囟门宽大者多为解颅，多属先天肾气不足或后天髓热瘗竭。

◎按颈、腋

小儿在颈项、腋下部位可触及少数绿豆大小的淋巴结，活动自如，无疼痛不为病态。左侧前胸心尖搏动处古称虚里，是宗气汇聚之所。搏动太强，节律不匀，为宗气内虚外泄。若搏动过速，伴喘促，大多是因为宗气不能上接。胸廓高耸如鸡胸，后背凸如龟背是为骨疳。

◎按四肢

高热时四肢厥冷的现象中医称为“热深厥亦深”，为真热假寒的表现。

◎按皮肤

小儿皮肤发热，但是身上不出汗，多因热闭于内，毛孔不得开合，汗液不得外泄。皮肤干燥，没有光彩，没有弹性，多为吐泻阴伤之证。

小儿与大人不同的特定穴位

我们已经了解到，小儿的生理结构与成人是有所不同的，同样，小儿身上的特定穴位，与成人也是不尽相同的。这里，我们来学习一下小儿身上的特定穴位。

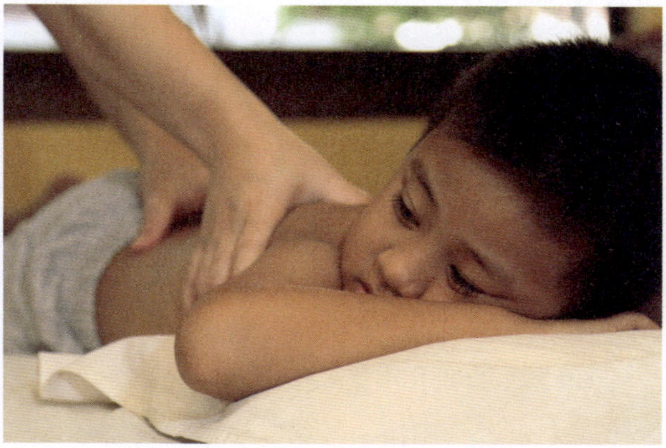

小儿穴位的形状主要呈现的是“点”状、“线”状、“面”状。两手穴位居多，故有“小儿百脉汇于两掌”之说。《千金翼方》中指出：“凡诸孔穴，名不徒设，皆有深意。”而小儿穴位疗法的命名特点有三类，一是根据经络脏腑的名称命名，如心经穴、脾经穴、大肠经穴、肾经穴等；二是根据解剖部位命名，如四横纹穴、掌小横纹穴、天柱骨穴等；三是根据人体部位命名，如五指节穴、脐、腹、脊等。了解这些穴位命名的依据，有助于家长掌握这些穴位的位置。

进行推拿操作时，每次穴位刺激所需的操作时间和次数，要根据每个小儿的不同情况而定，如年龄、体质、病情等决定，因人而异，因病而异。同时，也要根据患儿的不同病情、所需取的穴位，并以便于手法操作和患儿舒适为原则，为小儿选择合适的体位。一般 3 岁以下小儿可由别人抱着操作，3 岁以上可单独采取坐位、仰卧位、俯卧位或侧卧位等操作。施行小儿推拿时，应注意和顾及患儿的情绪状况，如小儿受到惊吓时应立即停止推拿疗法，先安抚小儿。而家长在施行小儿推拿时，应控制好自己的情绪及力度，不要因为小儿的不配合或者其他因素就将情绪不正当地发泄，因为这样可能伤害到小儿，而无法达到治疗效果或造成其他不良的影响。操作时，家长精力要集中，要温柔，要耐心，争取患儿的积极配合，以防患儿产生恐惧心理，影响操作。

简便穴位定位法

在进行小儿推拿的时候，找穴位是最重要的步骤，想要疗效好，就得找对穴位的位置。下面，介绍一些比较简单易学的找穴方法。

手指度量法

利用自身手指作为测量穴位的尺度，中医称为“同身寸”。“手指同身寸取穴法”是幼儿按摩中最简便、最常用的取穴方法。“同身”，顾名思义就是同一个人的身体。人有高矮胖瘦，不同的人的手指尺寸长短也不一样。因此，找小儿身上的穴位时，要以小儿自身的手指作为参照物，切勿用大人的手指去测量。

1 寸：拇指指幅横宽。

1.5 寸：食指和中指二指指幅横宽。

2 寸：食指、中指和无名指三指指幅横宽。

3 寸：食指、中指、无名指和小指四指指幅横宽。

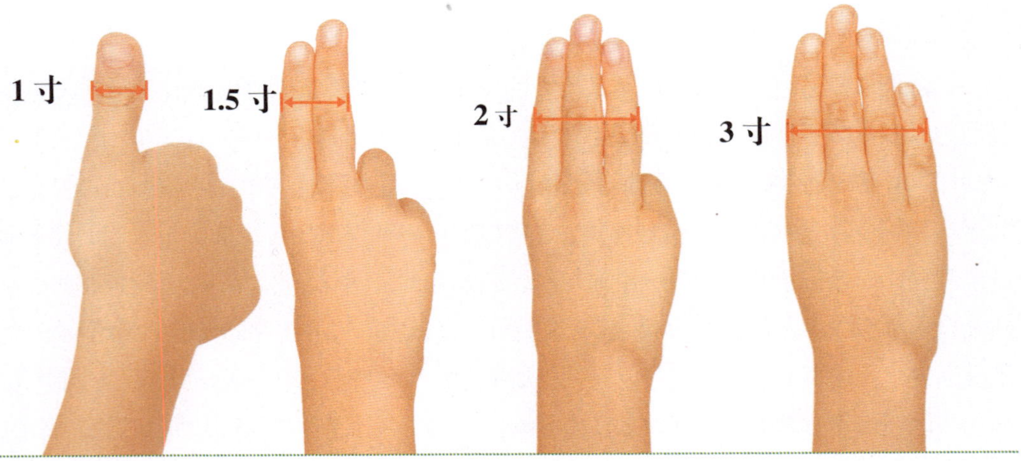

身体度量法

利用身体及线条的部位作为简单的参考度量，中医称为“骨度分寸”，如眉间（印堂穴）到前发际正中为3直寸。如两乳头之间为8寸。

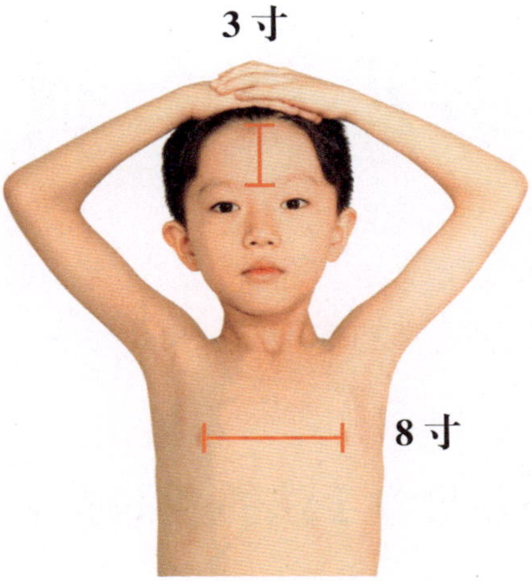

体表标志参照法

固定标志：常见判别穴位的标志有眉毛、乳头、指甲、趾甲、脚踝等，如神阙位于腹部脐中央，膻中位于两乳头中间。

动作标志：需要做出相应的动作、姿势才能显现的标志，如张口时耳屏前凹陷处即为听宫穴。

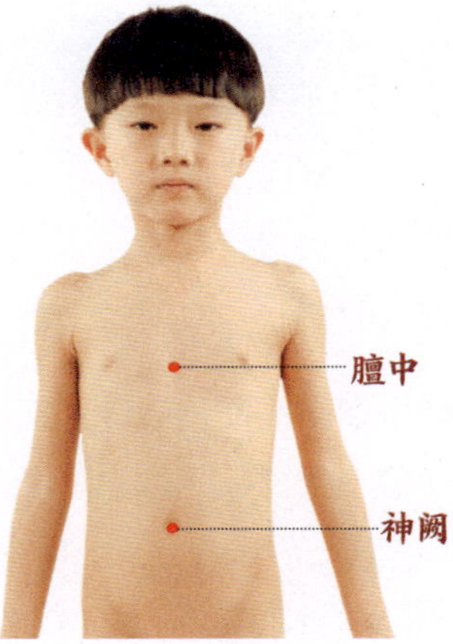

感知找穴法

身体感到异常的时候，用手指压一压，捏一捏，摸一摸，如果触摸时有痛感、硬结、痒等感觉，或与周围的皮肤有温度差异如发凉、发烫，或皮肤出现黑痣、斑点，那么这个地方就是所要寻找的穴位。感觉疼痛的部位，或者按压时有酸、麻、胀、痛等感觉的部位，可以作为“阿是穴”治疗。阿是穴一般在病变部位附近，也可在距离病变部位较远的地方。

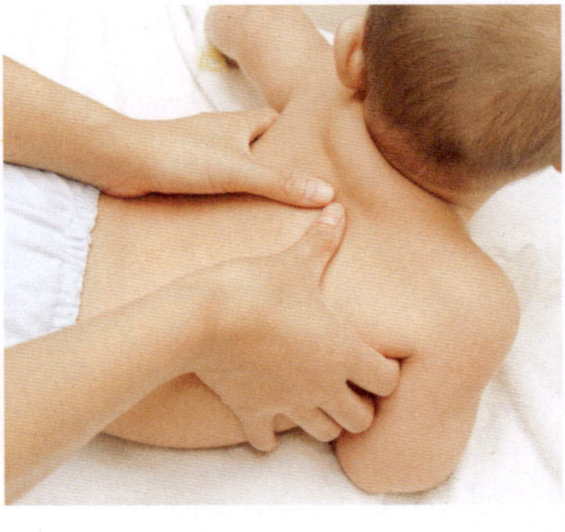

小儿推拿须知

在给小儿进行推拿前深入了解推拿基本常识是很有必要的，这既能让我们更好地学习推拿操作，又能为小儿提供更舒适、更体贴的服务。

小儿推拿手法的基本要求

1. 推拿前

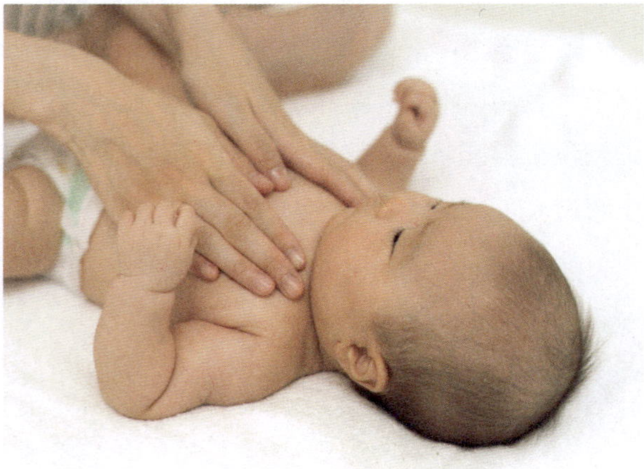

小儿状态：小儿过饥或过饱时，均不利于推拿疗效的发挥。因此，在小儿哭闹之时，要先安抚好小儿的情绪再进行推拿，以达到更好的保健效果。

环境选择：需营造一个安静、温暖（室温 28℃左右）且舒适的环境与氛围。应选择避风、避强光、噪声小的地方。室内应保持安静、整洁，空气清新、温度适宜。

清洁手部：推拿前家长要摘下戒指、手镯、手表等首饰，洗净双手，剪短指甲，刚剪过的指甲，一定要用指甲锉锉平，以免操作时误伤小儿。另外，可在小儿的身上涂抹一些痱子粉或滑石粉，在推拿时能对小儿的肌肤起到一定的保护作用。

搓热孩子的手掌：推拿前让小儿自己搓热双手，可提高推拿的疗效。冬季为小儿做推拿前，父母应该先搓暖自己的双手。

介质准备：小儿皮肤娇嫩，推拿时应避免划伤小儿皮肤。家庭推拿一般可使用按摩油或爽身粉、滑石粉等介质，可起到润滑的作用，以防推拿时皮肤受损。

2. 推拿中

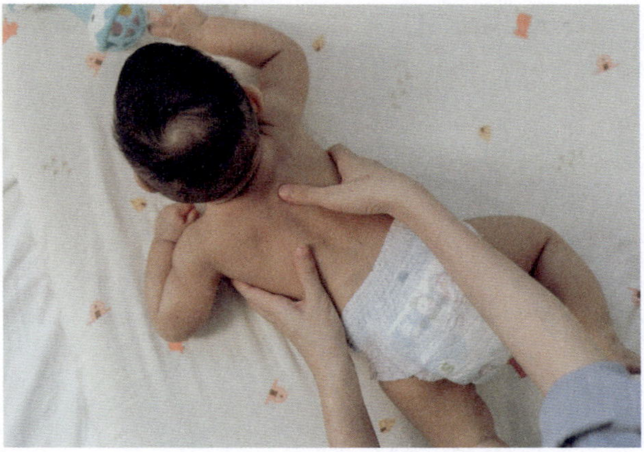

操作顺序：一般先头面部，次上肢，再胸腹腰背，最后是下肢；也可先重点，后一般；或先主穴，后配穴。“拿、掐、捏、捣”等强刺激手法，除急救以外，一般放在最后操作，以免小儿哭闹不安，影响治疗的进行。

姿势适当：在施行手法时要注意小儿的体位，原则上以使小儿舒适为宜，能消除其恐惧感，同时还要便于操作。

明确诊断，选用穴位：这是推拿中最重要的一点，小儿推拿治疗前，必须有明确的诊断。如果家长不能肯定，请先送医院就诊。每次给小儿推拿最好只针对一个病症，如果保健和治疗目的太多、推拿的穴位太杂，会影响最终效果。推拿时应根据疾病、保健作用的不同，采用合适的推拿手法，选取适当的穴位，考虑全面，有中心、有重点，才能更好地起到保健治病的作用。

力道平稳：小儿推拿手法的基本要求是：均匀、柔和、轻快、持久。力道不应忽轻忽重，宜平稳、缓慢进行。家长的双手要保持清洁，不要损伤小儿被推拿部位的皮肤，并要注意室温及被推拿部位的保暖。推拿动作不一定要墨守成规照步骤来，应灵活应用，只要让小儿感到舒适即可。

推拿时间：一般情况下，小儿推拿一次总的时间为 10 ~ 20 分钟。但是由于病情和小儿年龄的不同，在推拿次数和时间上也有一定的差别。年龄大、病情重，推拿次数多，时间相对长。反之，次数少，时间短。一般每日 1 次，重症每日 2 次。需长时间治疗的慢性病 7~10 天为 1 个疗程。一个疗程结束后，可休息数日，然后进行下一个疗程。做保健性推拿时，针对不同的体质，可以进行每日 1 次或隔日 1 次的规律性推拿。如果小儿的状况无法持续到 20 分钟，时间短点也没关系，应以小儿状态来决定时间长短，不能盲目强求。

3. 推拿后

注意适量补水：推拿完让小儿喝 300 ~ 500 毫升的温开水，可促进新陈代谢，有排毒的疗效。

注意保暖：推拿后要注意避风，忌食生冷。家长不可立刻用冷水给小儿洗手洗脚，若要将小儿身上的介质清洁完，应当使用温水将手、脚洗净，并且双脚要注意保暖。

避免剧烈运动：推拿后适当静养休息，不可进行剧烈运动，以利于经络平稳运行，达到较好的推拿效果。

小儿推拿次数和补泻手法

1. 推拿的次数

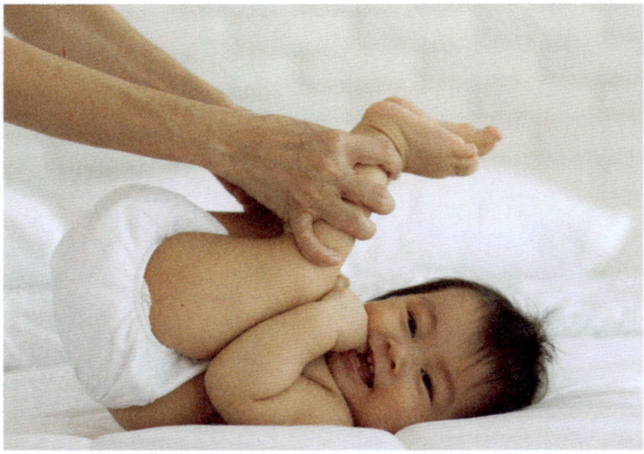

推拿次数，是指运用手法在穴位上操作次数的多少。适当的次数能使疾病很快痊愈，若次数少就起不到治疗作用；次数过多则无益甚至有害。《推拿三字经》曰："大三万，小三千，婴三百，加减良。"一般而言，手法次数的多寡，应根据患儿年龄大小、病症虚实、病情轻重酌情增减，灵活掌握。小儿推拿的频率以每分钟 150~200 次为宜。

2. 推拿的补泻手法

方向补泻法：在穴位上做向心性方向直推为补；离心性方向直推为泻。推五经时，旋推为补，直推为泻。顺着经脉走向操作为补，逆着经脉走向操作为泻。使用摇法和推法时，向里为补，向外为泻。在穴位上来回推，或左右各推半数，为平补平泻。

快慢补泻法：一般认为，操作频率缓慢者为补，操作频率快急者为泻。

次数补泻法：一般而言，年小、体弱、证虚者，手法次数宜少，为补法。

轻重补泻法：手法轻重，指在穴位上操作时用力的大小。轻手法为补，重手法为泻。

小儿推拿基础操作手法

小儿推拿基础手法众多，不同的穴位可以搭配不同的手法进行操作。这里为大家简单介绍一些常用的小儿推拿基础手法。

推法

直推法：用拇指、食指或中指任一手指指腹在皮肤上做直线推动。

旋推法：用拇指指腹在皮肤上做顺时针、逆时针推动。

分推法：用双手拇指指腹按在穴位上，向穴位两侧方向推动。

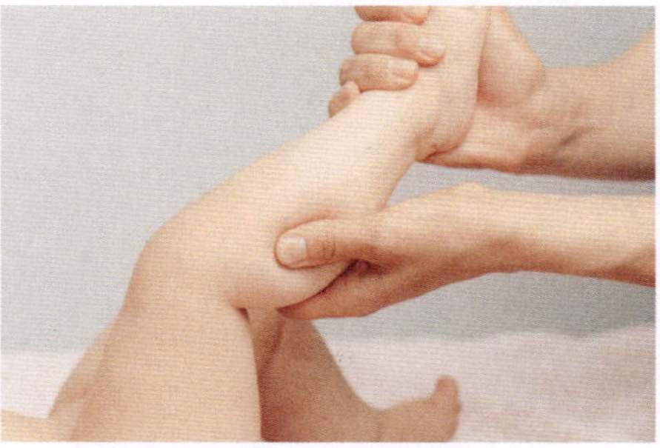

手法要领：力度由轻至重，速度由慢至快。对初次接受治疗者需观察反应，随时调节力度和速度。

按法

用手指或手掌在身体某处或穴位上用力向下按压。

手法要领：按压的力量要由轻至重，力度要均匀，不可突然用力等。

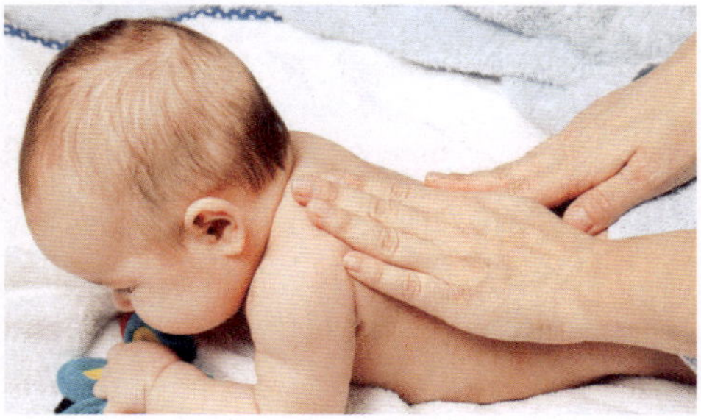

捏法

用拇指和食、中两指相对，挟提皮肤，双手交替捻动，向前推进。

手法要领：力度可轻可重，速度可快可慢。单、双手操作均可。

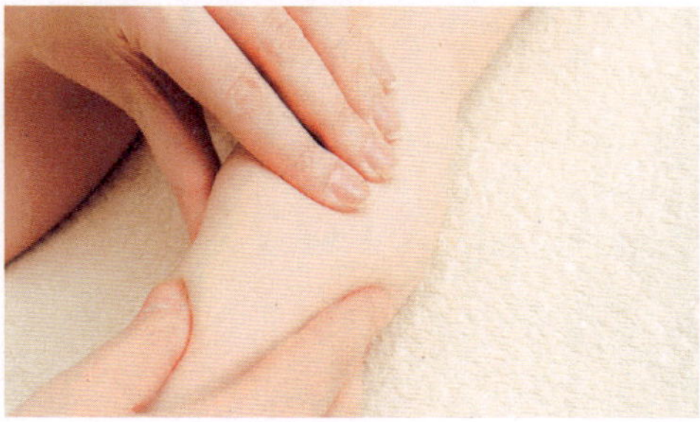

揉法

用指端或大鱼际或掌根或手肘，在穴位或某一部位上做顺时针、逆时针方向旋转揉动。

手法要领：手指和手掌应紧贴皮肤，与皮肤之间不能移动，而皮下的组织被揉动，幅度可逐渐扩大。

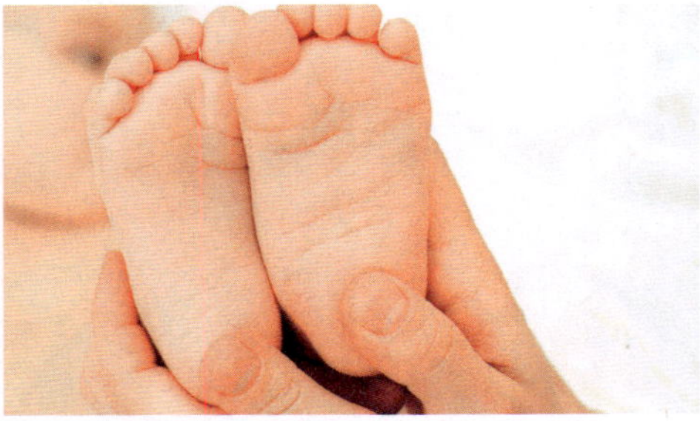

运法

以拇指或食指的螺纹面着力，附着在施术部位或穴位上，做由此穴向彼穴的弧形运动，或在穴位的周围做周而复始的环形运动。

手法要领：宜轻不宜重，宜缓不宜急，要在体表旋转摩擦推动。

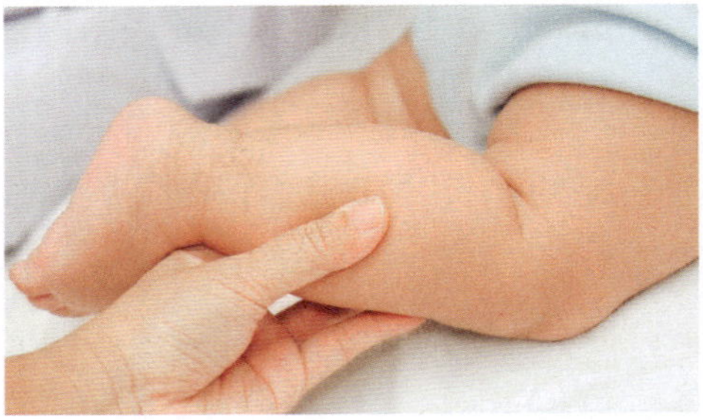

掐法

用拇指、中指或食指在小儿身体的某个部位或穴位上，做深入并持续的掐压。

手法要领：力度需由小到大，使其作用力由浅到深。

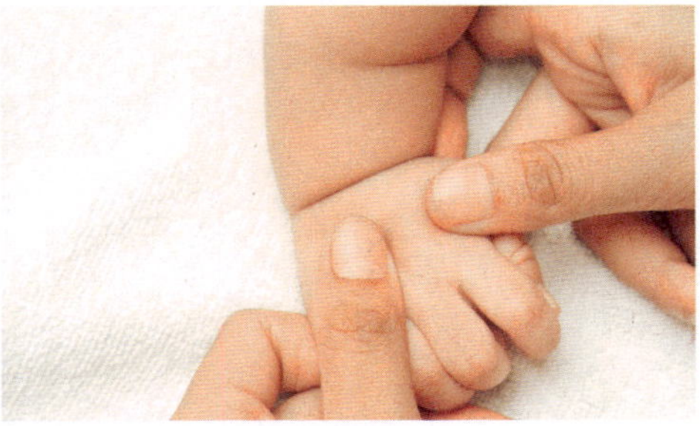

搓法

用双手在肢体上相对用力进行搓动的一种手法。

手法要领：频率一般为30～50次/分，搓动速度开始时由慢而快，结束时速度应由快而慢。

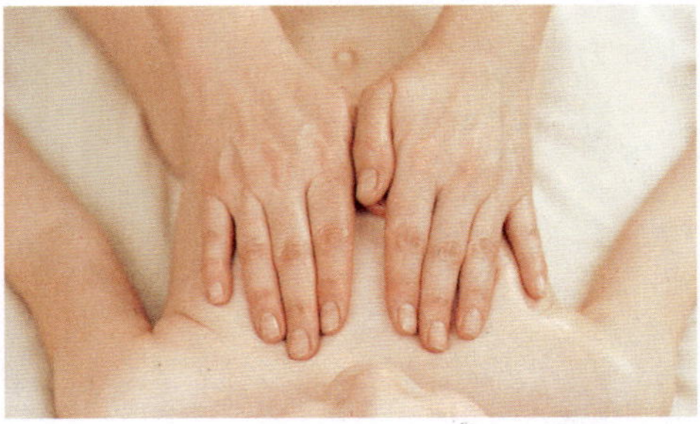

摩法

用手指指腹或手掌在身体某一部位或穴位上，做皮肤表面顺时针、逆时针方向的回旋摩动。

手法要领：指或掌不要紧贴皮肤，在皮肤表面做回旋性的摩动，作用力温和而浅，仅达皮肤与皮下。

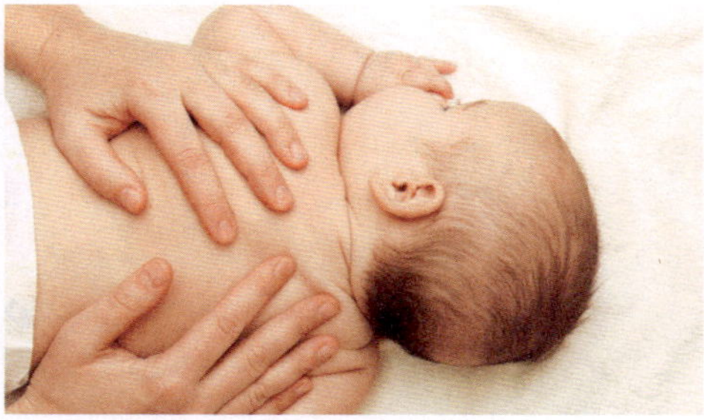

拿法

用拇指与食、中指或其他手指相对做对应钳形用力，捏住某一部位或穴位，做一收一放或持续的揉捏动作。

手法要领：腕放松灵活，要由轻到重，再由重到轻。力量集中于指腹和手指的整个掌面着力。

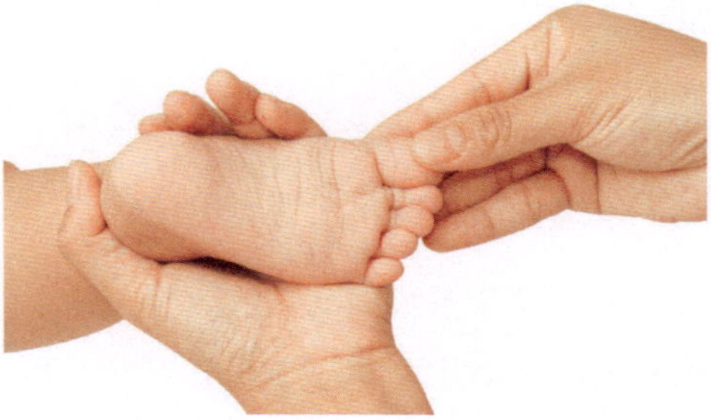

擦法

用手指或手掌或大小鱼际在皮肤上进行直线来回摩擦的一种手法。

手法要领：在操作时多用介质润滑，防止皮肤受损。以皮肤发红为度，切忌用力过度。

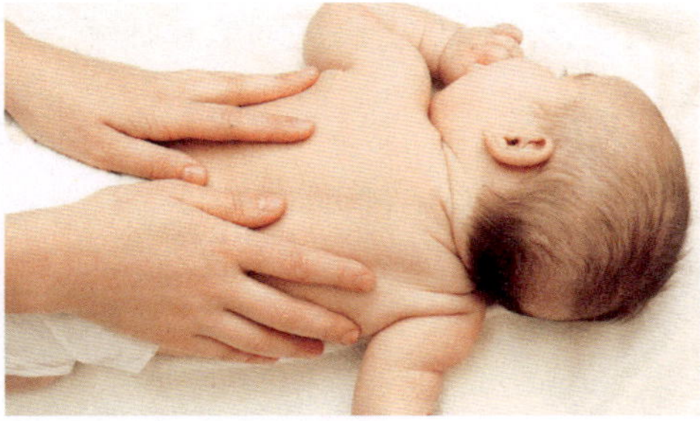

摇法

以关节为轴心，做肢体顺势轻巧的缓慢回旋运动。

手法要领：摇动的动作要缓和稳妥，速度要慢，幅度应由小到大，并根据病情，适可而止。

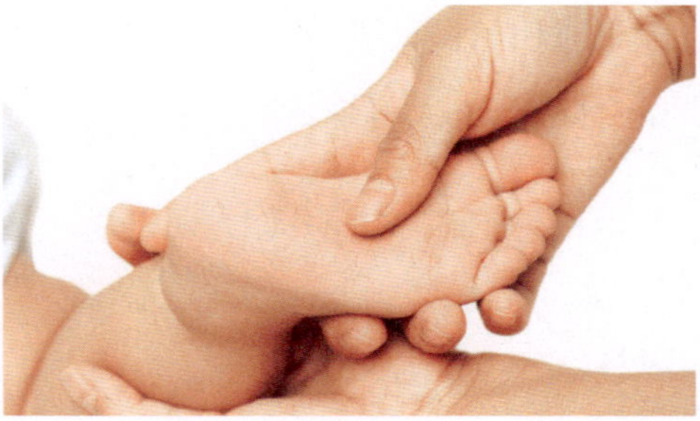

小儿推拿的适应证及禁忌证

小儿推拿手法有其适用的对象，尤其适用于半岁至3岁的小儿，并有广泛的治疗范围。只有明确小儿推拿的适应证和禁忌证，才能将该保健手段使用得更得宜。

适应证

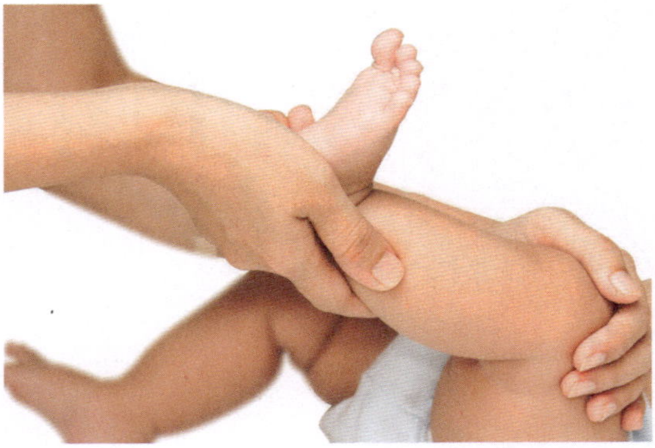

（1）呼吸系统疾病，如小儿感冒、咳嗽、支气管哮喘等。

（2）消化系统疾病，如婴幼儿腹泻、小儿腹痛、小儿呕吐、小儿疳积、小儿厌食等。

（3）泌尿系统疾病，如小儿遗尿、膀胱湿热等。

（4）其他疾病，如惊风、夜啼、脊髓灰质炎等。

禁忌证

（1）急性传染病，如水痘、肝炎、肺结核、猩红热等。

（2）各种恶性肿瘤的局部，极度虚弱的危重病，以及严重的心脏、肝脏、肾脏病等。

（3）各种皮肤病患处及皮肤破损处，如烧伤、烫伤等。

（4）出血性疾病，如大便出血、尿血等。

（5）骨与关节结核、化脓性关节炎、骨折早期和截瘫初期等。

第2章

小儿推拿常用穴位，一按就知道

人体是以五脏（心、肝、脾、肺、肾的总称）为中心，通过经络联络全身的有机整体。推拿穴位可以改善小儿的身体经络，祛除体内污浊之气，使经络畅通，气血旺盛，这样小儿就吃得好、睡得香、拉得净、长得快、身体棒。了解小儿各个部位的穴位位置和操作方法，经常推拿按摩，有利于提高小儿的免疫力。

开天门 解表发汗

天门穴是发汗解表的要穴。开天门是治疗小儿外感病症的常用四大手法之一，如感冒高热无汗，或汗出不畅，推此穴300～500次，可见汗出。

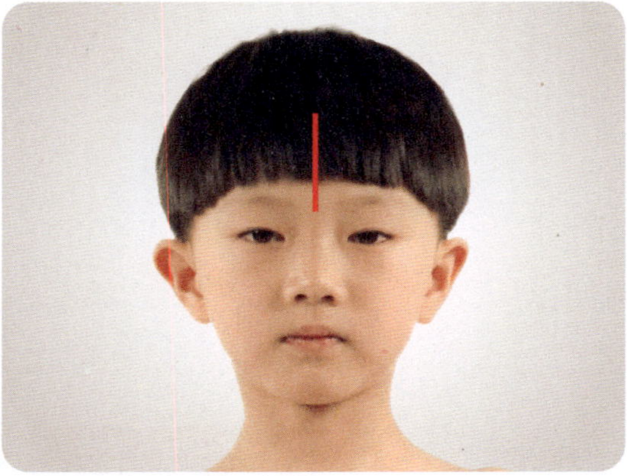

【穴位定位】

位于两眉中间至前发际成一直线。

【主治】

小儿头痛、惊风、发热、感冒、精神萎靡、惊烦不安等。

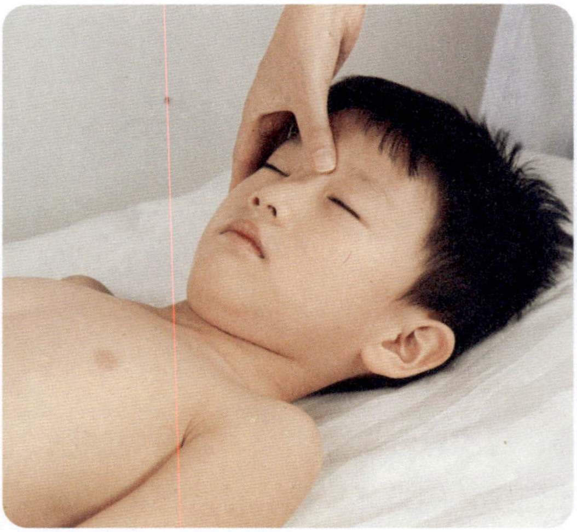

【推拿方法】

用拇指指腹从眉心推至前发际，力度由轻至重，速度适中，以额头皮肤微微发红为度。常规推拿30～50次。

快速诊断

该穴如凸起明显，或发热，提示可能出现感冒或头痛。

组合疗法

- 开天门、推坎宫、按揉太阳　　**主治：** 头痛、发热、感冒
- 开天门、推肝经、点按百会　　**主治：** 小儿惊风、烦躁夜啼

推坎宫 疏风解表止头痛

坎宫是疏风解表、醒脑明目、止头痛的要穴。推坎宫是治疗小儿外感病症的常用手法之一，如感冒发热、怕冷、头痛，推此穴300～500次，可缓解头痛、发热等症状。

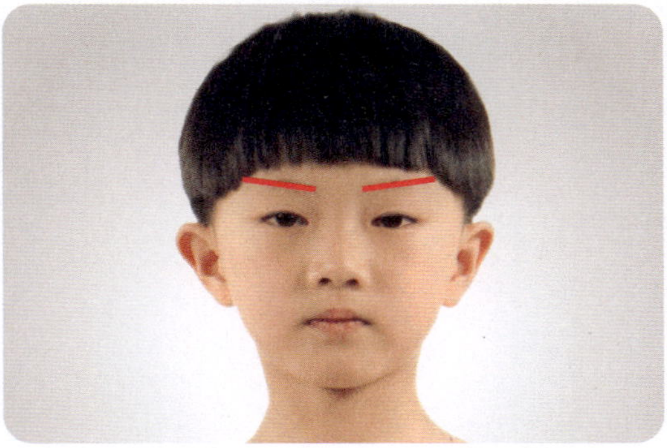

【穴位定位】

位于眉心至两眉梢成一横线。

【主治】

小儿发热、头痛、惊风、目赤肿痛、弱视、斜视等。

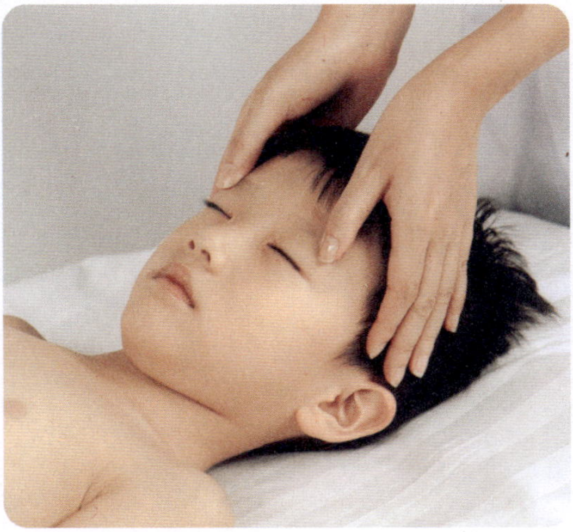

【推拿方法】

用两手拇指自眉心向眉梢分向推动，力度由轻至重，以眉心微微发红为度，此手法称为推坎宫。常规推拿30～50次。

快速诊断

若此穴压痛明显，或肿胀，提示可能出现小儿阳明头痛、目赤肿痛或鼻炎等。

组合疗法

- 推坎宫、开天门 **主治：** 头痛、发热、感冒
- 推坎宫、推肝经 **主治：** 小儿惊风
- 推坎宫、点按百会 **主治：** 烦躁夜啼

揉天心 疏风解表，镇惊安神

天心穴又名大天心、上天心，具有疏风解表、镇惊安神的作用。“儿有风症，眼翻上者，将此穴向掌下掐；眼翻下者，将此穴向总筋上掐，即平。”

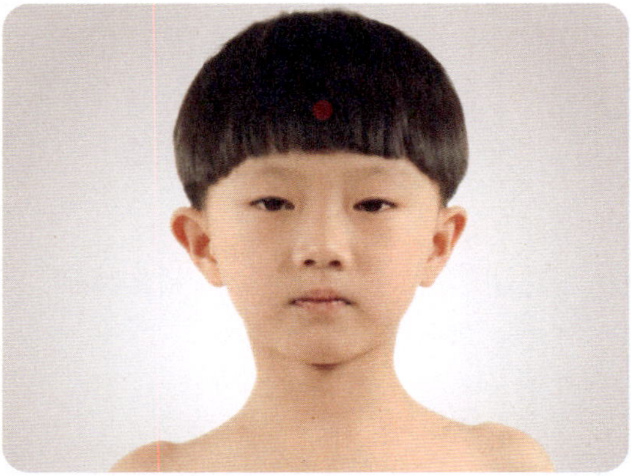

【穴位定位】

位于额头正中，头发的下方部位。

【主治】

小儿头痛、头昏、眩晕、失眠、鼻窦炎、鼻塞、发热、流鼻涕、目病等。

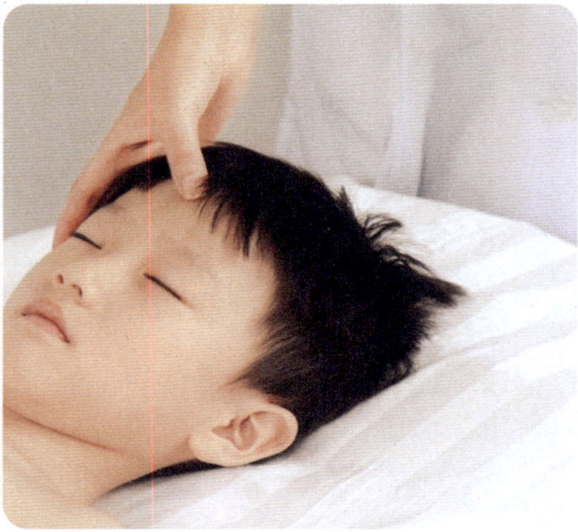

【推拿方法】

用拇指指腹按住天心，依次按顺时针、逆时针方向按揉，由轻至重，每日 2 次。常规推拿，顺时针、逆时针方向各 2 分钟。

快速诊断

此处按压时痛感明显，多提示小儿发热；此处隆起明显，多提示小儿头痛。

组合疗法

- 揉天心、推坎宫、开天门　**主治：** 小儿头痛、发热
- 揉天心、按揉天庭、揉印堂　**主治：** 小儿鼻塞、流涕
- 揉天心、点按攒竹　**主治：** 目珠上、下视，目不开

揉印堂 清头明目，通鼻开窍

古代称额部两眉头之间为“阙”，星相家称印堂。印堂穴具有清头明目、通鼻开窍的作用，小儿感冒、鼻塞、头痛，按揉此穴可缓解。

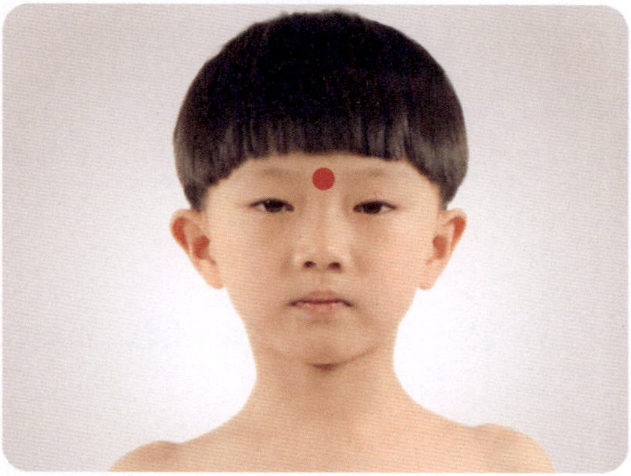

【穴位定位】

位于前额部，当两眉头之中间。

【主治】

小儿惊风、感冒、头痛、鼻塞、夜啼、流鼻涕、鼻炎、昏厥、抽搐等。

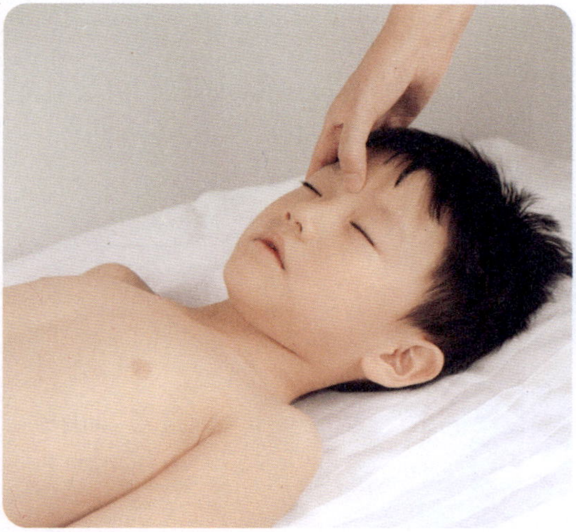

【推拿方法】

用拇指指腹点揉印堂穴，再用拇指指甲逐渐加重力度掐按印堂穴。常规点揉10次，掐按5次。

快速诊断

印堂发青，多提示小儿感冒或小儿惊风。

组合疗法

- 揉印堂、开天门、推坎宫、按揉太阳　**主治：**小儿感冒、头痛
- 揉印堂、掐人中、掐十宣　**主治：**惊厥
- 揉印堂、掐合谷、点按迎香　**主治：**鼻塞、鼻出血

掐人中 醒神开窍，解痉通脉

人中，又名水沟，属督脉，为手足阳明，督脉之会。水，指穴内物质为地部经水也。沟，水液的渠道也。本穴为急救要穴，小儿惊风抽搐，不省人事，掐按此穴，即可缓解。

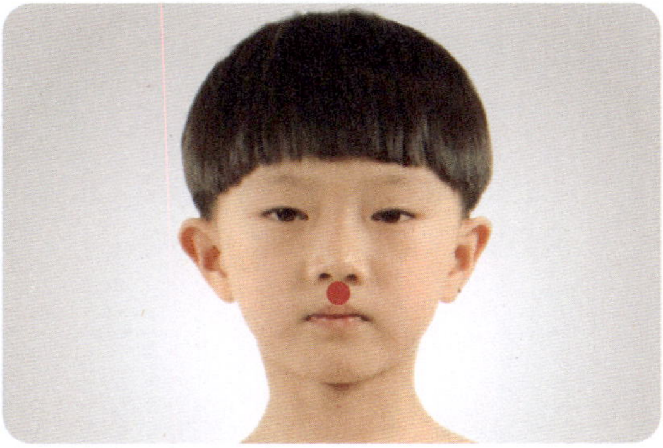

【穴位定位】

位于面部，当人中沟的上 1/3 与中 1/3 交点处。

【主治】

小儿惊风、昏迷、中暑、窒息、惊厥、抽搐、口眼㖞斜。

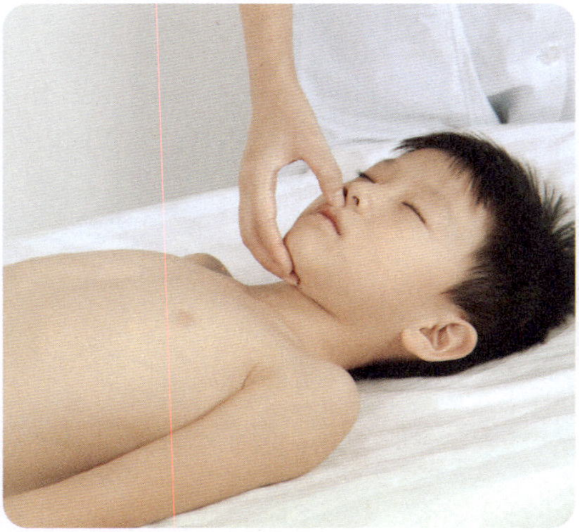

【推拿方法】

用一手拇指指尖掐按人中穴，力度稍重，掐按时间不宜过长，每次连续 0.5 ~ 1 秒为佳。常规推拿，掐按 20 ~ 40 次。

快速诊断

人中生疮或长结节，多提示热毒内生、胃热炽盛等。

组合疗法

- 掐人中、掐十宣、掐老龙　**主治：**不省人事、惊厥、抽搐
- 掐人中、按揉上星、按揉风府　**主治：**流清鼻涕
- 掐人中、点按会阴　**主治：**溺水窒息

按揉太阳　宁神醒脑止头痛

“额下者眉，眉际之末者太阳穴。”太阳穴在中医经络学上被称为“经外奇穴”，按摩此穴可宁神醒脑、止头痛，对于缓解小儿头痛、视觉疲劳有很好的效果。

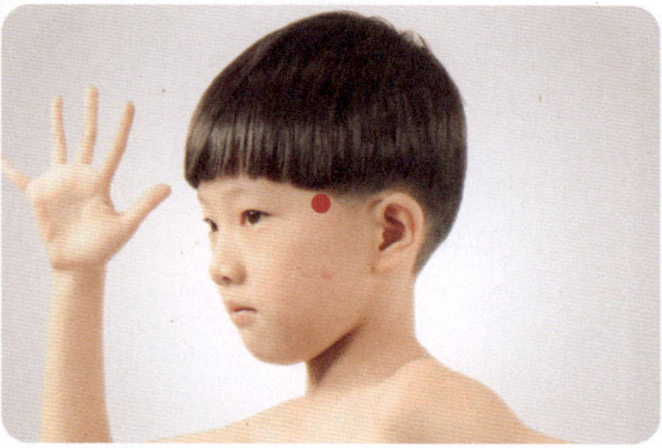

【穴位定位】

位于颞部，当眉梢与目外眦之间，向后约一横指的凹陷处。

【主治】

小儿头痛、眼睛疲劳、牙痛、惊风、目赤肿痛等。

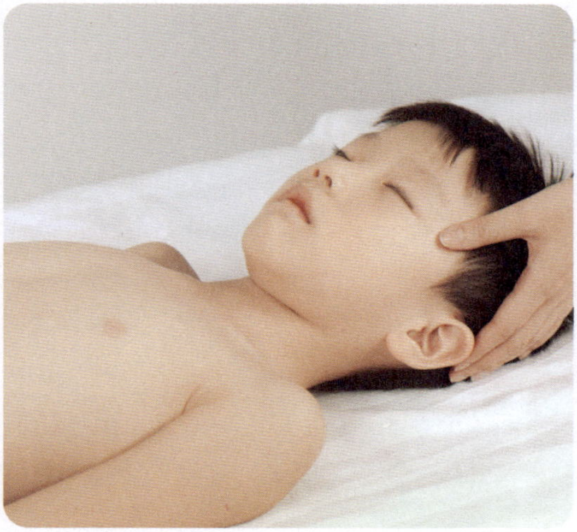

【推拿方法】

用拇指指腹紧贴太阳穴，以顺时针方向揉按，速度适中，力度轻柔和缓，切勿突然用力。常规推拿 30 ~ 50 次。

快速诊断

太阳穴跳痛，伴头晕眼花，多提示外感头痛或由牙痛引发的头痛。

组合疗法

- 按揉太阳、开天门、推坎宫、揉按耳后高骨　**主治：**外感表证
- 按揉太阳，外加点刺放血　**主治：**目赤痛
- 按揉太阳、按揉委中、掐合谷、点按太冲　**主治：**天行赤眼（红眼病）

按揉百会 升阳举陷，益气固脱

百会，别名“三阳五会”，属督脉，点按此穴可升阳举陷，益气固脱，对于缓解小儿头痛、遗尿、脱肛等都有很好的效果。

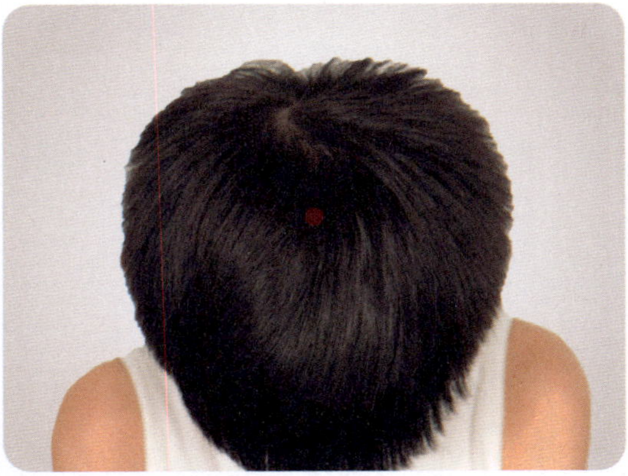

【穴位定位】

位于头部，当前发际正中直上 5 寸，或两耳尖连线的中点处。

【主治】

小儿头痛、头晕眼花、失眠、焦躁、惊风、脱肛。

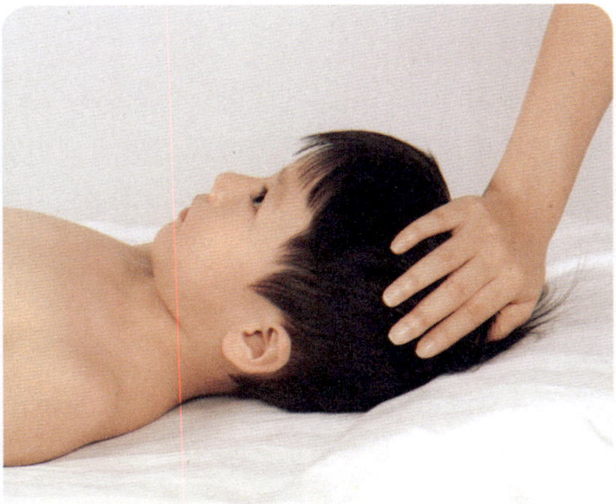

【推拿方法】

用一手手掌按在头顶中央的百会穴，先以顺时针方向揉按，再以逆时针方向揉按，力度轻柔，每日 2 ~ 3 次。常规推拿 50 次。

快速诊断

此处有明显隆起、压痛者，多提示头痛、发热。此处下陷者，多提示肾精不足。

组合疗法

- 按揉百会、推肝经、推心经、揉小天心　**主治：** 惊风、烦躁
- 按揉百会、推脾经、推肾经、推三关　**主治：** 遗尿、脱肛
- 按揉百会、按揉水沟　**主治：** 小儿喜哭不休

点按四神聪 益智补脑止头痛

四神聪，原名“神聪”，在百会前、后、左、右各旁开1寸处，因共有四穴，故又名四神聪，属经外奇穴，具有益智补脑止头痛的功效，小儿失眠、烦躁不安、多动症等，点按此穴可有明显缓解。

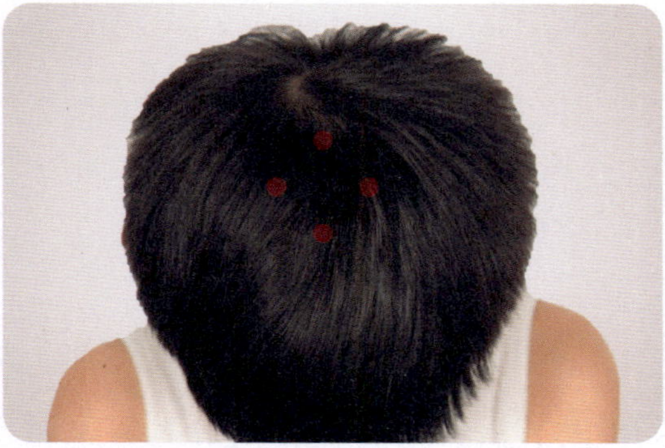

【穴位定位】

位于头顶部，当百会前后左右各 1 寸，共四穴。

【主治】

小儿多动症、血管性痴呆、大脑发育不全、头痛、头晕、失眠、夜啼、惊风、烦躁不安。

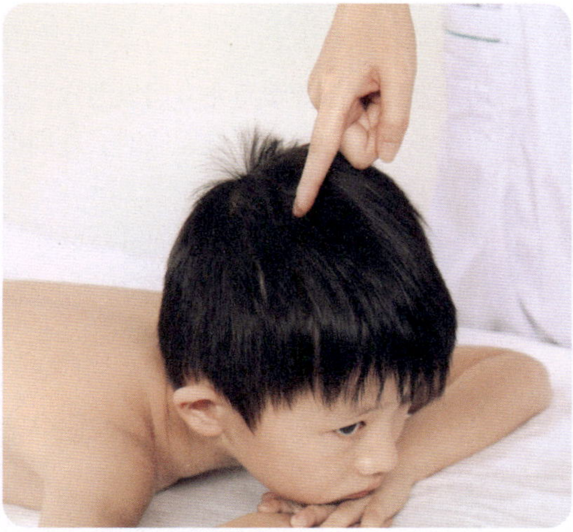

【推拿方法】

用食指依次沿着四个神聪穴揉按一圈，边揉按边绕圈，力度由轻至重。常规推拿 30 ~ 50 次。

快速诊断

此处下陷者，多提示肾精不足，或颅脑损伤等。

组合疗法

- 点按四神聪、点按百会 **主治：** 烦躁、头痛
- 点按四神聪、按揉神门、按揉三阴交 **主治：** 失眠
- 点按四神聪、掐按太冲、揉按风池 **主治：** 头昏

拿捏风池 发汗解表，祛风散寒

风池穴为手少阴、阳维之会，主中风偏枯，少阳头痛，乃风邪蓄积之所，具有发汗解表、祛风散寒的功效。如果小儿发热无汗或汗出不畅，拿捏此穴20次，可见汗出。

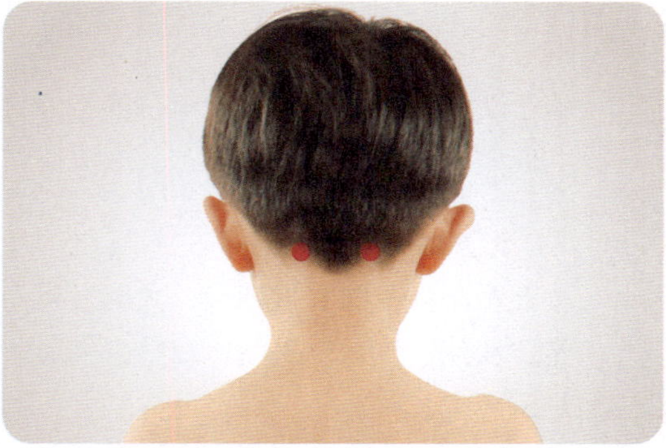

【穴位定位】

位于项部，当枕骨之下，与风府相平，胸锁乳突肌与斜方肌上端之间的凹陷处。

【主治】

小儿感冒、头痛、发热无汗、落枕、颈项强痛。

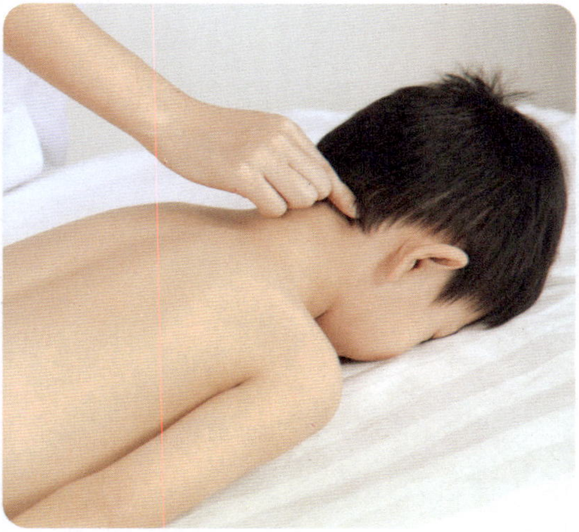

【推拿方法】

用拇指、食指指腹用力拿捏风池穴，有节奏地一紧一放，称拿捏风池。常规推拿20次。

食指放在风池穴上，以顺时针方向揉按风池穴30次，用相同手法揉按另一侧。

快速诊断

风池穴疼痛明显，多提示风寒湿邪侵袭机体，闭阻经脉。

组合疗法

- 拿捏风池、捏大椎 **主治：**颈项强痛
- 拿捏风池、提拿睛明、按揉太阳 **主治：**目赤肿痛
- 拿捏风池、按揉血海、拿百虫窝 **主治：**荨麻疹

按揉天柱 祛风散寒，降逆止呕

人体以头为天，颈项犹擎天之柱，穴在项部斜方肌起始部，天柱骨之两旁，故名天柱。天柱具有祛风散寒、降逆止呕的作用，主治头项、五官病症。

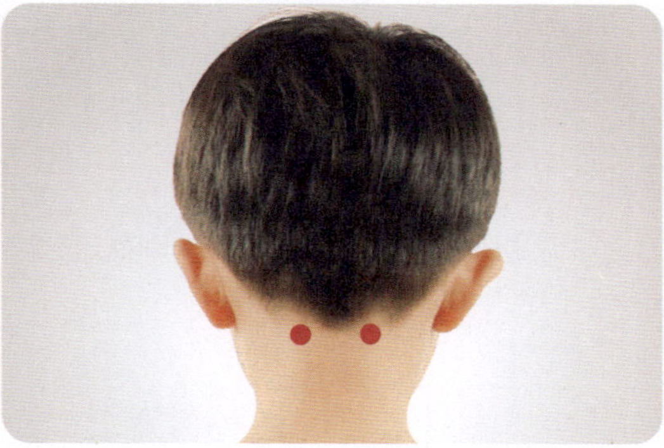

【穴位定位】

位于项部，大筋外缘之后发际凹陷中，当后发际正中旁开 1.3 寸。

【主治】

小儿项强、发热、惊风、呕吐等。

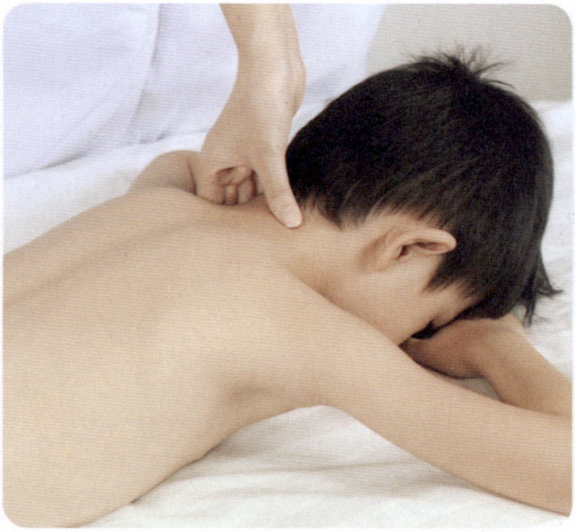

【推拿方法】

用拇指指腹自上而下直推天柱穴，力度由轻至重，以小儿能承受为宜，不宜过重，速度适中。常规推拿 100 ~ 200 次。

快速诊断

此处触及结节，或压痛感明显，多提示颈椎病变。

组合疗法

- 按揉天柱、拿捏风池 **主治：**发热、项强
- 按揉天柱、点按列缺、掐后溪 **主治：**头痛、项强
- 按揉天柱、掐合谷、按揉太阳 **主治：**目赤肿痛

按压承浆 生津敛液，舒筋活络

承浆穴，别名“天池”“悬浆”“垂浆”，因口中有水浆外溢多流经此处，故名承浆，为手足阳明经、督脉、任脉之会。按压此穴，可治疗多种口腔病症。

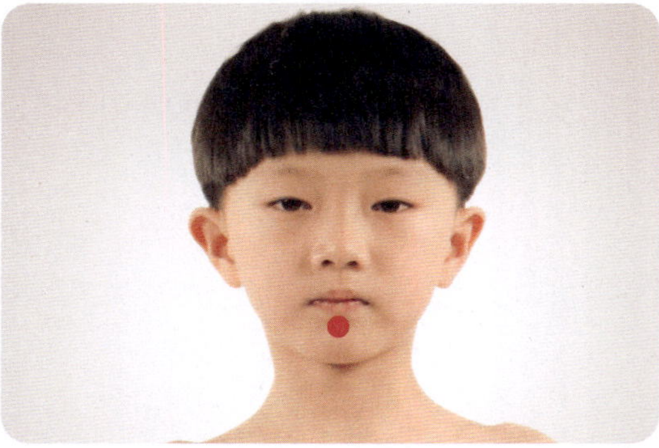

【穴位定位】

位于面部，当颏唇沟的正中凹陷处。

【主治】

小儿口眼㖞斜、齿痛、牙龈肿痛、流涎、口舌生疮、小便失禁等。

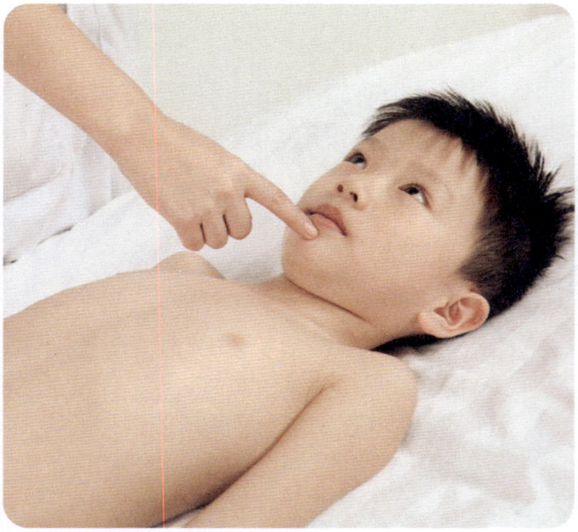

【推拿方法】

用食指指尖在承浆穴上用力向下按压。按压的力量要由轻至重，使患部有一定压迫感后，持续一段时间，再慢慢放松。常规推拿 30 次。

快速诊断

承浆穴处长疔疮，多提示胃热炽盛，或脾胃虚寒。

组合疗法

- 按压承浆、按揉风府　　**主治：** 头项强痛、牙痛
- 按压承浆、掐合谷　　**主治：** 三叉神经痛
- 按压承浆、按揉劳宫　　**主治：** 口舌生疮、口干、口臭

提拿睛明 降温除浊，明目安神

睛明穴为手足太阳经、足阳明经、阴跷脉、阳跷脉的交会处，具有降温除浊、明目安神的作用。如果小儿目赤肿痛，视物不清，提拿睛明穴20次，可见缓解。

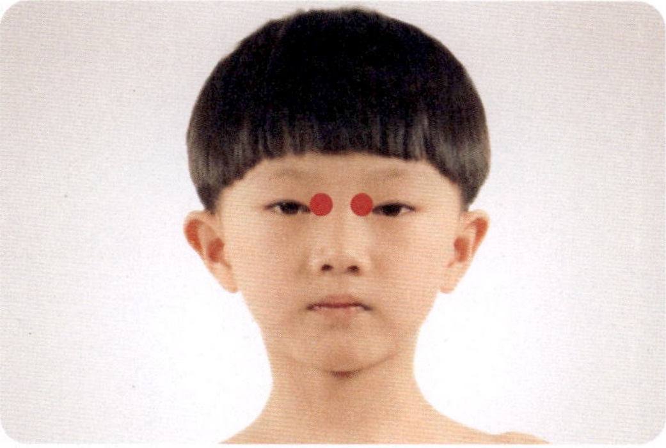

【穴位定位】

位于面部，目内眦角稍上方凹陷处。

【主治】

小儿目赤肿痛、麦粒肿、迎风流泪、青光眼、内外翼障夜盲、色盲、近视、慢性结膜炎、泪囊炎、角膜炎。

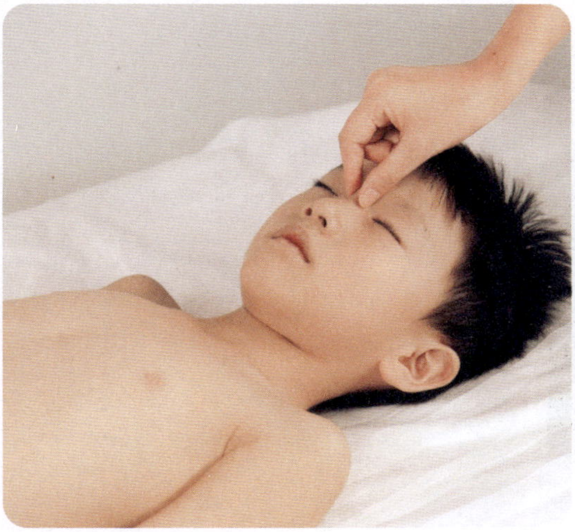

【推拿方法】

用拇指、食指分别按在鼻梁两侧的睛明穴上，用力提拿睛明，有节奏地一紧一放。常规推拿 20 次。

快速诊断

睛明穴处疼痛、酸胀，多提示眼睛疲倦，或肝火太盛。

组合疗法

- 提拿睛明、掐合谷、拿捏风池　**主治：**结膜炎、眼睛痒
- 提拿睛明、按揉肝俞　**主治：**夜盲、色盲、近视
- 提拿睛明、按揉行间　**主治：**雀目

揉按承泣 明目定神防近视

承泣穴，别名“鼷穴”，属足阳明胃经，为阳跷脉、任脉、足阳明胃经的交会处，具有明目定神防近视的作用。常规揉按承泣穴，可预防近视。

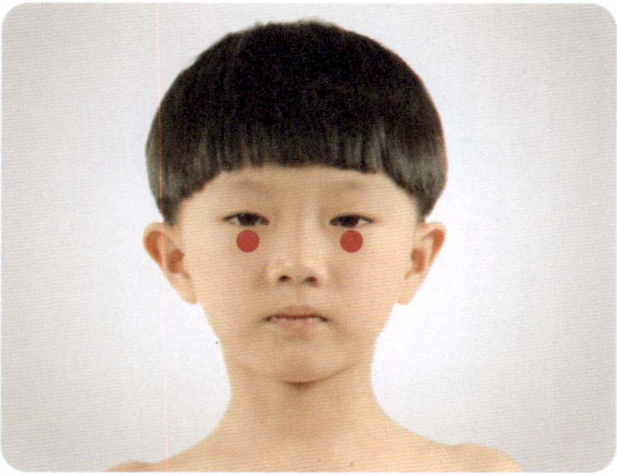

【穴位定位】

位于面部，瞳孔直下，当眼球与眼眶下缘之间。

【主治】

小儿近视、目赤肿痛、迎风流泪、夜盲、眼睑跳动、口眼㖞斜等。

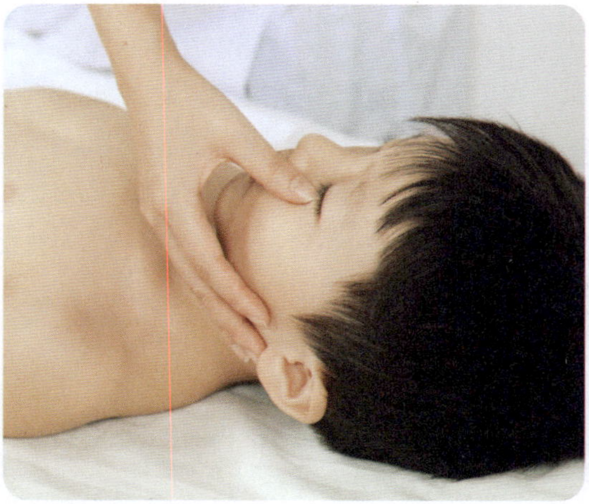

【推拿方法】

用拇指指腹稍用力点按在承泣穴上，先以顺时针方向揉按，再以逆时针方向揉按，力度适中。常规推拿，顺时针、逆时针方向各揉按2分钟。

快速诊断

承泣穴处疼痛，伴眼睛干涩，多提示肝阴亏虚，或眼周围血液循环异常。

组合疗法

- 揉按承泣、拿捏风池、提拿睛明　**主治：**目赤肿痛
- 揉按承泣、按揉足三里、掐合谷、开天门、拿捏风池　**主治：**眼睑外翻

按揉四白 祛风明目，通经活络

【穴位定位】

位于面部，瞳孔直下，当眶下孔凹陷处。

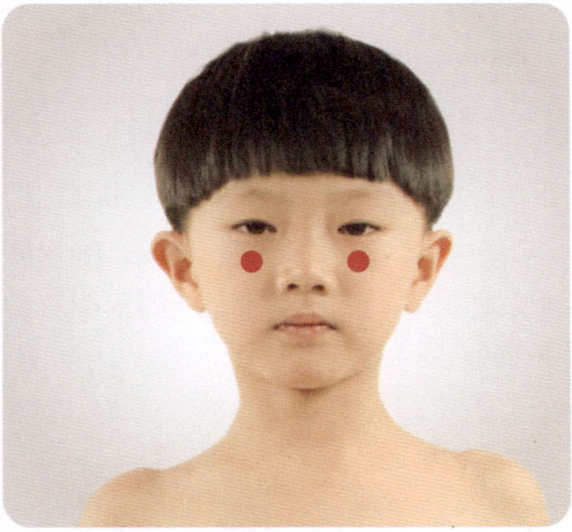

【主治】

小儿目赤肿痛、口眼㖞斜、青光眼、夜盲、鼻窦炎、胆道蛔虫症、头痛、眩晕。

【推拿方法】

用拇指指腹稍用力点按在四白穴上，顺时针、逆时针方向依次揉按，力度适中，顺时针、逆时针方向各揉按2分钟。

组合疗法

- 按揉四白、按揉丰隆、掐按太冲

主治： 眼睑跳动、青光眼

揉鱼腰 镇惊安神，疏风通络

【穴位定位】

位于额部，瞳孔直上，眉毛中。

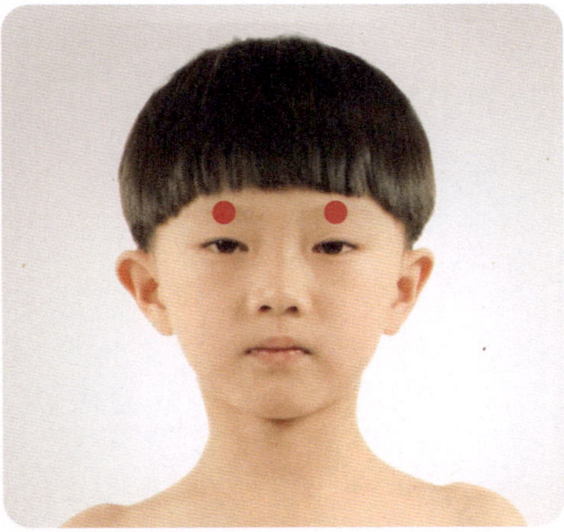

【主治】

小儿口眼㖞斜、目赤肿痛、眼睑跳动、眼睑下垂、目翳近视、急性结膜炎。

【推拿方法】

用拇指沿着眉毛推到太阳穴，推到鱼腰穴处顺时针方向揉按。常规推拿50次。

组合疗法

- 揉鱼腰、掐合谷 **主治：** 近视
- 揉鱼腰、捏揉耳尖 **主治：** 目生翳膜

揉按阳白 清头明目，祛风泄热

阳白，属足少阳胆经，为足少阳、阳维之会，具有清头明目、祛风泄热的作用。对眼部病症，如视物不清、夜盲等，揉按阳白20次，可缓解。

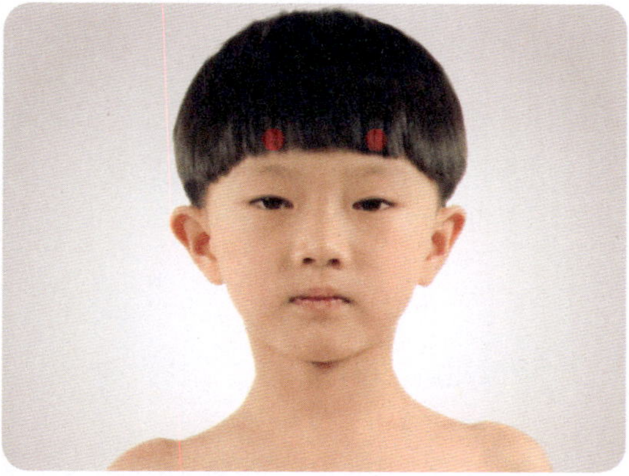

【穴位定位】

位于前额部，瞳孔直上，眉上1寸。

【主治】

小儿头痛、感冒、目眩、目痛、视物模糊、眼睑跳动、眼睑下垂、口眼㖞斜、夜盲等。

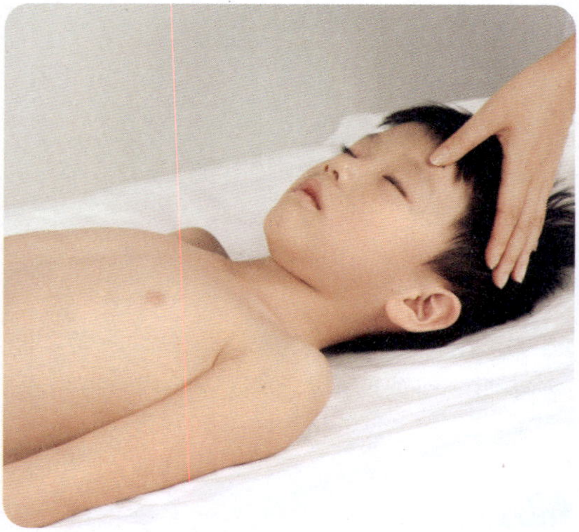

【推拿方法】

用一手拇指按住阳白穴，依次按顺时针、逆时针方向揉按，力度由轻至重。常规推拿，顺时针、逆时针方向各揉按20次。

快速诊断

此处疼痛，多提示风火头痛，多为肝胆火热上扰所致。

组合疗法

- 揉按阳白、按揉太阳、拿捏风池、按揉外关 **主治：** 偏头痛
- 揉按阳白、提拿睛明、按揉太阳 **主治：** 目赤肿痛
- 揉按阳白、点按颊车、掐合谷 **主治：** 面神经麻痹

按揉迎香 祛风通窍治鼻炎

迎香穴，别名“冲阳”，属手阳明大肠经，为手、足阳明之会，具有祛风通窍治鼻炎的作用。小儿鼻炎、鼻塞、流鼻涕等，可按揉此穴宣通鼻窍。

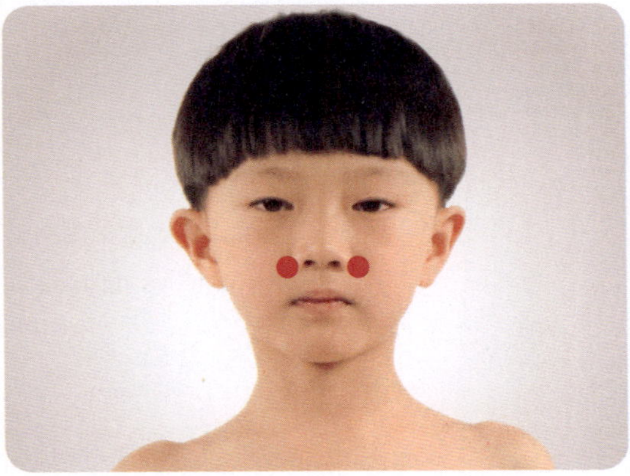

【穴位定位】

位于鼻翼外缘中点旁，当鼻唇沟中。

【主治】

小儿感冒，鼻出血，慢性鼻炎引起的鼻塞、流涕、呼吸不畅。

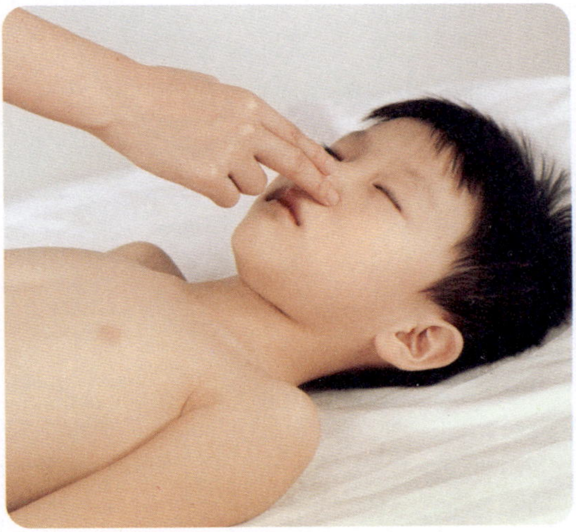

【推拿方法】

用食中指指腹直接垂直按压在迎香穴上，以顺时针方向揉按，再以逆时针方向揉按，力度由轻至重，每天 2 次。常规推拿，顺时针、逆时针方向各揉按 1 ~ 3 分钟。

快速诊断

此处压痛明显，或长疔疮，多提示胃热炽盛，或提示鼻部病症。

组合疗法

按揉迎香、拿捏风池、推肺经	主治：感冒、鼻塞、鼻炎
按揉迎香、揉印堂、掐合谷	主治：急、慢性鼻炎
按揉迎香、点按阳陵泉、点按丘墟	主治：胆道蛔虫症

揉按丝竹空 降浊除湿止头痛

丝竹空，别名“巨髎”“目髎”，属手少阳三焦经，具有降浊除湿止头痛的作用。小儿头痛、目赤肿痛，揉按丝竹空2分钟后可缓解。

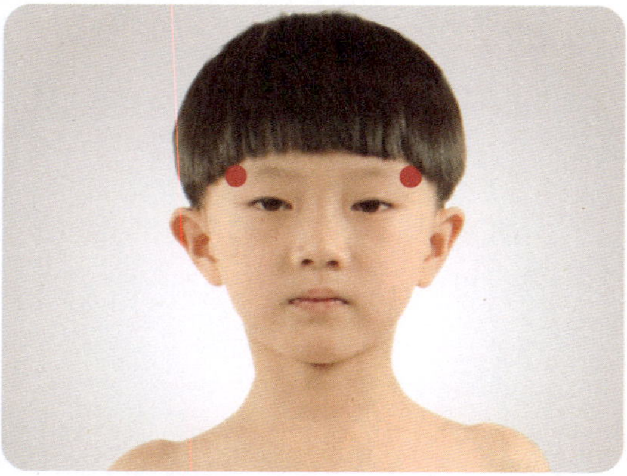

【穴位定位】

位于面部，当眉梢凹陷处。

【主治】

小儿头痛、目眩、目赤肿痛、眼睑跳动、癫痫、视物不明、牙齿疼痛、面神经麻痹、惊风等。

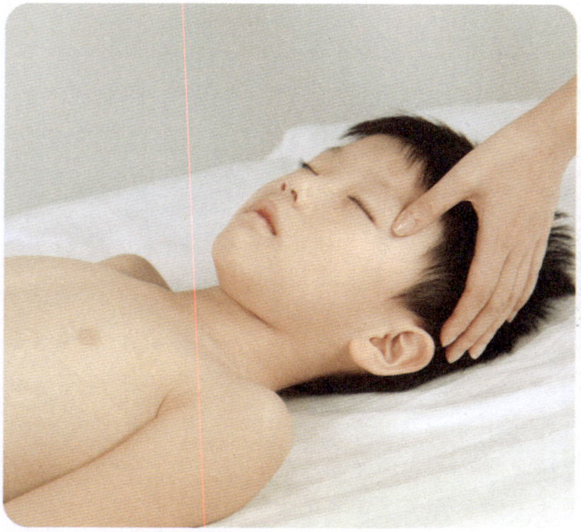

【推拿方法】

用拇指指腹直接垂直按压在丝竹空穴上，以顺时针方向揉按，力度逐渐加重。常规揉按2分钟。

快速诊断

此处疼痛，多提示阳明头痛、肝阳头痛或眼睛疲劳。

组合疗法

- 揉按丝竹空、按揉耳门　**主治：**牙齿疼痛
- 揉按丝竹空、按揉瞳子髎、提拿睛明　**主治：**目赤肿痛
- 揉按丝竹空、点按太冲　**主治：**癫痫

揉按瞳子髎 养肝明目，祛湿降浊

瞳子髎属足少阳胆经，为手太阳经，手足少阳经之会，具有养肝明目、祛湿降浊的作用。小儿眼睛痒、迎风流泪等目疾，揉按此穴20次，可缓解。

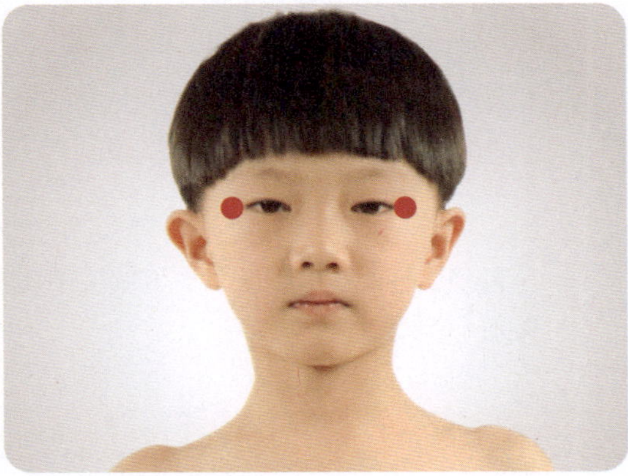

【穴位定位】

位于面部，目外眦旁，当眶外侧缘之处。

【主治】

小儿头痛和常见的眼部病症，如目赤、目痛、怕光羞明、迎风流泪、远视不明等。

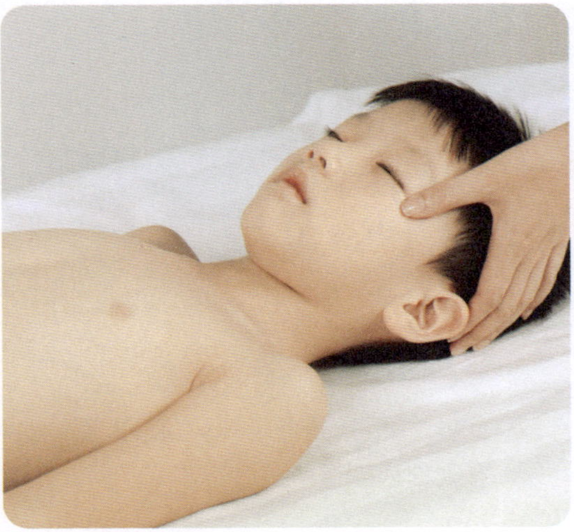

【推拿方法】

用一手拇指指腹按住瞳子髎穴，依次按顺时针、逆时针方向揉按，力度由轻至重。常规推拿，顺时针、逆时针方向各揉按 20 次。

快速诊断

此处疼痛，多提示风火头痛、外感头痛或目部病症。

组合疗法

- 揉按瞳子髎、提拿睛明、揉按丝竹空、开天门 **主治：**目痛、目红
- 揉按瞳子髎、揉按头维、揉印堂、掐按太冲 **主治：**头痛
- 揉按瞳子髎、掐合谷、揉按太阳 **主治：**三叉神经痛

揉颊车 祛风清热止牙痛

颊车，十三鬼穴之一，具有祛风清热止牙痛的作用。小儿头面部病症，如牙痛、颊肿、腮腺炎，按揉此穴，可缓解。

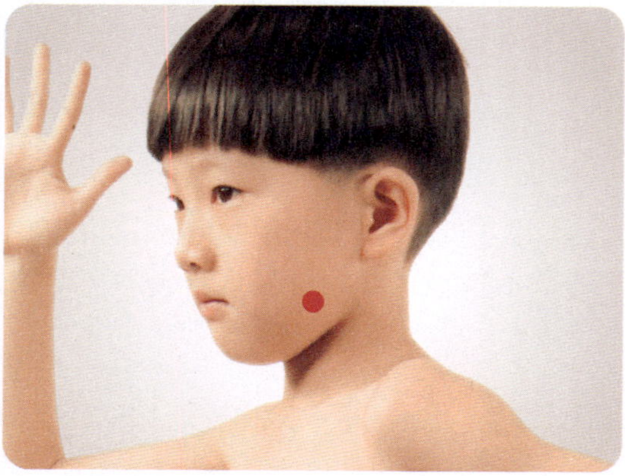

【穴位定位】

位于面颊部，下颌角前上方约一横指，当咀嚼时咬肌隆起，按之凹陷处。

【主治】

牙髓炎、牙周炎、腮腺炎、下颌关节炎、咬肌痉挛等。

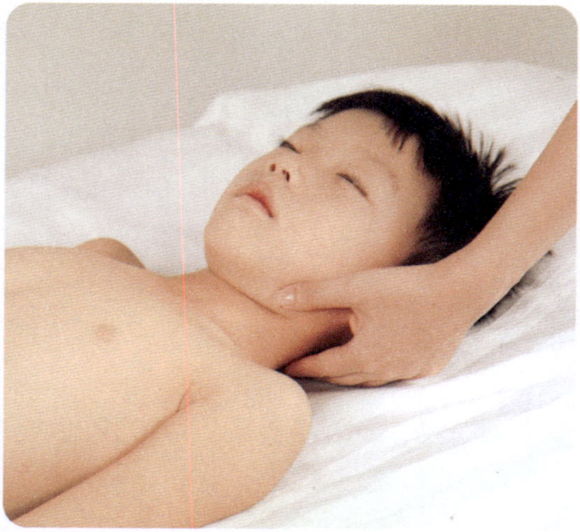

【推拿方法】

用一手拇指指腹平伏按于颊车穴后，以均衡的压力抹向耳后，然后点按在颊车穴上，以顺时针方向揉按。常规推抹20次，揉按20次。

快速诊断

此处疼痛者，多提示牙齿疼痛或腮腺炎，多为胃火炽盛所致。

组合疗法

揉颊车、揉按阳白、开天门	**主治：**口眼㖞斜、颊肿
揉颊车、四白、下关	**主治：**颞颌关节炎、咬肌痉挛
揉颊车、掐合谷	**主治：**牙痛

按压听宫 聪耳开窍治耳鸣

【穴位定位】

位于面部，在耳屏前，当下颌骨髁状突的后方，张口时呈凹陷处。

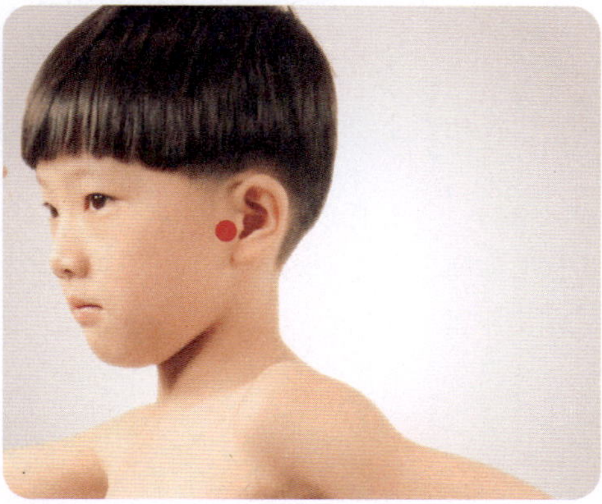

【主治】

耳鸣、耳聋、中耳炎、外耳道炎、失音、聋哑、牙痛、头痛、目眩头昏等。

【推拿方法】

用拇指指腹在听宫穴上用力按压，使患部有一定的压迫感，持续一段时间，再慢慢放松，如此反复 30~50 次。

组合疗法

- 按压听宫、按压翳风、按揉外关

主治：耳鸣、耳聋

按压听会 开窍聪耳，通经活络

【穴位定位】

位于面部，当耳屏间切迹的前方，下颌骨髁突的后缘，张口有凹陷处。

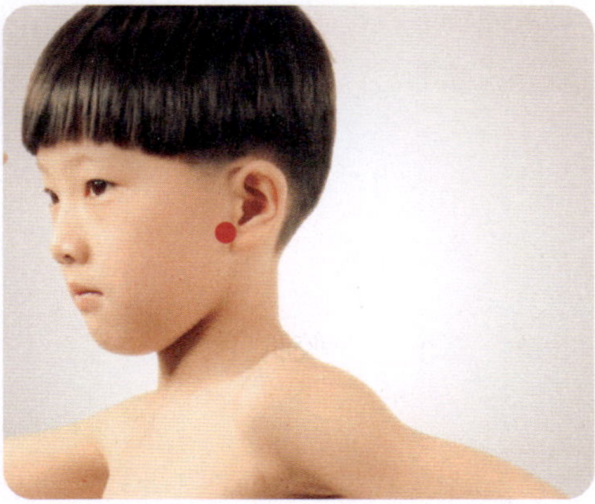

【主治】

耳鸣、耳聋中耳炎、外耳道炎、牙痛、下颌脱臼、口眼㖞斜面痛、头痛等。

【推拿方法】

用拇指指腹用力按压听会穴，使患部有一定的压迫感，持续一段时间，再慢慢放松，如此反复 30~50 次。

组合疗法

- 按压听会、提拿睛明、揉按丝竹空

主治：目痛、目赤

按揉风府 散热吸湿，通关开窍

风，指风邪；府，指集聚处。此穴名意指督脉之气在此吸湿化风，为头部风气的重要生发之源，故名风府，对于小儿头痛、发热、鼻塞等有很好的疗效。

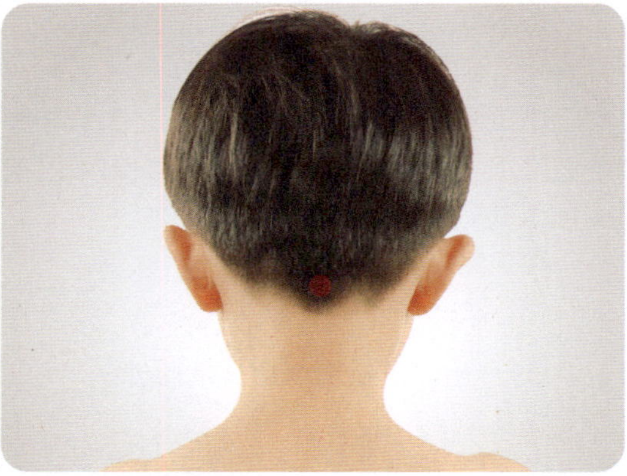

【穴位定位】

位于项部，当后发际正中直上 1 寸，枕外隆凸直下，两侧斜方肌之间凹陷中。

【主治】

小儿头痛、鼻塞、发热、流涕、头晕、咽喉肿痛。

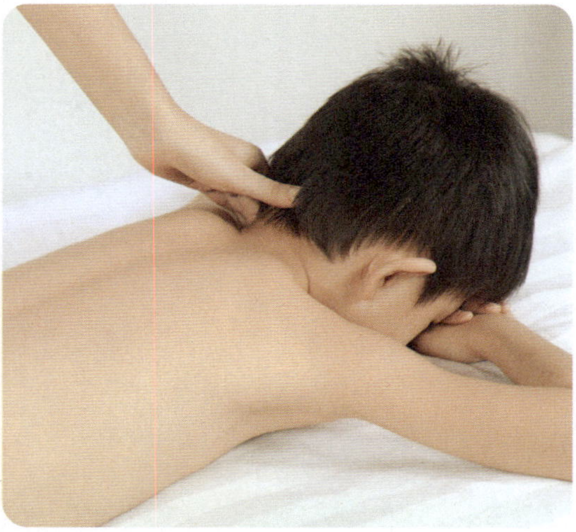

【推拿方法】

用拇指指腹按在风府穴上，先以顺时针方向揉按，再以逆时针方向揉按，力度逐渐加重，每日 2 ~ 3 次。常规推拿，顺时针、逆时针方向各 30 次。再用一手小鱼际推按风府穴，力度适中，以皮肤潮红发热为度。

快速诊断

此处疼痛，多提示风寒湿邪侵袭机体，或颈椎病痛。

组合疗法

- 按揉风府、拿揉昆仑　　**主治：** 癫痫、多言
- 按揉风府、掐二间、按揉迎香　　**主治：** 鼻出血
- 按揉风府、点按后溪　　**主治：** 头痛

按压翳风 聪耳通窍治耳疾

翳风，属手少阳三焦经，为手、足少阳交会穴，主治头面五官及神经系统病症，如小儿耳鸣、耳聋、口眼㖞斜等。

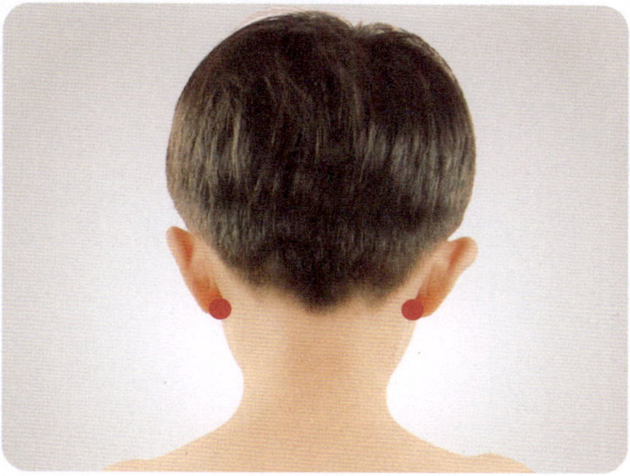

【穴位定位】

位于耳垂后方，当乳突与下颌角之间的凹陷处。

【主治】

耳鸣、耳聋、口眼㖞斜、牙关紧闭、牙痛、面颊肿痛、腮腺炎等。

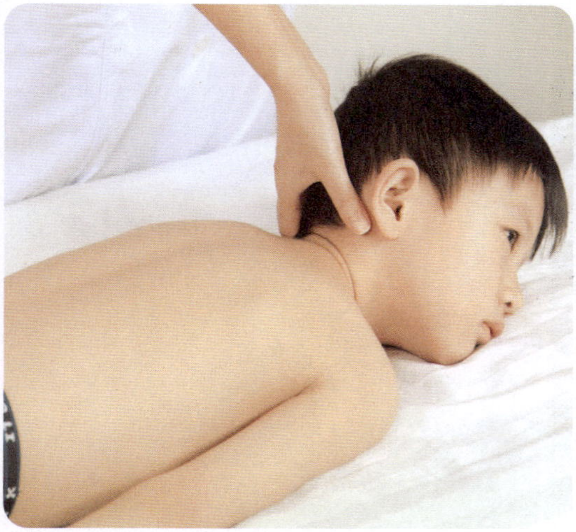

【推拿方法】

用拇指指腹在翳风穴上用力向下按压，使患部有一定压迫感后，持续一段时间，再慢慢放松。常规推拿 30 ~ 50 次。

快速诊断

此处疼痛或触及小结节，多提示耳部病变，或腮腺炎等。

组合疗法

- 按压翳风、按压听宫、按压听会　**主治：**耳鸣、耳聋
- 按压翳风、揉颊车、揉按阳白、揉按承泣　**主治：**面神经麻痹
- 按压翳风、掐下关、掐合谷、揉颊车　**主治：**面颊肿痛

摩乳旁 宽胸理气，止咳化痰

乳旁，推拿穴位名，即奶旁，能宽胸理气，止咳化痰，推拿时常与乳根合用。小儿打嗝、呕吐、咳嗽、消化不良等，摩动此穴有很好的疗效。

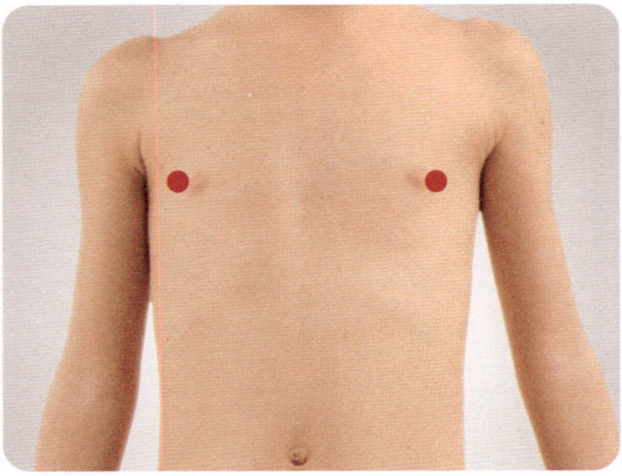

【穴位定位】

位于乳头外侧旁开 0.2 寸。

【主治】

小儿打嗝、咳嗽、呕吐、消化不良、食欲不振、胸闷。

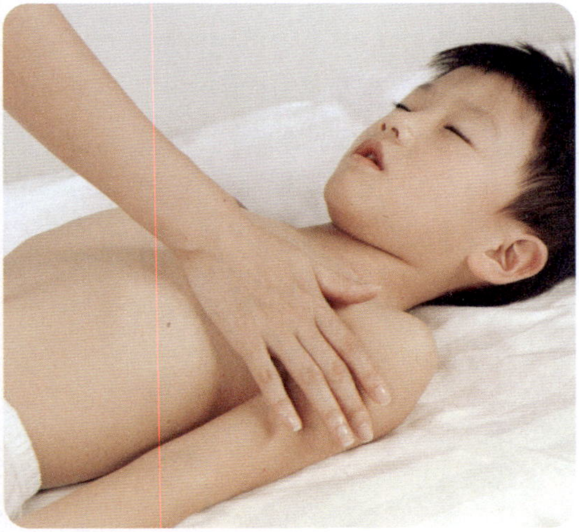

【推拿方法】

用手掌按在乳旁穴上（不要紧贴皮肤），以顺时针方向做回旋摩动。常规推拿 30 ~ 50 次。

快速诊断

此处疼痛或触及肿块，多提示乳腺病变，或消化系统病变。

组合疗法

- 摩乳旁、揉乳根、分推膻中 **主治：** 胸闷
- 摩乳旁、按揉肺俞 **主治：** 咳喘

摩腹 健脾和胃，理气消食

摩腹是指对腹部进行有规律的特定按摩，可健脾和胃，理气消食，防治脾胃诸疾，使气血生化机能旺盛，起到防治全身疾患的作用。

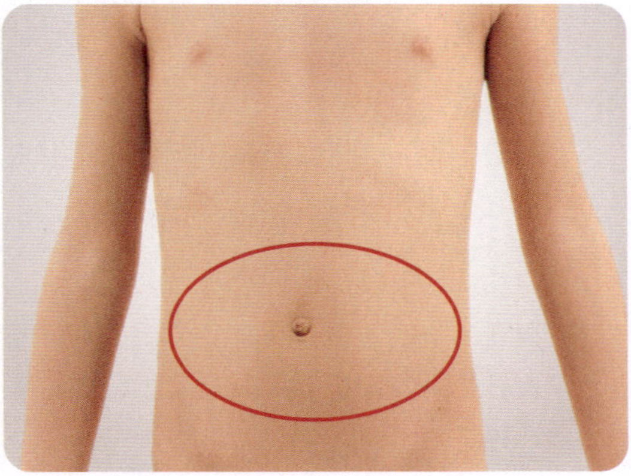

【穴位定位】

即全腹部。中脘穴与两胁下之软肉处。

【主治】

小儿便秘、腹胀、厌食、泄痢、消化不良、腹痛、腹泻、疳积、恶心、呕吐等消化系统疾病。

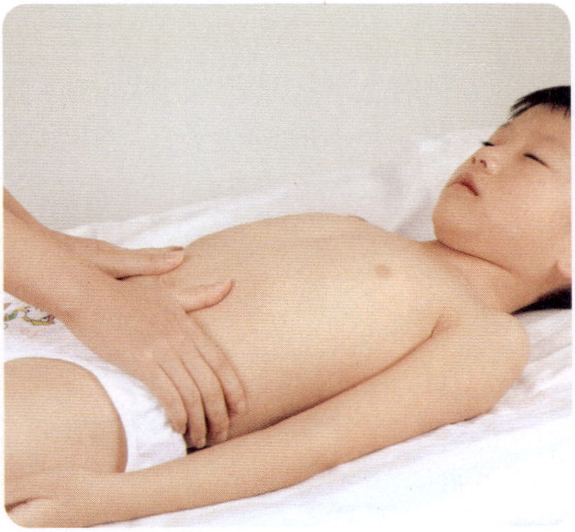

【推拿方法】

用双手掌按压在小儿腹部，向腰侧分推，力度适中，然后手掌放在腹部上（不要紧贴皮肤），在皮肤表面做顺时针回旋性摩动。分推 50 ~ 100 次，摩动 100 ~ 200 次。

快速诊断

此处触及肿块，有可能是大便内结，也可能是脏腑病变，应引起重视。

组合疗法

- 摩腹、摩神阙、推七节骨、揉龟尾 **主治：**腹泻
- 摩腹、推脾经、捏脊柱、按揉足三里 **主治：**腹胀、厌食
- 摩腹、揉按天枢 **主治：**便秘

分推胁肋 顺气化痰，降气消积

从两腋下至天枢处称为胁肋。本穴专消有形之邪，为消积要穴，常与摩腹配用。本法虽可顺气化痰、降气消积、除闷消积，但消导之力较峻烈，故虚弱的小儿慎用。

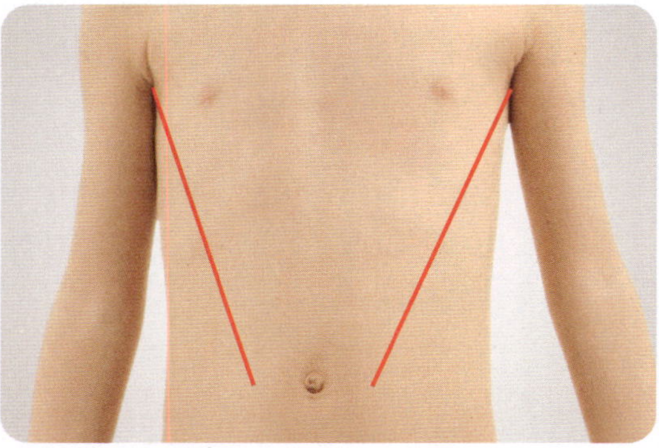

【穴位定位】

从腋下两胁到肚脐旁边 2 寸的天枢穴处，在幼儿推拿中称此处为胁肋。

【主治】

胸闷、胁痛、痰喘气急、疳积、脾肝肿大消化不良、食欲不振、腹胀、经常叹气等。

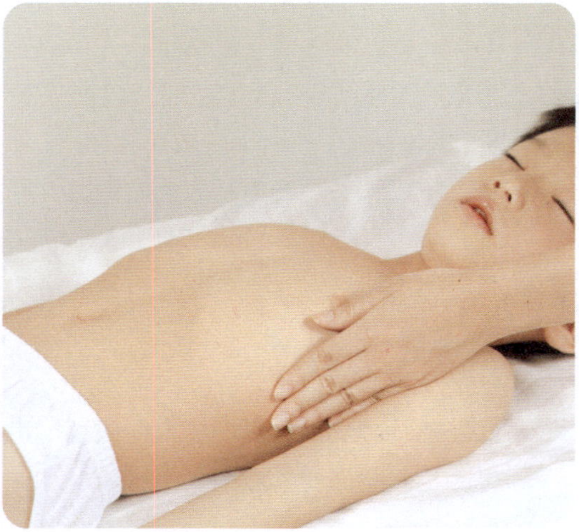

【推拿方法】

以一手手掌掌面从腋下推到天枢穴，力度适中，以小儿能承受为宜。常规推拿 80 ~ 100 次。

快速诊断

此处疼痛或触及肿块，多为胁肋病变，或痛处脏腑病变。

组合疗法

- 分推胁肋、分推膻中　　**主治：**胸闷、痰喘气急
- 分推胁肋、捏脊柱　　**主治：**疳积
- 分推胁肋、按揉期门、点按太溪、按揉血海　　**主治：**胁痛

揉按肚角　理气消滞止腹痛

肚角穴，属足太阴脾经，为止腹痛的要穴，揉按此穴可健脾和胃，理气消滞。小儿腹部病症，如小儿腹痛、腹泻、便秘等均可按揉此穴，疗效显著。

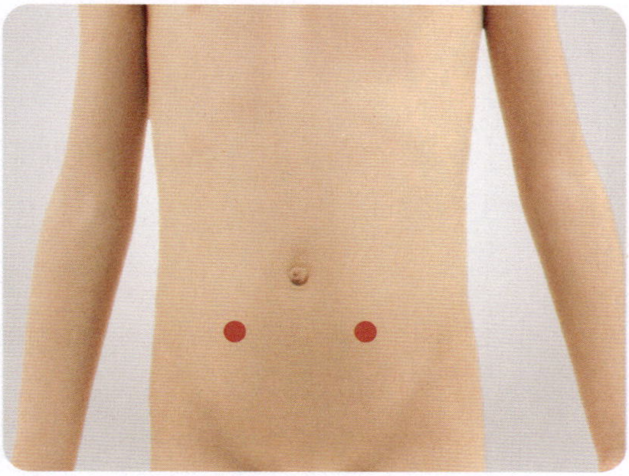

【穴位定位】

位于脐下 2 寸，旁开 2 寸的大筋上。

【主治】

腹痛、腹泻、便秘。各种原因引起的腹痛皆可应用，对寒性腹痛、伤食腹痛效果更好。

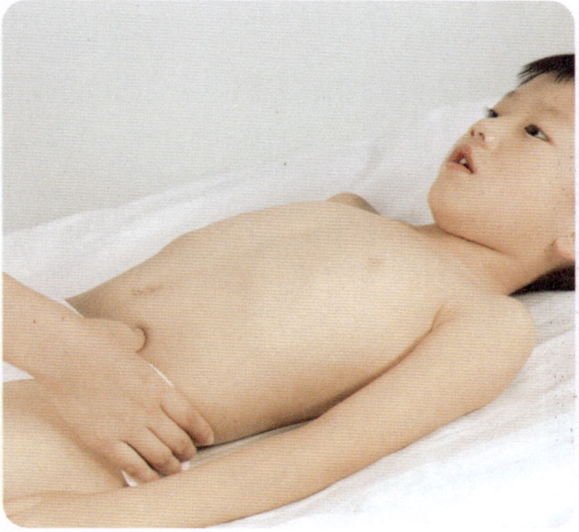

【推拿方法】

将拇指指腹按压在肚角穴上，以顺时针方向揉按，力度适中。常规推拿 80 ~ 100 次。

快速诊断

此处疼痛，多提示腹痛，多由过食寒凉、食物积滞肠胃导致。

组合疗法

揉按肚角、摩腹、按揉一窝风	**主治：**腹痛
揉按肚角、摩腹、推七节骨	**主治：**便秘
揉按肚角、揉按天枢	**主治：**腹泻

分推膻中 理气止痛，生津增液

膻，指空腔；中，指中央。因穴在玉堂之下的胸腔中部，位于两乳中间，且因此处为心之外周，代心布令，居于胸膜之中，因名膻中，有理气止痛、生津增液之功效。

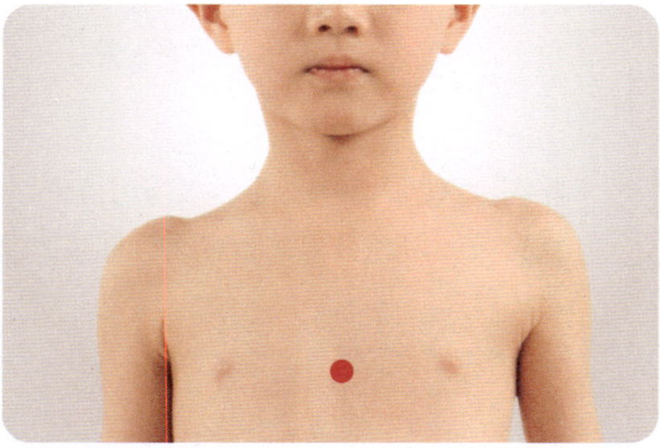

【穴位定位】

位于胸部，当前正中线上，平第四肋间，两乳头连线的中点。

【主治】

小儿胸闷、胸痛、呕吐、打嗝、痰鸣喘哮、咳嗽、支气管哮喘等。

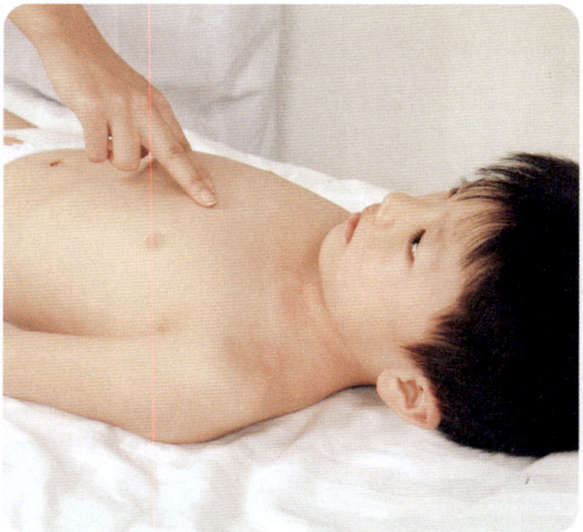

【推拿方法】

用双手拇指指腹从膻中穴向两边分推至乳头处 30 ~ 50 次，在并拢一手食指、中指，两手指腹按在膻中穴上，以顺时针方向揉按 50 ~ 100 次，力度适中，以皮肤微微发热为度。

快速诊断

此处疼痛，伴见心胸满闷，多提示肺部病症，或饱食之后等。

组合疗法

- 分推膻中、推肺经、按揉肺俞　**主治：** 咳喘、痰鸣
- 分推膻中、揉天突、按揉丰隆　**主治：** 呕吐、打嗝
- 分推膻中、揉厥阴俞　**主治：** 失眠

揉天突 降逆止呕，理气平喘

天突，属任脉。天，天部，指头面部；突，指强行冲撞，穴名意指任脉气血在此吸热后突行上天。此穴主治咽喉病症，能通利肺气，使之爽利通畅，小儿打嗝、呕吐等可揉按此穴。

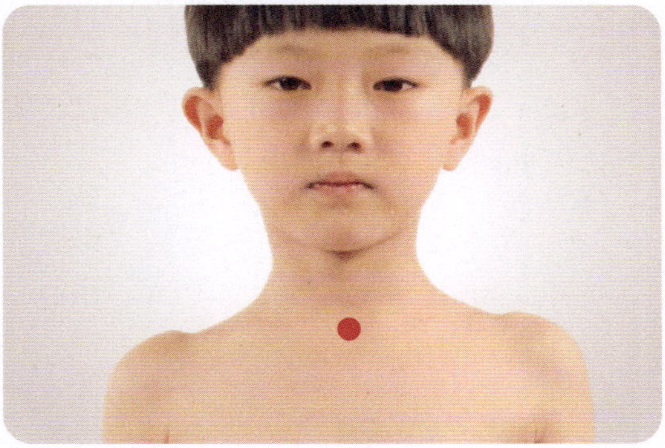

【穴位定位】

位于颈部，当前正中线上，胸骨上窝中央。

【主治】

小儿打嗝、咳嗽、呕吐、咽喉炎、扁桃体炎、食欲不振、咽喉肿痛、胸闷等。

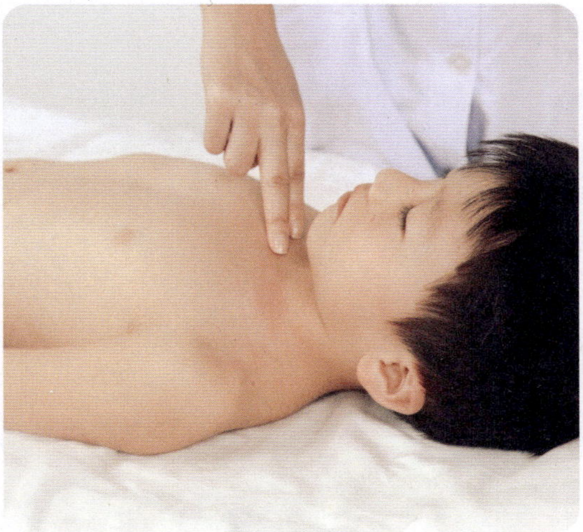

【推拿方法】

将食指、中指合并，以两指指腹以顺时针方向揉按天突穴，力度适中。常规揉按 30 ~ 50 次。

快速诊断

此处疼痛或周围扪及小结节，多提示咽喉病变，多由肺气机不利所致。

组合疗法

- 揉天突、分推膻中、运内八卦 **主治：**咳喘痰壅
- 揉天突、捏大椎 **主治：**咽喉肿痛
- 揉天突、按揉定喘、按揉丰隆 **主治：**支气管哮喘

揉乳根 化痰止咳，消食化滞

乳根是足阳明胃经的常用腧穴之一。乳，穴所在部位也；根，本也。此穴有燥化脾湿之功效，消化系统病症，如小儿打嗝、呕吐、消化不良等均可揉按此穴。

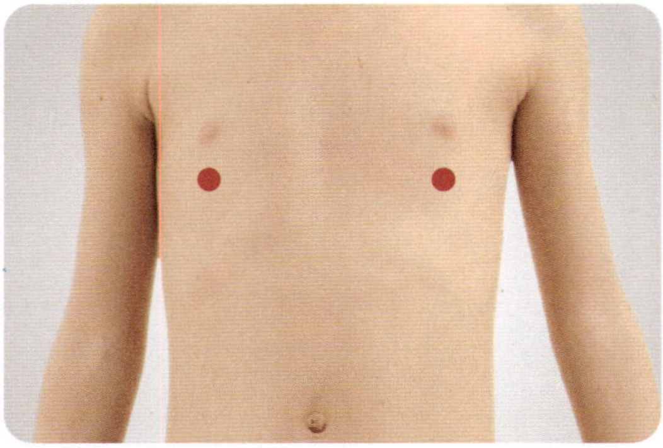

【穴位定位】

位于胸部，当乳头直下，乳房根部，第五肋间隙，距前正中线 4 寸。

【主治】

小儿胸闷、胸痛、咳喘、打嗝、呕吐、咳嗽、消化不良、食欲不振。

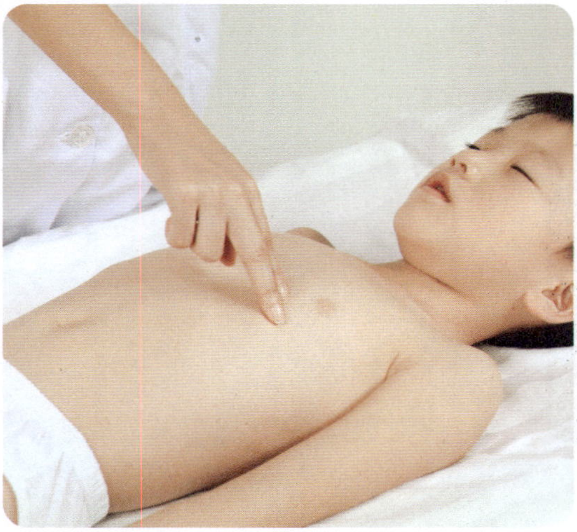

【推拿方法】

将食指、中指合并，以两指指腹点按在乳根穴上，以顺时针方向揉按，力度适中，不可过重。常规揉按 30 ~ 50 次。

快速诊断

乳根穴有针刺样痛，多提示气滞血瘀，或提示肝气郁结。

组合疗法

- 揉乳根、摩乳旁、分推膻中、按揉肺俞　**主治：**胸闷、咳喘
- 揉乳根、揉乳中、按揉俞府　**主治：**咳嗽痰哮
- 揉乳根、按压大椎、按压行间　**主治：**脾虚

揉天枢 消食导滞治痢疾

天枢穴属于足阳明胃经，是大肠募穴，位于脐旁两寸，恰为人身之中点，如天地交合之际，升降清浊之枢纽。小儿消化系统病症，如腹胀、腹泻等均可揉动此穴。

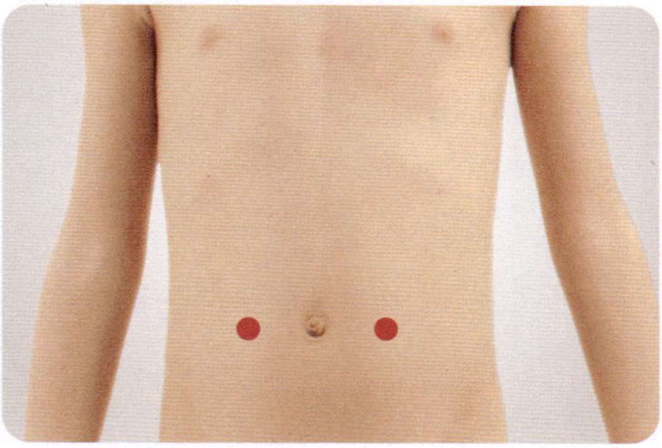

【穴位定位】
位于腹中部，横平脐中，距前正中线2寸。

【主治】
小儿腹胀、腹痛、腹泻、痢疾、便秘、食积不化、急慢性肠胃炎等。

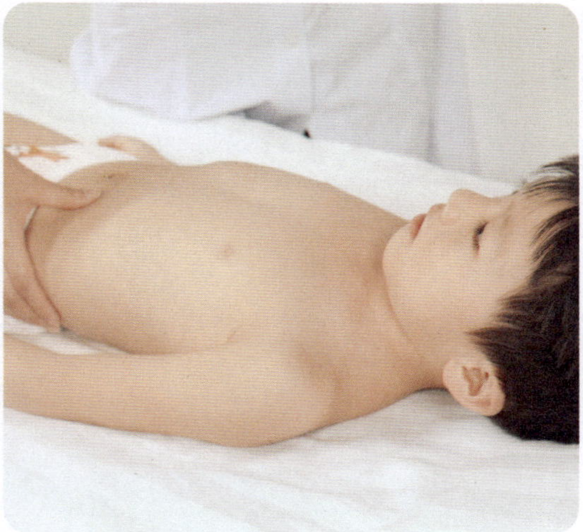

【推拿方法】
将拇指指腹按压在天枢穴上，以顺时针方向揉按，力度轻柔。常规揉按80～100次。

快速诊断

右侧天枢穴疼痛应与阑尾炎麦氏点疼痛相鉴别，以免耽误病情。

组合疗法

- 揉天枢、摩神阙、摩腹　**主治：** 腹胀、便秘
- 揉天枢、揉按肚角　**主治：** 腹痛
- 揉天枢、按揉足三里　**主治：** 小儿腹泻

揉中脘 健脾养胃，降逆利水

中脘，属奇经八脉之任脉。中，指本穴相对于上脘穴、下脘穴二穴而为中也；脘，空腔也。此穴有疏利传导人体水湿的作用，小儿泄泻、呕吐等均可揉动此穴。

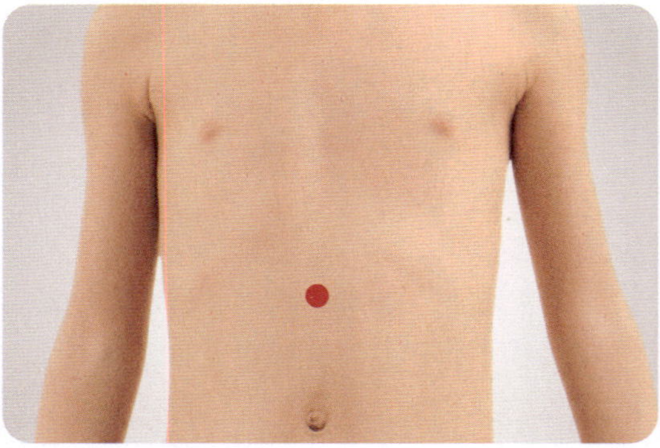

【穴位定位】

位于上腹部，前正中线上，当脐中上4寸。

【主治】

小儿泄泻、呕吐、腹胀、腹痛、食欲不振、食积等。

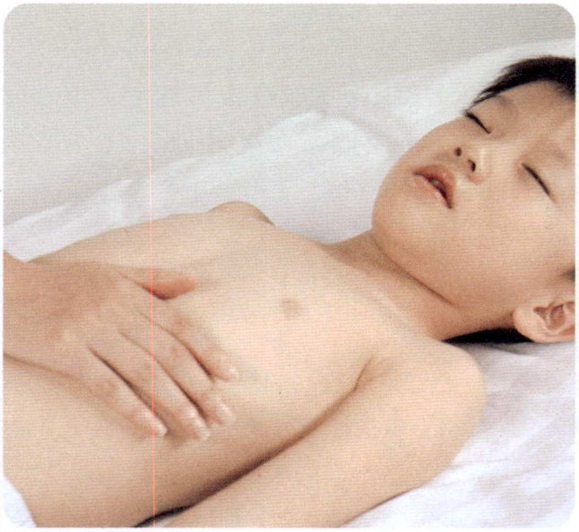

【推拿方法】

用手掌紧贴中脘穴，与穴位之间不能移动，而皮下的组织要被揉动，幅度逐渐扩大。常规揉按100～200次。

快速诊断

此处疼痛，或皮肤发凉，多提示消化系统病症，多为脾胃虚寒所起。

组合疗法

- 揉中脘、推脾经、按揉足三里　**主治：**食积、呕吐
- 揉中脘、揉板门、按揉天柱　**主治：**打嗝、呕吐、吞酸
- 揉中脘、摩腹、按揉天枢　**主治：**腹胀、便秘

摩神阙 温阳散寒，消食导滞

神阙，又名“气合”，属任脉。气，气态物也；合，会合也，穴名意指任脉气血在此会合。本穴有温阳散寒、消食导滞之效。小儿腹痛、久泻、便秘等均可摩动此穴。

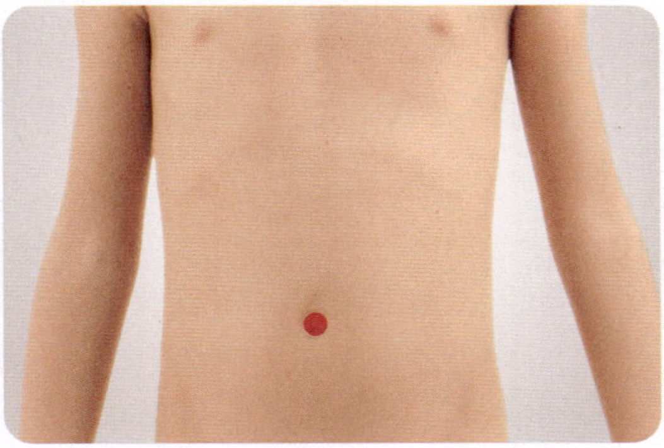

【穴位定位】

位于腹中部，脐中央。

【主治】

小儿腹痛、久泄、脱肛、痢疾、水肿、便秘、小便失禁、消化不良、疳积、腹胀等。

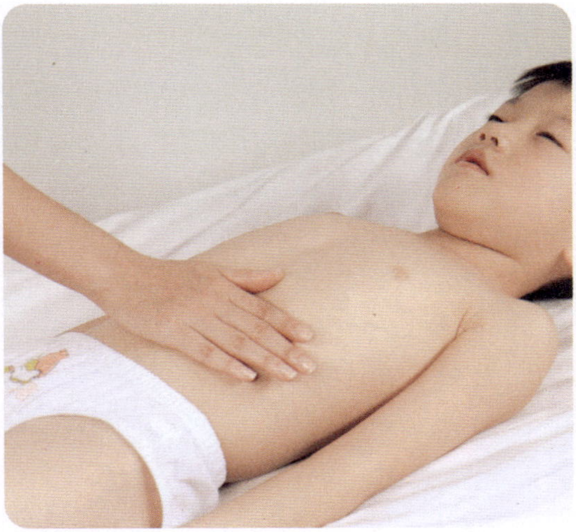

【推拿方法】

把手掌放在神阙穴上，手掌不要紧贴皮肤，在皮肤表面以顺时针方向做回旋性的摩动。常规摩动 100 ~ 200 次。

快速诊断

此处流脓水，多提示脐部感染，多由心脾湿热下注小肠引起。

组合疗法

- 摩神阙、摩腹、揉龟尾、推七节骨　**主治：**腹泻、便秘
- 摩神阙、揉中脘、捏脊柱、按揉足三里　**主治：**疳积
- 摩神阙、按揉关元　**主治：**久泻不止、肠鸣腹痛

揉气海 益气助阳止腹痛

气海，属任脉，“海”有聚会之意，穴居脐下，是人体先天元气聚会之处，主一身气疾，因名“气海”。小儿水肿、脱肛、疝气等病症均可揉动此穴，可见缓解。

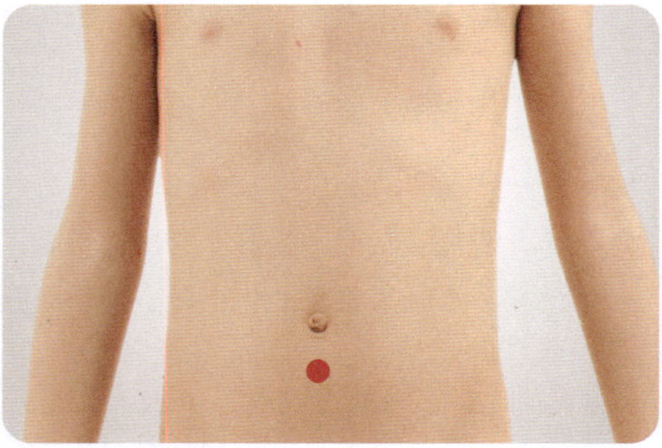

【穴位定位】

位于下腹部，前正中线上，脐中下1.5寸。

【主治】

水肿、脘腹胀满、大便不通、泄痢不禁、食欲不振、夜尿症、儿童发育不良、遗尿、脱肛、疝气等。

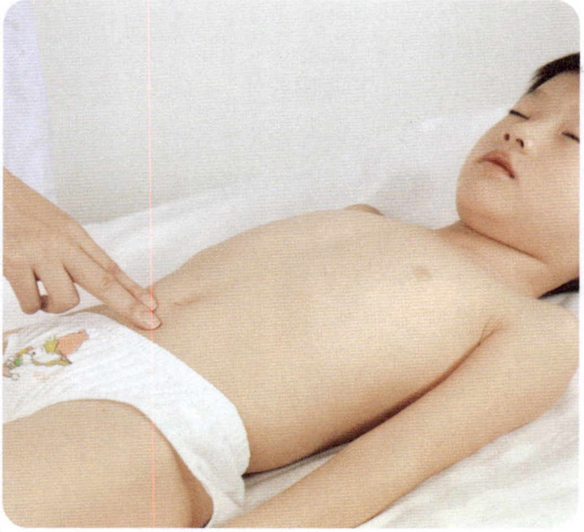

【推拿方法】

合并食指、中指，用两指指腹按压在气海穴上，以顺时针方向揉按，力度适中。常规揉按 80 ~ 100 次。

快速诊断

此处疼痛多提示气虚、气滞，常伴见便秘、腹痛、膀胱病变等。

组合疗法

- 揉气海、按揉大肠俞、按揉足三里　**主治：**肠痉挛、腹痛
- 揉气海、运内八卦　**主治：**胸膈不利、痰火壅结
- 揉气海、点按百会　**主治：**遗尿

按揉关元 培补元气，泄浊通淋

关元穴，小肠募穴，为足三阴、任脉之会，具有培补元气、泄浊通淋之功效。小儿腹痛、疝气、遗尿、脱肛等病症，按揉此穴有很好的疗效。

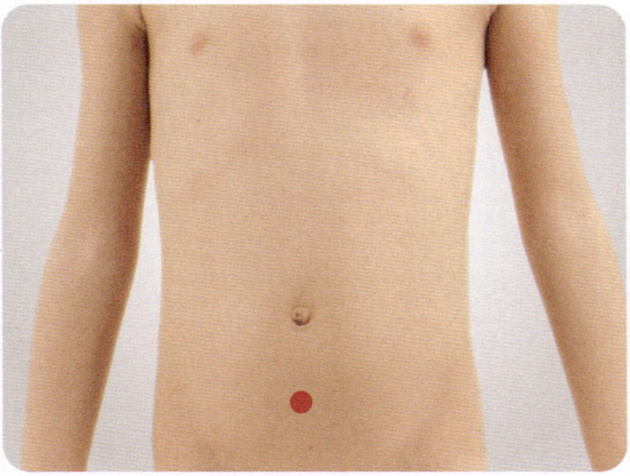

【穴位定位】

位于下腹部，前正中线上，脐中下3寸。

【主治】

小腹疼痛、呕吐、疝气、食欲不振、夜尿症、消化不良、慢性腹泻、虚性腹胀、脱肛、遗尿、尿潴留等。

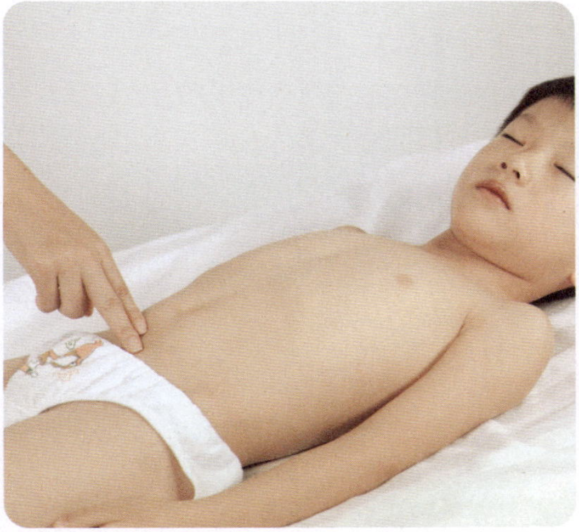

【推拿方法】

合并食指、中指，用两指指腹按压在关元穴上，以顺时针方向揉按，力度适中。常规揉按80～100次。

快速诊断

下腹部的穴位多不敏感，若此处疼痛明显，多为外伤或提示肠痉挛。

组合疗法

- 按揉关元、推肾经、推三关、揉外劳宫　**主治：** 疝气、遗尿、脱肛
- 按揉关元、推箕门　**主治：** 尿潴留
- 按揉关元、点按太溪　**主治：** 久泻不止

揉龟尾（长强）通调督脉治便秘

揉龟尾穴能通调督脉之经气，有调理大肠的功能，对止泻、通便有一定效果。在七节骨与龟尾一线，自下而上推可温阳止泻，自上向下推可治便秘。

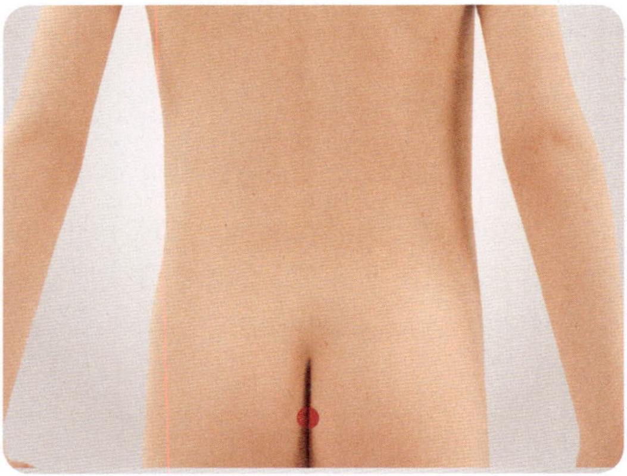

【穴位定位】

位于尾骨端下，当尾骨端与肛门连线的中点处。

【主治】

小儿腹泻、便秘、惊风、遗尿、脱肛等。

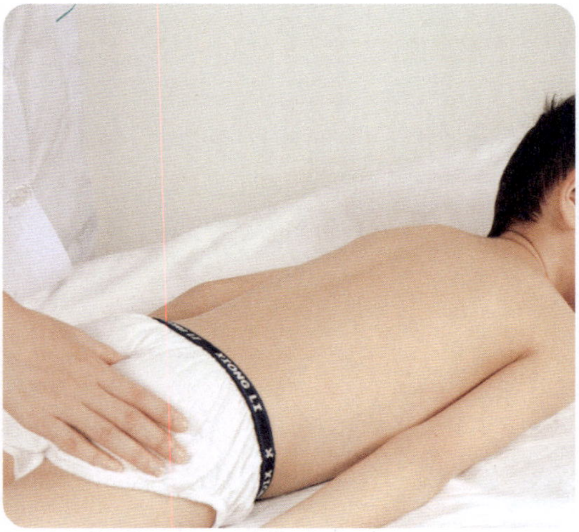

【推拿方法】

用拇指指端按压在龟尾穴上，以顺时针方向做回旋揉动，力度一般由轻至重再至轻。常规揉动 100 ~ 300 次。

快速诊断

此处疼痛首先观察有没有皮肤损伤。有息肉者，多提示肛门湿热。

组合疗法

- 揉龟尾、摩腹、摩神阙、推七节骨　　**主治：**腹泻
- 揉龟尾、推七节骨、摩腹、揉按肚角　　**主治：**便秘

推七节骨 温阳止泻，泻热通便

七节骨是小儿特有的穴位，有调节大小便的功能。因小儿尾部就有五节，由尾椎向上两个腰椎加起来就是七节骨，无论是便秘还是腹泻均可推按此穴。

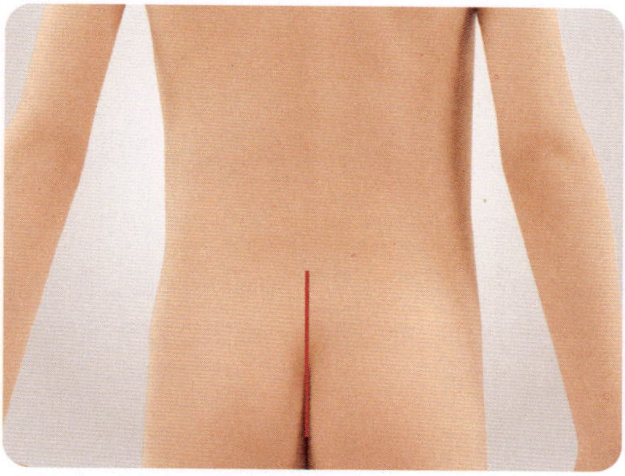

【穴位定位】

位于第四腰椎至尾椎骨端，成一直线的地方。

【主治】

虚寒性腹痛、腹泻、肠热便秘、痢疾等。

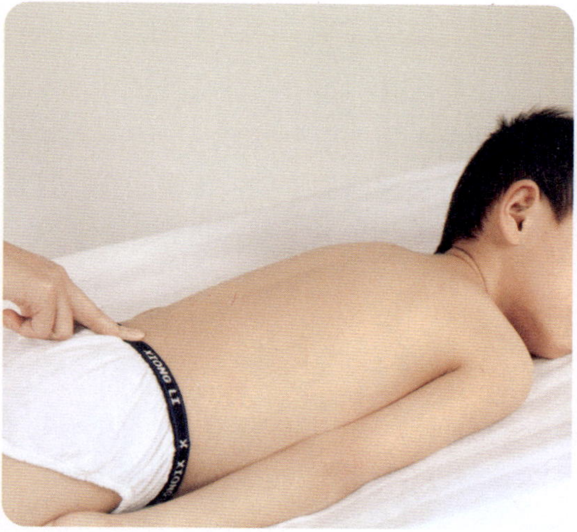

【推拿方法】

合并食指、中指，用两指指腹按压七节骨穴，自上而下，再自下而上来回推七节骨穴，力度轻柔。常规推动 100 ~ 300 次。

快速诊断

此处叩击痛，有可能为肾区和膀胱区病变，应重视；也可为腰椎病变。

组合疗法

- 推七节骨、揉龟尾、摩腹、摩神阙　**主治：**腹泻
- 推七节骨、点按百会、按揉关元　**主治：**气虚下陷的脱肛和遗尿
- 推七节骨、按揉命门　**主治：**脱肛

捏脊 解表通络理气血

脊，指夹脊穴，“捏脊”为按摩方法名。本法有调整阴阳、通理经络、促进气血运行、改善脏腑功能等作用，常用于食欲不振、消化不良、腹泻、失眠及小儿疳积等病症。

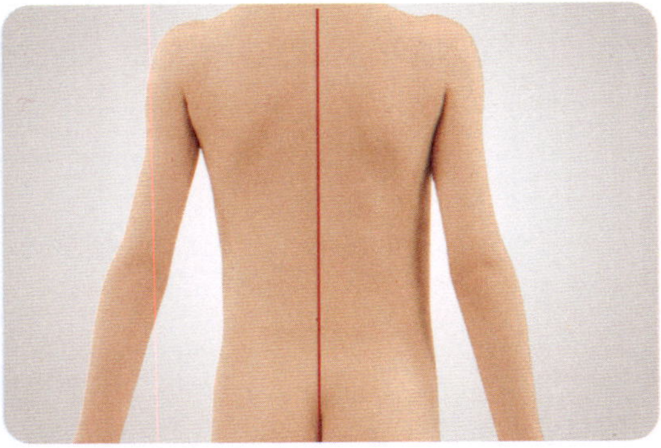

【穴位定位】

位于大椎至龟尾之间，成一直线。

【主治】

小儿惊风、失眠、疳积、厌食、腹泻、便秘、腹痛、夜啼、烦躁、发热、遗尿、脱肛等。

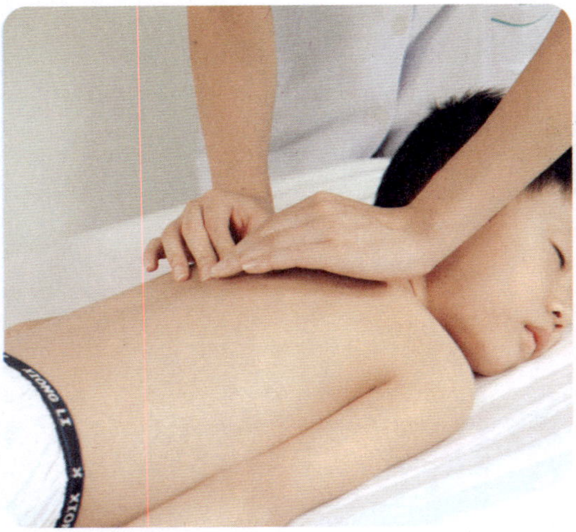

【推拿方法】

合并食指、中指用两指指腹自上而下直推脊柱穴，用拇指和食中两指相对再挟提脊柱两侧的皮肤，称为捏脊。直推 100 ~ 300 次，挟提推进 3 ~ 5 次，最后 2 遍每捏 3 下将脊背提一下。

快速诊断

脊柱侧弯或脊柱扪及结节，可见于多种病症，致病因素较多，应引起重视。

组合疗法

捏脊、推六腑、清天河水	**主治：** 外感发热
捏脊、推脾经、摩腹、按揉足三里	**主治：** 消化系统病症
捏脊、点按百会	**主治：** 遗尿

捏大椎 清热解表治感冒

大椎穴，为三阳、督脉之会。“大”有高起、开始之意；穴在第七颈椎凹陷处，该处脊椎较其他脊骨稍大而高起，因此得名大椎。此穴对于小儿项强、发热等有很好的疗效。

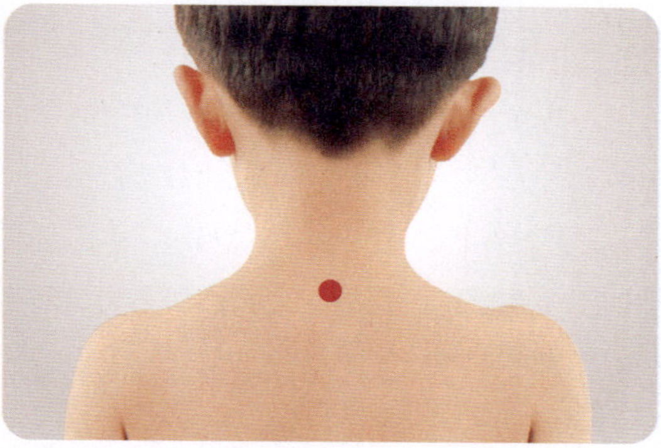

【穴位定位】

位于后正中线上，第七颈椎棘突下的凹陷中。

【主治】

小儿项强、发热、咳嗽、感冒、气喘、落枕、小儿麻痹后遗症、小儿舞蹈病等。

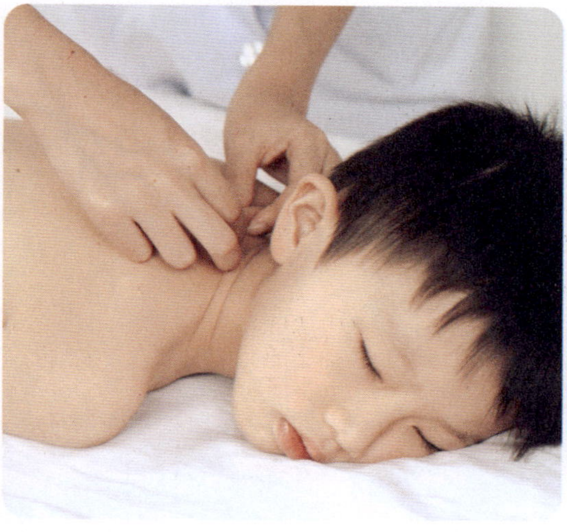

【推拿方法】

用拇指和食、中两指相对，挟提大椎穴，双手交替捻动，向前推进，力度由轻至重。常规挟提推进 100 次。

快速诊断

此处疼痛，多提示颈椎病痛，或外感风寒引起的感冒，或长时间低头导致劳损。

组合疗法

- 捏大椎、按揉天柱　　**主治：**感冒、项强
- 捏大椎、摩乳旁、揉乳根　　**主治：**咳嗽
- 捏大椎、掐按少商　　**主治：**发热

拿捏肩井 发汗解表治感冒

肩井穴是手足少阳、阳维的交会穴。肩，指肩部；井，指孔隙，穴在肩上陷中，故名肩井。刺激该穴能改善肩部血液循环，发汗解表。若小儿颈肩疼痛、感冒、发热，可拿捏此穴。

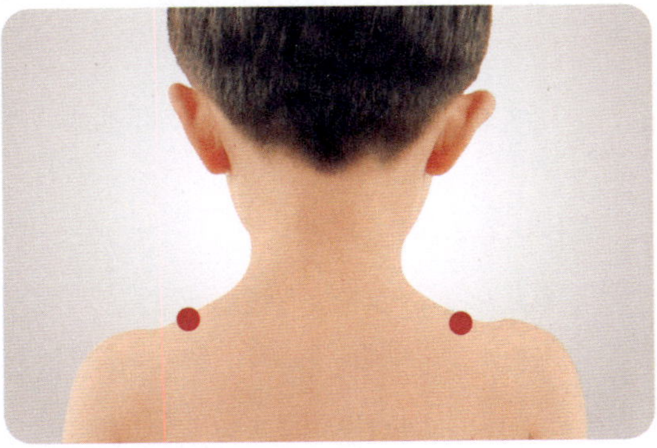

【穴位定位】

位于肩上，前直乳中，当大椎与肩峰端连线中点上。

【主治】

小儿感冒、惊厥、上肢抬举不利、颈项强痛、肩背痹痛、脚气等。

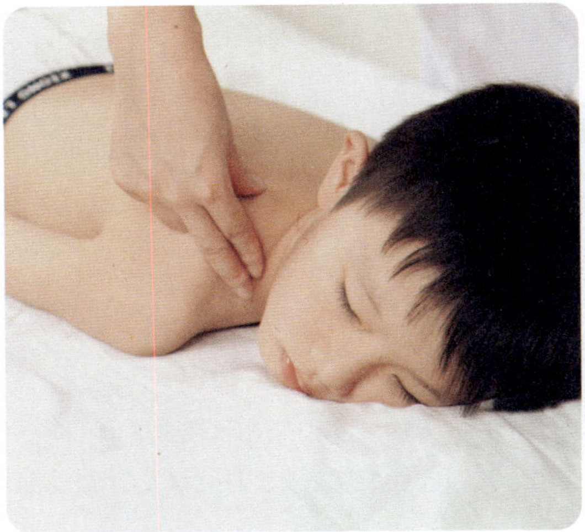

【推拿方法】

用拇指与食指、中指相对成钳形用力，拿捏住肩井穴，做持续的揉捏动作，力度由轻至重，再由重至轻。常规拿捏100～200次。

快速诊断

肩井穴疼痛，屈伸不利，提示颈肩病症，多为劳损或风湿痹着所致。

组合疗法

- 拿捏肩井、按揉足三里、按揉阳陵泉　**主治：**脚气、肩背酸痛
- 拿捏肩井、拿捏风池、开天门、推坎宫、按揉太阳　**主治：**感冒、发热
- 拿捏肩井、按揉落枕穴　**主治：**小儿落枕

按揉定喘 止咳平喘，通宣理肺

定喘穴，属经外奇穴，为治疗咳嗽、喘逆之要穴，呼吸系统病症，如哮喘、肺炎、支气管炎等引起的小儿咳喘不止，按揉此穴，效果不错。

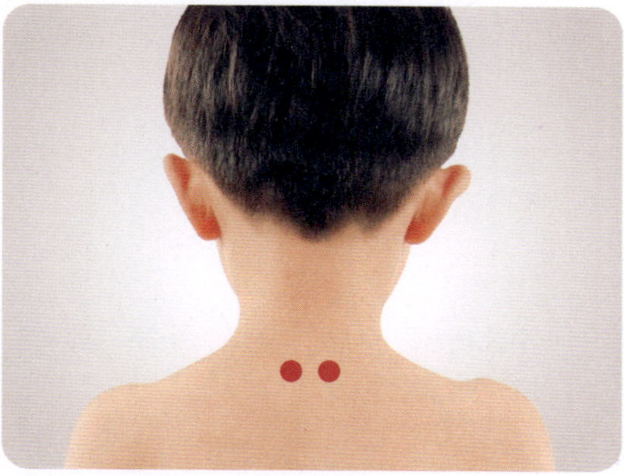

【穴位定位】

位于背部，第七颈椎棘突下，旁开0.5寸。

【主治】

小儿咳嗽、哮喘、百日咳、落枕、肩背痛、支气管炎等。

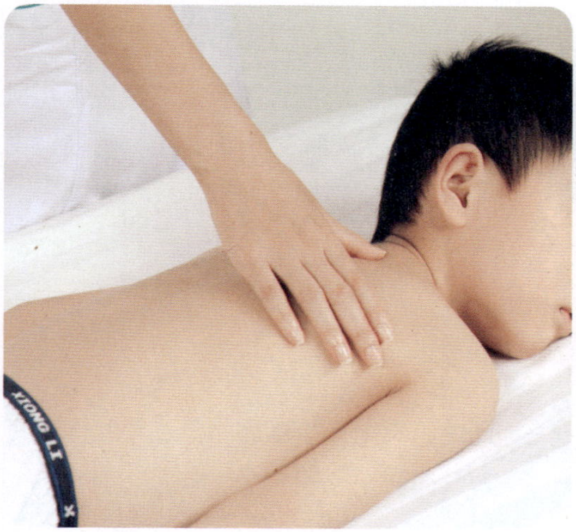

【推拿方法】

用拇指指端按压在定喘穴上，以顺时针方向做回旋揉动，力度一般由轻至重再至轻。常规按揉50 ~ 100次。

快速诊断

此处按痛明显，或扪及包块，多提示呼吸系统病症，小儿咽喉不利，多为痰热壅盛所致。

组合疗法

- 按揉定喘、按揉涌泉、揉天突、按揉丰隆　**主治：** 慢性支气管炎
- 按揉定喘、按揉肺俞　**主治：** 哮喘、咳嗽
- 按揉定喘、按揉天突、按揉丰隆　**主治：** 百日咳

揉风门 解表通络，止咳平喘

风门穴，属足太阳膀胱经的经穴，为督脉、足太阳经交会穴，为风邪出入之门户，主治风疾，故名风门，是临床祛风常用的穴位之一。小儿感冒、发热等，揉此穴效果不错。

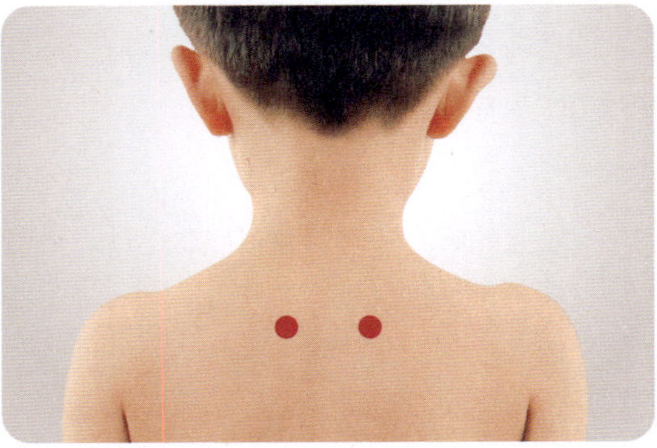

【穴位定位】

位于背部，第二胸椎棘突下，旁开 1.5 寸。

【主治】

小儿伤风、咳嗽、发热、头痛、项强、胸背疼痛等。

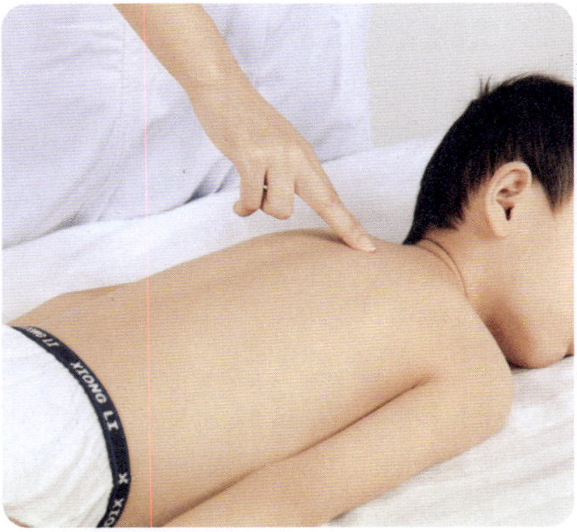

【推拿方法】

合并食指、中指，用两指指腹按压在风门穴上，以顺时针方向揉按，力度适中即可。常规揉按 20 ~ 30 次。

快速诊断

此处肌肉紧张、疼痛，伴头项强痛，多为受凉后，风寒入络所致。

组合疗法

- 揉风门、拿捏风池、推肺经、按揉肺俞、分推膻中 **主治：**风寒感冒
- 揉风门、按揉肺俞、捏大椎 **主治：**咳嗽、气喘
- 揉风门、拿捏肩井、按压委中 **主治：**腰酸背痛

按揉肺俞 疏风解表，宣肺止咳

肺俞穴，属足太阳膀胱经，为手太阴肺经之背俞穴，具有疏风解表、宣肺止咳的作用。小儿呼吸系统病症，如咳嗽、哮喘，按揉此穴有速效。

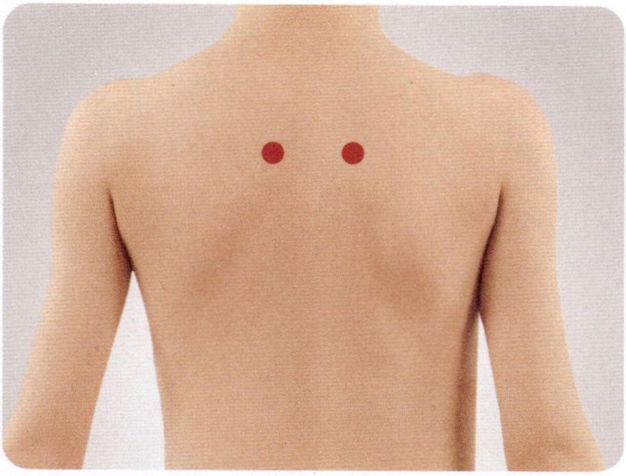

【穴位定位】

位于背部，第三胸椎棘突下，旁开1.5寸。

【主治】

小儿发热、咳嗽、流鼻涕等外感病症及痰鸣、咳喘、胸闷、胸痛等。

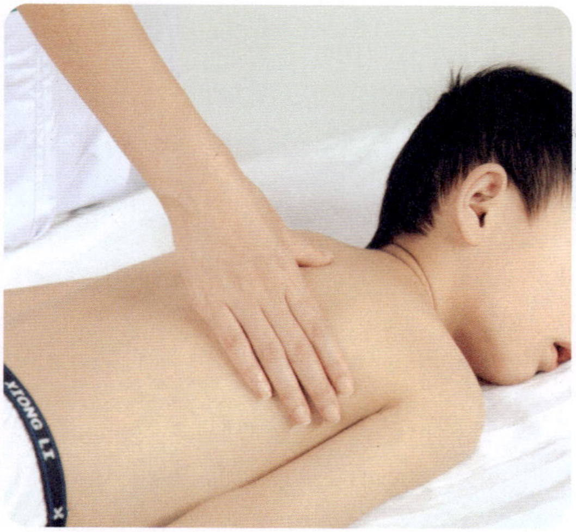

【推拿方法】

用拇指指端点按肺俞穴，先以顺时针方向揉按，再以逆时针方向揉按，力度由轻至重，再由重至轻。常规揉按50 ~ 100次。

快速诊断

此处疼痛，多提示肺部病变，多属外感风寒之邪，或气滞血瘀，或肺气虚损所致。

组合疗法

- 按揉肺俞、分推膻中、推肺经、按揉丰隆　**主治：**呼吸系统病症
- 按揉肺俞、按揉足三里、按揉外关　**主治：**感冒
- 按揉肺俞、按揉曲池、按揉血海　**主治：**荨麻疹

按揉心俞 安神益智治胸闷

心俞穴，属足太阳膀胱经，为心之背俞穴。本穴是心气转输后背体表的部位，故名心俞，具有安神益智治胸闷的作用。小儿患有失眠、惊悸不安等病症可按揉此穴。

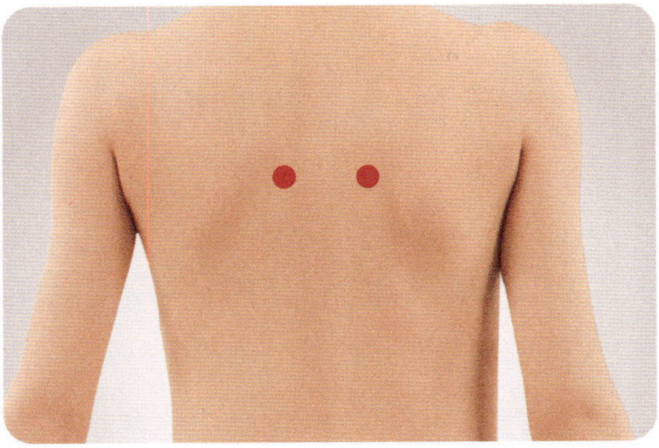

【穴位定位】

位于背部，第五胸椎棘突下，旁开1.5寸。

【主治】

小儿心痛、惊悸、健忘、癫痫、胸闷、遗尿、脑瘫、盗汗等。

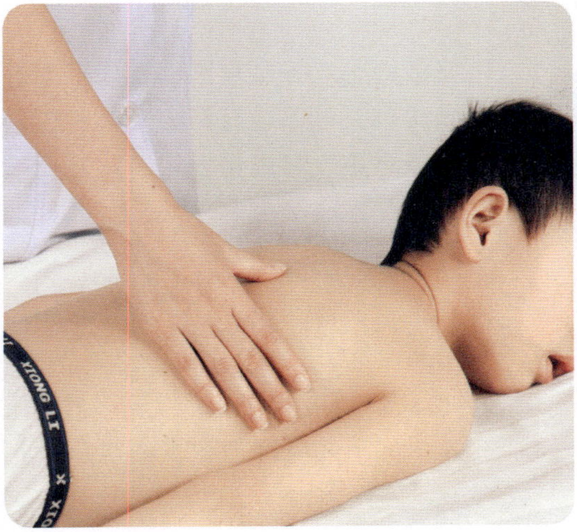

【推拿方法】

用拇指指端按压在心俞穴上，做顺时针方向的回旋揉动，力度一般由轻至重再至轻。常规按揉 20 ~ 30 次。

快速诊断

此处不适，多提示心脏病症，多由心胆气怯、心神失养、心血亏虚所致。

组合疗法

按揉心俞、按揉三阴交	**主治：** 健忘、失眠、惊悸
按揉心俞、按揉内关	**主治：** 心痛、心悸
按揉心俞、点按太渊	**主治：** 咳嗽

按揉肝俞 疏肝理气，通络明目

肝俞穴，属足太阳膀胱经，为肝之背俞穴，具有疏肝理气、通络明目的作用。小儿肝胆胁肋病变，如黄疸、胁痛等，均可按揉此穴，可见缓解。

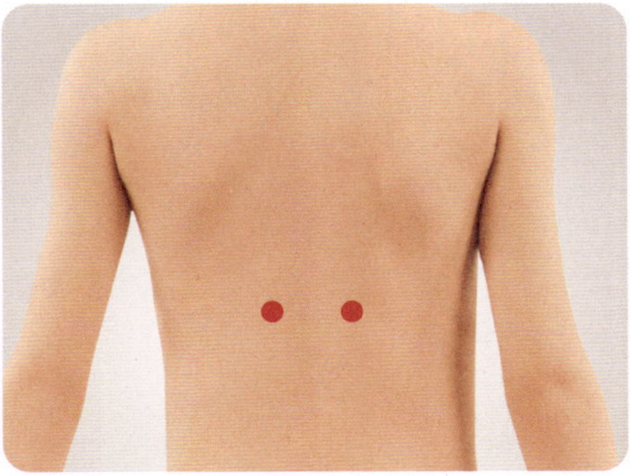

【穴位定位】

位于背部，第九胸椎棘突下，旁开1.5寸。

【主治】

小儿黄疸、胁痛、目赤肿痛、近视、烦燥、惊风等。

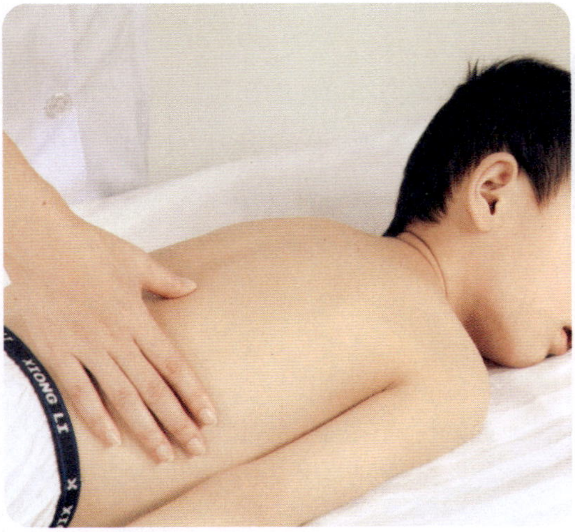

【推拿方法】

用拇指指端点按肝俞穴，先以顺时针方向揉按，再以逆时针方向揉按，力度由轻至重，再由重至轻。常规推拿，顺时针、逆时针方向各按揉 10 ~ 30 次。

快速诊断

此处疼痛，多提示肝区不适，多由肝气郁结、肝火太盛、肝肾亏损等导致。

组合疗法

- 按揉肝俞、点按百会、掐按太冲　　**主治：**头昏、头痛
- 按揉肝俞、捏大椎、按揉曲池　　**主治：**癫痫、精神分裂
- 按揉肝俞、按揉肾俞、点按太溪　　**主治：**健忘、失眠

按揉胆俞 疏肝利胆治黄疸

胆俞穴，属足太阳膀胱经，为胆之背俞穴，具有疏肝利胆治黄疸的作用。小儿肝胆病症，如肝胆湿热之黄疸、胆道蛔虫症，可按揉此穴，疗效佳。

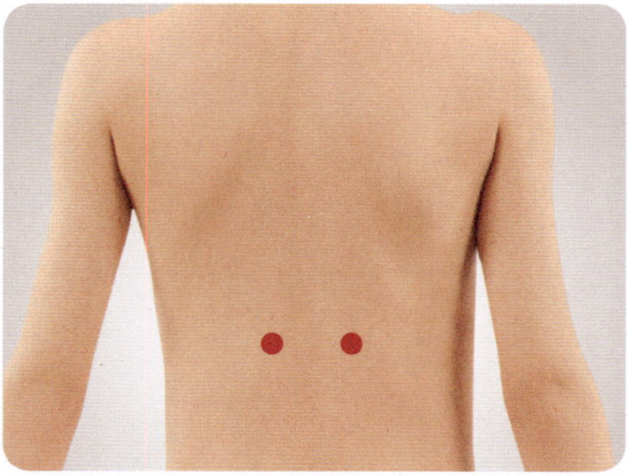

【穴位定位】

位于背部，第十胸椎棘突下，旁开1.5寸。

【主治】

小儿黄疸、口苦、胸胁痛、潮热、咽痛、腹痛等。

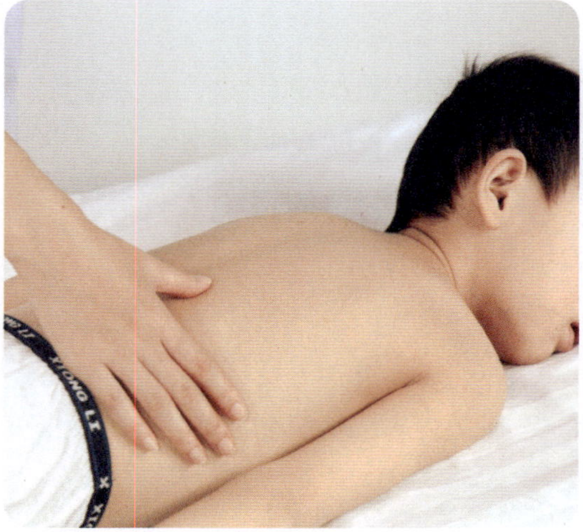

【推拿方法】

用拇指指端点按胆俞穴，先以顺时针方向揉按，再以逆时针方向揉按，力度由轻至重，再由重至轻。常规推拿，顺时针、逆时针方向各按揉 50 ~ 100 次。

快速诊断

此处疼痛或扪及小肿块，多提示胆的病变，多由气滞血瘀、肝胆湿热所致。

组合疗法

- 按揉胆俞、按揉阳陵泉　　**主治：** 呕吐、胆道蛔虫症
- 按揉胆俞、按揉三阴交　　**主治：** 咽痛、肺痨、潮热
- 按揉胆俞、按揉日月　　**主治：** 黄疸、胆囊炎

按揉脾俞 健脾和胃祛湿

脾俞穴，属足太阳膀胱经，为脾之背俞穴，具有健脾和胃祛湿的作用。小儿消化系统病症、贫血、营养不良等病症，按揉此穴，可见缓解。

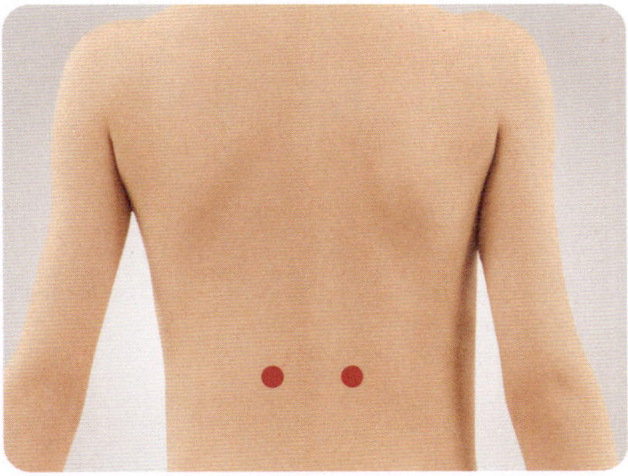

【穴位定位】

位于背部，当第十一胸椎棘突下，旁开 1.5 寸。

【主治】

小儿呕吐、腹泻、疳积、食欲不振、四肢乏力、消化不良等。

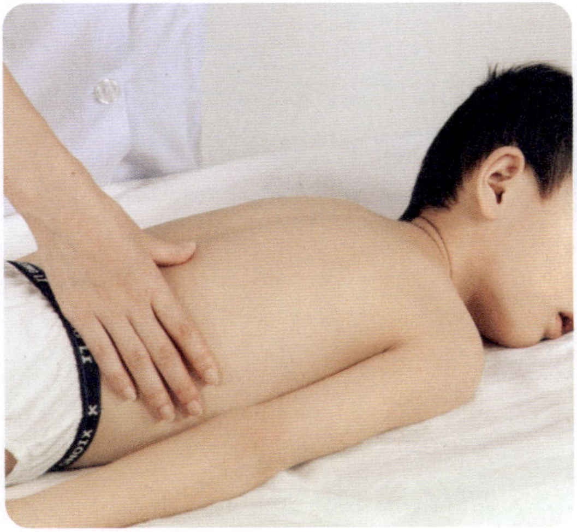

【推拿方法】

用拇指指端点按脾俞穴，先以顺时针方向揉按，再以逆时针方向揉按，力度由轻至重，再由重至轻。常规推拿，顺时针、逆时针方向各按揉 50 ~ 100 次。

快速诊断

此处疼痛，常见于腰肌劳损。伴见大便溏薄，多提示脾阳虚，或寒湿困脾。

组合疗法

- 按揉脾俞、推脾经、揉中脘、按揉足三里、捏脊　**主治：**消化系统病症
- 按揉脾俞、按揉足三里、按揉三阴交　**主治：**黄疸、肝炎
- 按揉脾俞、按揉膈俞、捏大椎　**主治：**便血

按揉胃俞 和胃助运治腹胀

胃俞穴，属足太阳膀胱经，为胃之背俞穴，具有和胃助运治腹胀的作用。对消化系统病症，如小儿腹胀、消化不良，按揉此穴有很好的疗效。

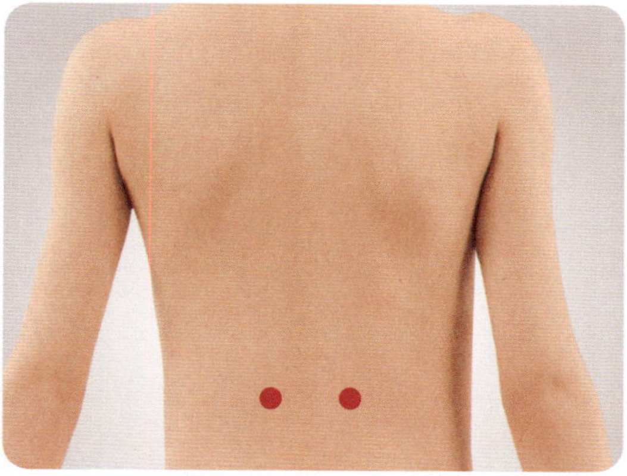

【穴位定位】

位于背部，当第十二胸椎棘突下，旁开 1.5 寸。

【主治】

小儿胸胁疼痛、胃脘痛、呕吐、腹胀、肠鸣、疳积等。

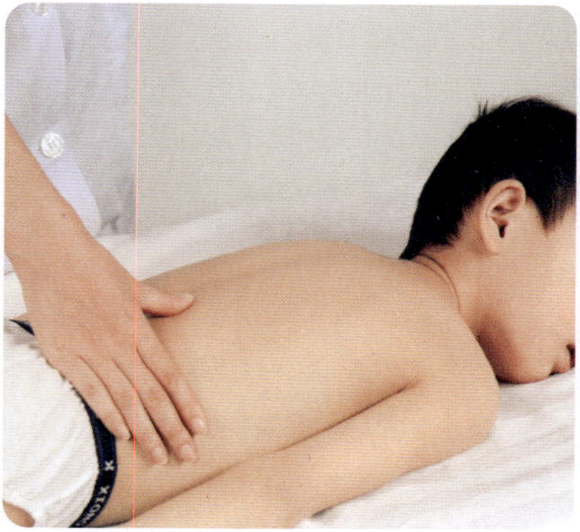

【推拿方法】

用拇指指端按压在胃俞穴上，以顺时针方向做回旋揉动，力度一般由轻至重再至轻。常规按揉 50 ~ 100 次。

快速诊断

此处疼痛，多见于腰肌劳损。若伴有口舌生疮、牙龈肿痛，提示胃火炽盛。若伴有饥不欲食，提示胃阴不足。

组合疗法

按揉胃俞、揉中脘	**主治：** 胃痛、呕吐
按揉胃俞、揉中脘、按揉内关	**主治：** 胃痛
按揉胃俞、按压上巨虚、按揉三阴交	**主治：** 小儿腹泻、痢疾

按揉肾俞 益肾助阳治遗尿

肾俞穴，属足太阳膀胱经，为肾之背俞穴，具有益肾助阳治遗尿的作用。小儿先天不足，肾精不足，按揉此穴，可以补肾气、乌须生发、填精生髓、强壮筋骨。

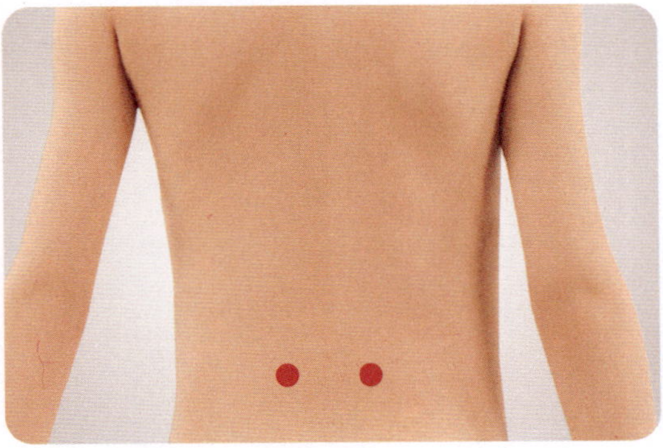

【穴位定位】

位于腰部，第二腰椎棘突下，旁开1.5寸。

【主治】

小儿腹泻、腹痛、便秘、遗尿、佝偻病、耳鸣、耳聋、哮喘、下肢痿软无力等。

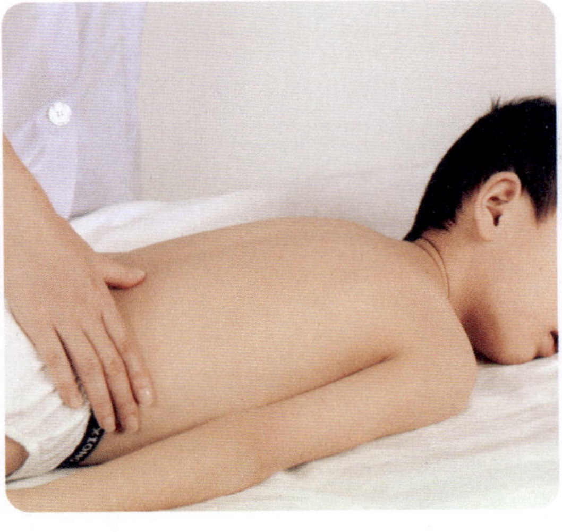

【推拿方法】

用拇指指端点按肾俞穴，顺时针、逆时针方向依次按揉，力度由轻至重再至轻。常规推拿，顺时针、逆时针方向各按揉10～30次。

快速诊断

此处疼痛难忍，若为针刺样固定痛，多提示肾区结石，多由气滞血瘀所致。若伴小便清长量多，怕冷，多为肾阳虚衰。

组合疗法

- 按揉肾俞、推脾经、推肾经、掐揉二马 **主治：** 肾虚导致的腹泻、便秘
- 按揉肾俞、按揉委中 **主治：** 下肢痿软无力
- 按揉肾俞、按揉气海、点按百会 **主治：** 遗尿

按揉大肠俞 调和肠胃治腹泻

大肠俞，属足太阳膀胱经，为大肠之背俞穴，具有调和肠胃治腹泻的作用。小儿消化系统病症，如便秘、腹泻，按揉此穴，效果良好。

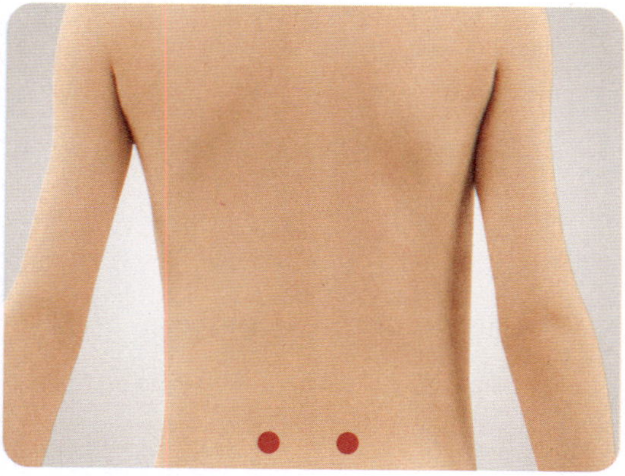

【穴位定位】

位于腰部，第四腰椎棘突下，旁开1.5寸。

【主治】

小儿腹胀、肠鸣、腹泻、便秘、痢疾、消化不良等。

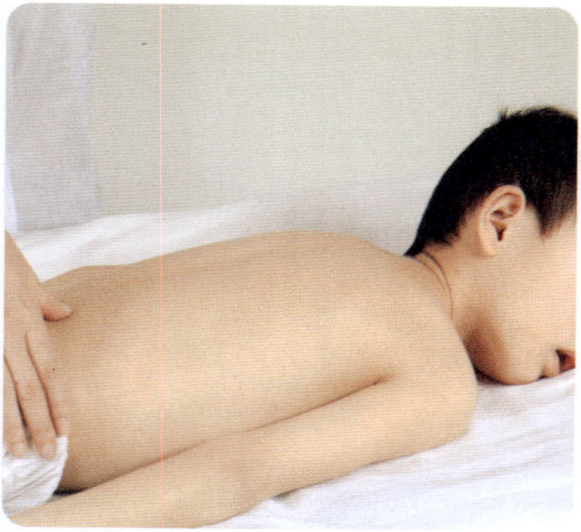

【推拿方法】

用拇指指端按压在大肠俞穴上，以顺时针方向做回旋揉动，力度一般由轻至重再至轻。常规按揉50～100次。

快速诊断

此处胀痛不适，伴腹痛，脘腹胀满，多提示肠道病症，多由大肠湿热所致。

组合疗法

- 按揉大肠俞、揉天枢 **主治：** 胃肠积滞、肠鸣、腹泻
- 按揉大肠俞、揉气海、按揉足三里 **主治：** 肠痉挛、腹痛
- 按揉大肠俞、按揉小肠俞 **主治：** 二便不利

推擦八髎 温补下元治便秘

八髎穴位于膀胱经上，五行属水，擅长调节全身的水液，疏通气血。经常推擦八髎，可改善小儿遗尿、便秘、腹泻等问题。

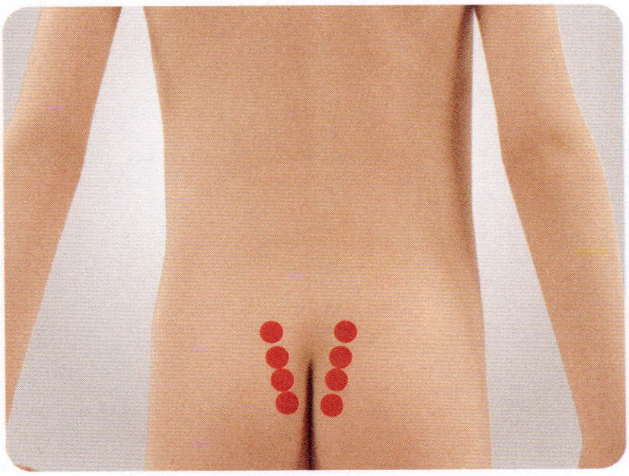

【穴位定位】

位于骶椎，共八个穴位，分别在第一至第四骶后孔中，合称“八髎穴”。

【主治】

小儿小便不利、遗尿、腰痛、便秘、腹泻、佝偻病、麻痹后遗症等。

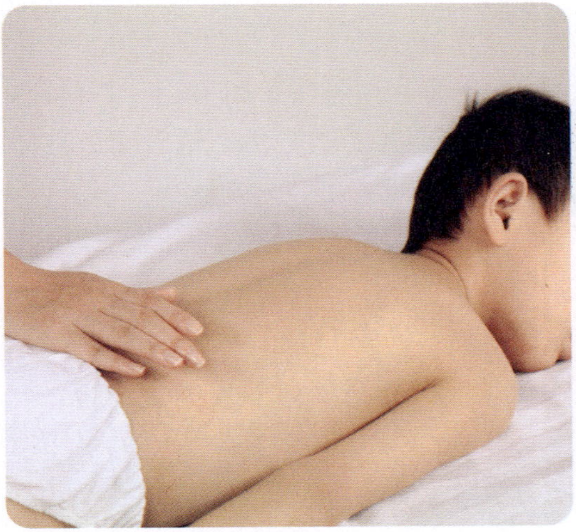

【推拿方法】

用手掌小鱼际横擦小儿的八髎穴，由上至下反复擦拭，力度适中，速度适中，手法连贯，以皮肤微红为度。常规横擦 20 ~ 30 次。

快速诊断

此处酸胀痛，常见于腰酸背痛，若伴见排尿困难，多提示膀胱病症。

组合疗法

- 推擦八髎、按揉足三里　**主治：**便秘
- 推擦八髎、揉气海　**主治：**腹痛
- 推擦八髎、按揉委中、按揉足三里　**主治：**下肢痿痹

点按命门 温肾壮阳消水肿

肾气为一身之本，穴当两肾俞之间，为生命的重要门户，故名命门。经常点按命门穴可疏通督脉上的气滞点，加强与任脉的联系，起到温肾壮阳消水肿的作用。

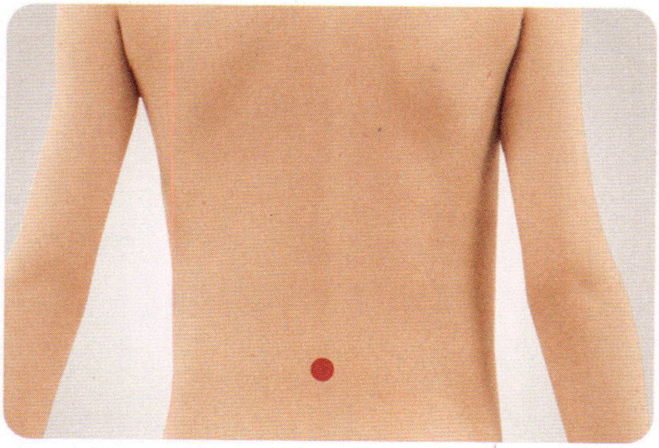

【穴位定位】

位于腰部，当后正中线上，第二腰椎棘突下凹陷中。

【主治】

小儿遗尿、腹泻、哮喘、水肿、头痛、耳鸣等。

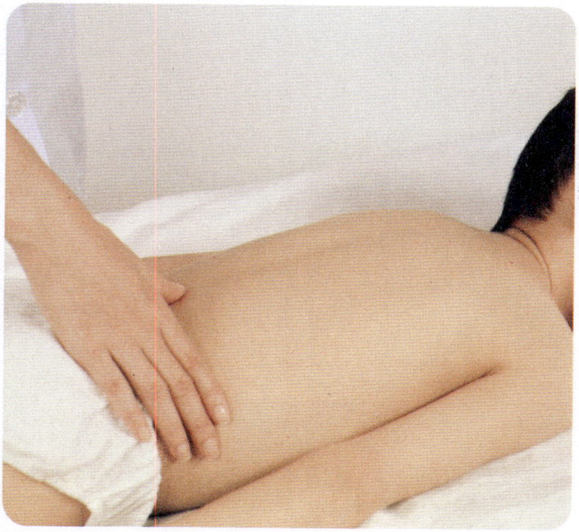

【推拿方法】

用拇指指端按压在命门穴上，顺时针方向做回旋揉动，力度一般由轻至重再至轻，手法连贯。常规点按 50 ~ 100 次。

快速诊断

此处疼痛或感觉发凉，多提示腰腹部病症，多由命门火衰、火不暖土所致。

组合疗法

- 点按命门、点按百会、按揉腰阳关　**主治：** 破伤风
- 点按命门、按揉肾俞　**主治：** 遗尿、腹泻
- 点按命门、按压委中、点按足三里　**主治：** 下肢痿痹

按揉腰阳关 补肾强腰治遗尿

腰是指位置在腰上；阳是指穴在督脉上，督脉为阳脉之海。腰阳关是督脉上的重要穴位，是督脉上元阴、元阳的相交点。小儿遗尿、腰骶疼痛等，按揉此穴，效果不错。

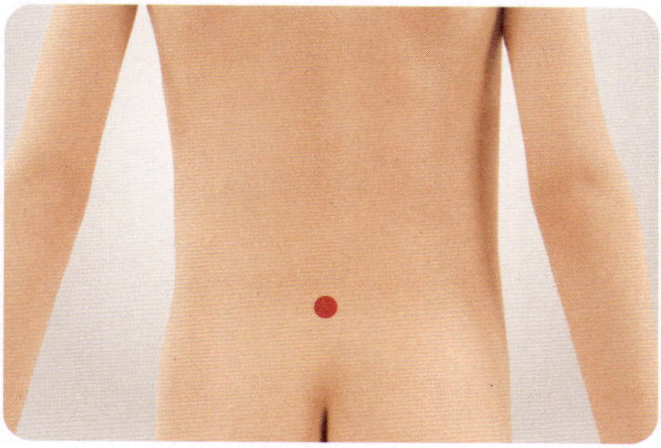

【穴位定位】

位于腰部，当后正中线上，第四腰椎棘下凹陷中。

【主治】

小儿遗尿、泄泻、哮喘、水肿、小儿麻痹症、坐骨神经痛、腰骶疼痛、下肢瘫痪等。

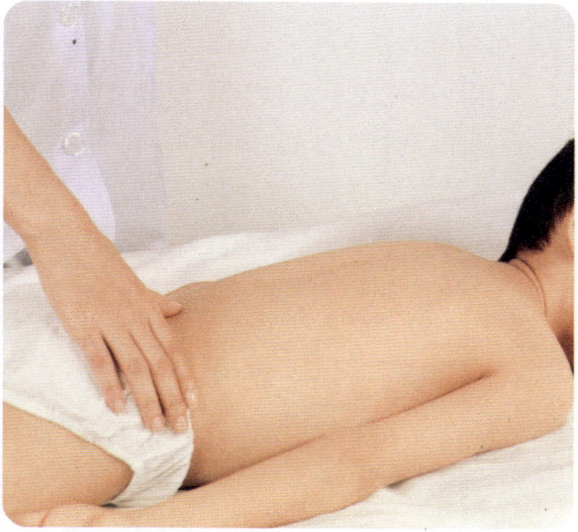

【推拿方法】

用拇指指端按压在腰阳关穴上，顺时针方向做回旋揉动，力度一般由轻至重再至轻。常规按揉 50 ~ 100 次。

快速诊断

此处疼痛，或扪及小结节，多提示腰椎病变，或泌尿系统病症，如尿路结石。

组合疗法

- 按揉腰阳关、按揉肾俞、揉次髎、按揉委中 **主治：**腰腿疼痛
- 按揉腰阳关、点按百会、点按命门 **主治：**破伤风
- 按揉腰阳关、按揉肾俞、点按环跳 **主治：**下肢痿痹

推肺经 宣肺清热止咳喘

推肺经是治疗小儿外感邪气的主要手法之一。每天坚持推拿，可缓解咳嗽、气喘、畏寒等病症。

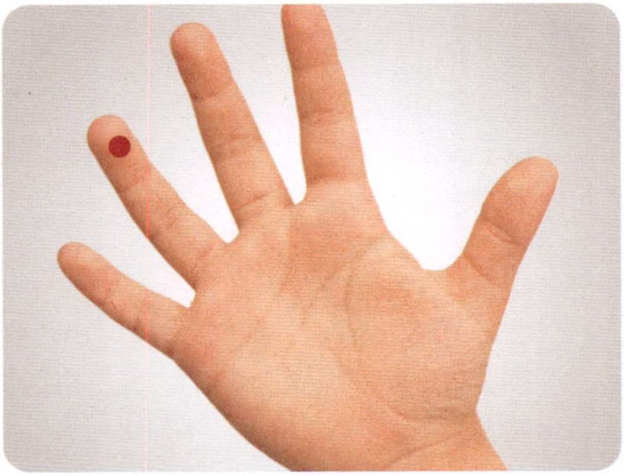

【穴位定位】

位于无名指末节螺纹面。

【主治】

小儿咳嗽、气喘、虚寒怕冷、感冒、发热、痰鸣、脱肛。

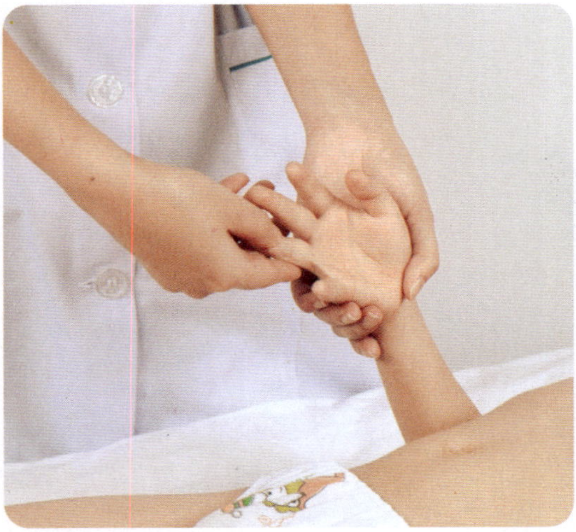

【推拿方法】

用一手托住小儿的手掌，用另一手拇指指腹顺时针方向旋转推动小儿的无名指末节螺纹面称为补肺经；无名指尖向指根方向直推称为清肺经。常规推拿 100 ~ 500 次。

快速诊断

肺经按压疼痛明显，多提示有感冒发热之象，多为风寒入络所致。

组合疗法

- 推肺经、推脾经、推肾经、推三关、分推膻中、揉足三里　**主治：**咳嗽气喘
- 推肺经、清天河水、开天门、推坎宫、揉天突　**主治：**感冒发热

推脾经 健脾养胃治疳积

脾经是和胃消食、增进食欲的重要穴位。推脾经是治疗小儿脾胃虚弱型病症的常用手法。每天坚持推拿，可缓解消化不良、疳积、腹泻等病症。

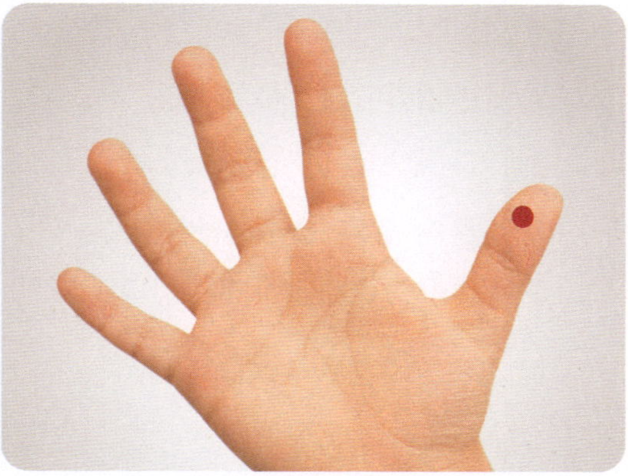

【穴位定位】

位于拇指桡侧缘或拇指末节螺纹面。

【主治】

小儿食欲减退、消化不良、疳积、腹泻、咳嗽、消瘦等。

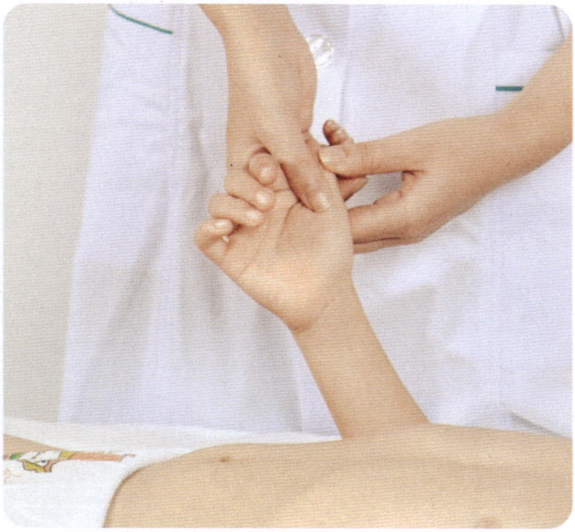

【推拿方法】

将拇指屈曲，沿拇指螺纹面旋推称为补脾经，循拇指桡侧指尖向指根方向直推为泻，手法连贯。常规推拿 100 ~ 500 次。

快速诊断

此处按痛明显，多提示消化系统病症，多为脾胃气虚或过食寒凉之品损伤脾胃所致。

组合疗法

- 推脾经、揉中脘、按揉脾俞、按揉足三里　**主治：**食欲减退、消化不良
- 推脾经、清天河水、推大肠　**主治：**湿热蕴结型腹泻
- 推脾经、按揉脾俞、按揉胃俞　**主治：**腹胀

推心经 养心安神退高热

推心经是治疗小儿高热神昏、内有郁热的常用推拿手法。每天坚持推拿，可以补益心气、宁心安神，并可缓解发热、惊烦不宁、小便赤涩等病症。

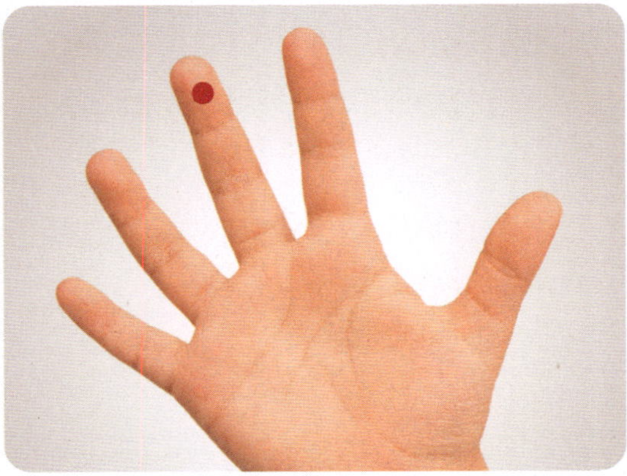

【穴位定位】

位于中指末节螺纹面。

【主治】

小儿身热无汗、高热神昏、五心烦热、口舌生疮、小便赤涩、惊烦不宁、夜啼、失眠等。

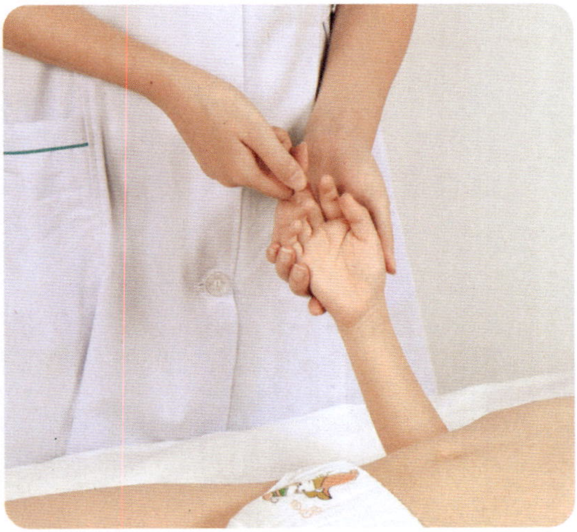

【推拿方法】

一手托住小儿的手掌，用另一手拇指螺纹面顺时针方向旋转推动小儿中指螺纹面。常规揉按 100 ~ 500 次。

快速诊断

此处按痛明显，伴有失眠多梦，多提示心气不足，或心肝火旺、心神失养等。

组合疗法

- 推心经、推肝经、推小肠、揉小天心、清天河水 **主治：** 热病及神志异常病
- 推心经、按揉心俞 **主治：** 夜啼、失眠
- 推心经、推脾经 **主治：** 睡眠露睛

推肝经 息风镇惊止抽搐

肝经主治肝胆病症、神经系统病症、眼科病症等。推肝经常用于治疗小儿惊风抽搐。每天坚持推拿，可缓解小儿惊风、抽搐、烦躁不安等。

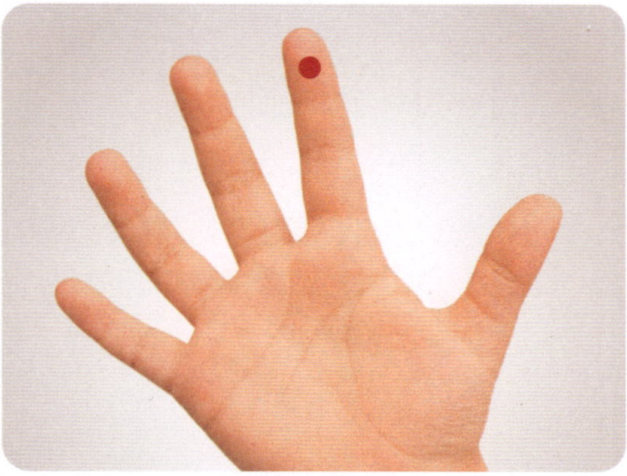

【穴位定位】

位于食指末节螺纹面。

【主治】

小儿惊风、抽搐、烦躁不安、夜啼、癫痫、发热、口苦、目赤肿痛等。

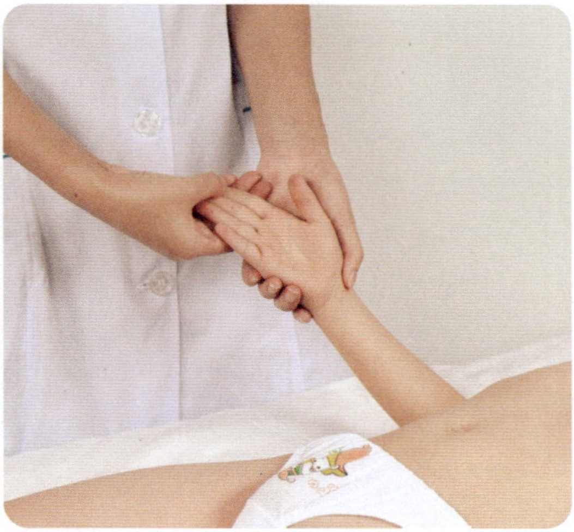

【推拿方法】

一手托住小儿的手掌，用另一手拇指螺纹面顺时针旋转推动小儿的食指螺纹面称为补肝经；食指尖向指根方向直推称为清肝经。常规推拿 100 ~ 500 次。

快速诊断

此处按痛明显，伴有青筋外露，多提示小儿惊风先兆，需特别注意。

组合疗法

- 推肝经、清天河水、按揉涌泉　**主治：** 烦躁不安、惊风
- 推肝经、拿捏风池、按揉肝俞、按揉太阳　**主治：** 红眼病
- 推肝经、推胆经　**主治：** 黄疸

推肾经 补肾益脑治遗尿

肾经主治泌尿生殖系统、神经系统、呼吸系统、消化系统和循环系统的部分病症。推肾经是治疗小儿先天不足的常用手法。

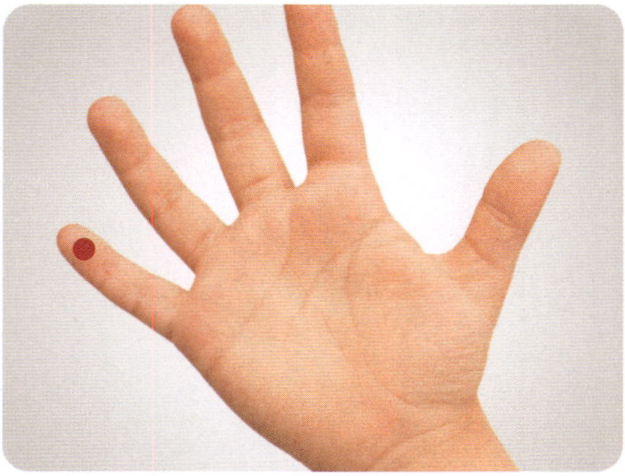

【穴位定位】

位于小指末节螺纹面。

【主治】

小儿先天不足、久病虚弱、肾虚、腹泻、尿多、小便黄短、遗尿等。

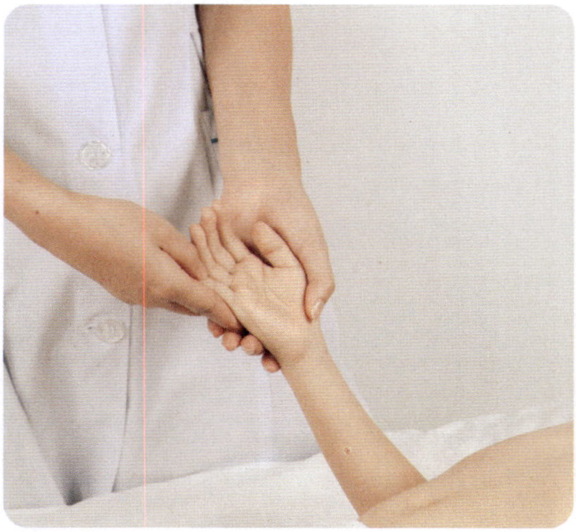

【推拿方法】

一手托住小儿的手掌，用另一手拇指螺纹面顺时针方向旋转推动小儿小指螺纹面为补肾经；小指指尖向指根方向直推称为清肾经。一般多用补法。常规推拿 100 ~ 500 次。

快速诊断

此处按痛明显，伴有青筋外露，多提示虚寒性病症。

组合疗法

- 推肾经、推脾经、点按百会、推三关、摩神阙　**主治：**遗尿、脱肛
- 推肾经、按揉肾俞、按揉关元　**主治：**肾虚证
- 推肾经、推肺经、按揉定喘　**主治：**支气管哮喘

推胃经 和胃降逆泻胃火

胃经主治消化系统、循环系统部分病症。推胃经是治疗小儿脾胃湿热的常用手法。长期坚持推拿，可缓解呕吐、吞酸、消化不良等病症。

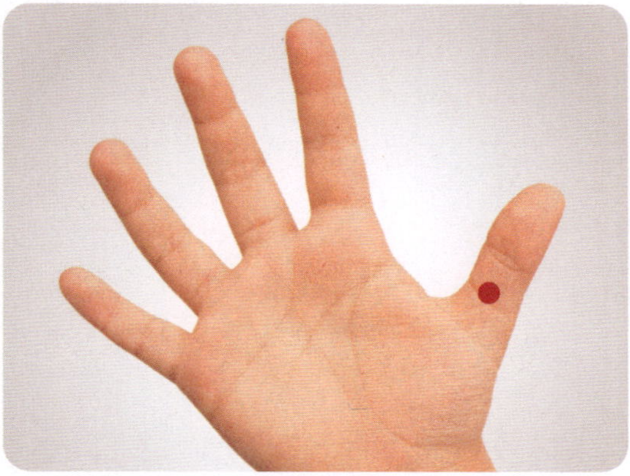

【穴位定位】

位于拇指掌侧第一节。

【主治】

小儿呕吐、烦渴善饥、消化不良、食欲不振、吐血等。

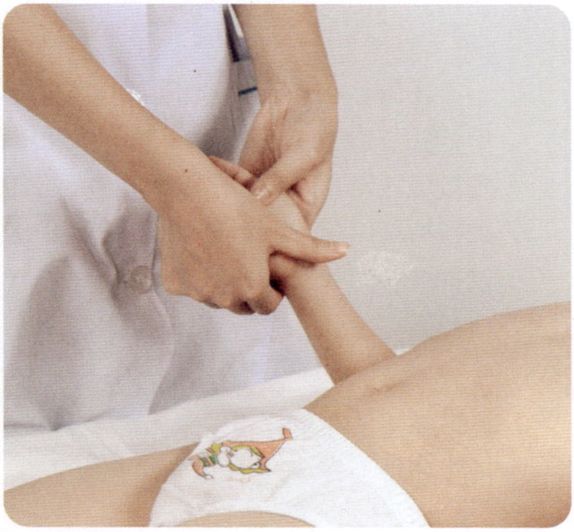

【推拿方法】

一手托住小儿的手掌，用另一手拇指螺纹面顺时针方向旋转推动小儿胃经，称为补胃经；从指关节向指根方向直推称为清胃经。二者统称推胃经。手法连贯，常规推拿 100 ~ 500 次。

快速诊断

此处酸胀疼痛不已，伴有口气臭，多提示胃热炽盛，或湿热蕴胃。

组合疗法

- 推胃经、推脾经、按揉天柱、揉板门　**主治：**呕吐、恶心
- 推胃经、推大肠、推六腑、揉天枢、推七节骨　**主治：**胃肠实热、脘腹胀满
- 推胃经、按揉脾俞　**主治：**消化不良

推三焦经 和胃助运治腹胀

三焦经是元气和水液运行的通道。推三焦经是治疗小儿水道不利的常用手法。每天坚持推拿，有助于小儿体内水液代谢，可缓解腹胀、小便黄赤、大便硬结等病症。

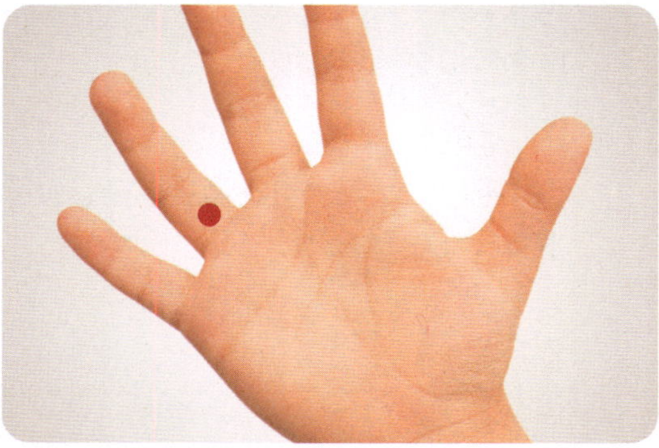

【穴位定位】
位于无名指掌面近掌节。

【主治】
小儿食积内热、腹胀、哭闹、全身灶热、小便黄赤、大便硬结等。

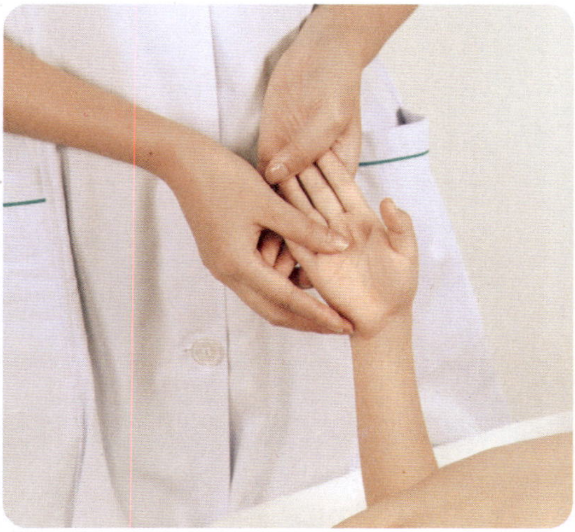

【推拿方法】
一手托住小儿的手掌，用另一手拇指指甲掐按三焦经 3 ~ 5 次，再以拇指指腹按压三焦经向掌心方向推按，最后用拇指指端以顺时针方向揉按三焦经。常规推拿 50 ~ 100 次。

快速诊断
此处酸胀，按之有痛，伴有肢体水肿，或小便短少，多提示体内水液代谢障碍。

组合疗法

- 推三焦经、推小肠、推六腑　**主治：** 发热
- 推三焦经、推心经、掐揉膊阳池、掐揉二马　**主治：** 小便赤涩
- 推三焦经、推六腑、按揉天枢　**主治：** 大便硬结

推大肠 清利肠腑导积滞

大肠穴主治与大肠功能有关的病症。推大肠是治疗小儿肠道病症的常用手法。每天坚持推拿，可帮助小儿肠道蠕动，促进消化，缓解腹泻、脱肛、大便秘结等病症。

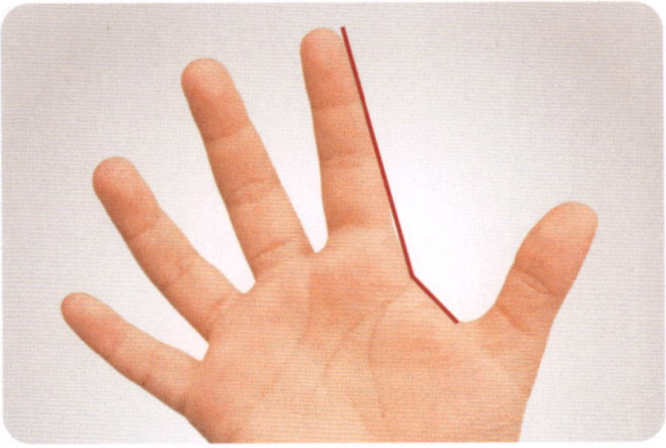

【穴位定位】

位于食指桡侧缘，自食指尖至虎口，成一直线。

【主治】

小儿虚寒腹泻、脱肛、大便秘结等。

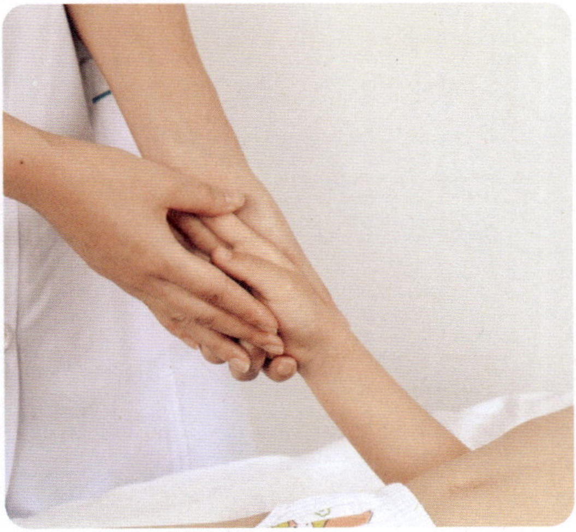

【推拿方法】

一手托住小儿的手掌，用另一手拇指螺纹面从小儿的虎口直线推向食指指尖为清，称清大肠；反之为补，称补大肠。常规推拿 100 ~ 500 次。

快速诊断

此处胀痛不休，多提示肠道病症，多为大肠湿热所致。

组合疗法

- 推大肠、按揉关元、揉外劳宫、推三关　**主治：** 脾虚泄泻
- 推大肠、推脾经、推胃经、推六腑、摩腹　**主治：** 积滞、便秘
- 推大肠、点按百会　**主治：** 脱肛

推小肠　温补下焦治遗尿

小肠受盛胃中水谷，主转输清浊。推小肠是治疗小儿下焦病症的常用手法。每天坚持推拿，可帮助水液代谢，缓解尿闭、遗尿等泌尿系统病症。

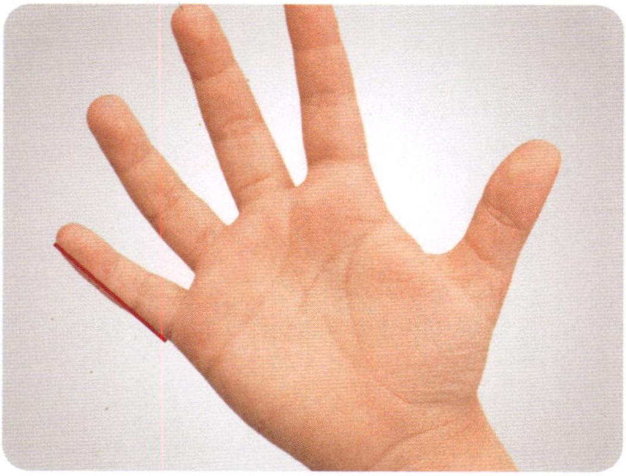

【穴位定位】

位于小指尺侧缘，自指尖至指根成一条直线。

【主治】

小儿小便短赤、排尿不畅、尿闭、遗尿、发热等。

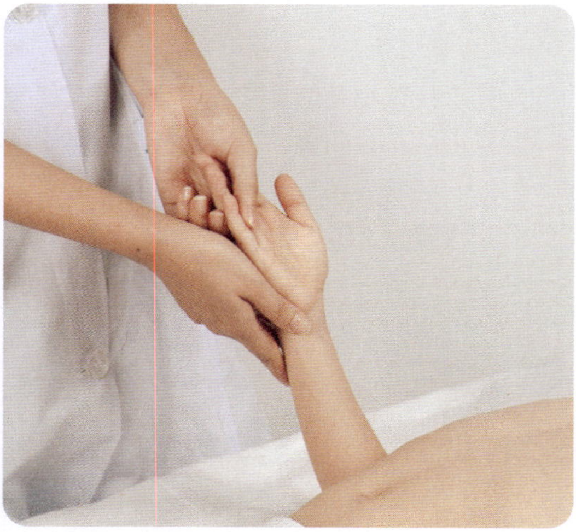

【推拿方法】

一手托住小儿的手掌，用另一手拇指指腹从小儿指尖推向指根为补，称为补小肠经，反之为清。二者统称推小肠经。常规推拿 100 ~ 300 次。

快速诊断

此处按痛明显，伴口舌生疮，多提示心移热于小肠。

组合疗法

- 推小肠、清天河水　**主治：** 小便赤涩
- 推小肠、按揉关元、按揉肾俞　**主治：** 遗尿、多尿
- 推小肠、捏大椎　**主治：** 发热

揉小天心 镇惊安神止抽搐

小天心是主治惊风抽搐、小便不通的特效穴。揉小天心是治疗小儿惊风抽搐的常用手法。用力掐按此穴，长期坚持，可改善目赤肿痛、惊风抽搐等病症。

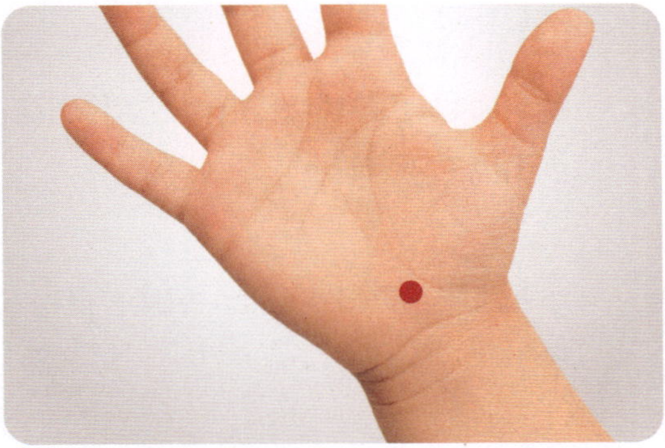

【穴位定位】

位于大小鱼际交界处凹陷中，内劳宫之下，总筋之上。

【主治】

小儿目赤肿痛、口舌生疮、惊惕不安、惊风抽搐、夜啼、发热。

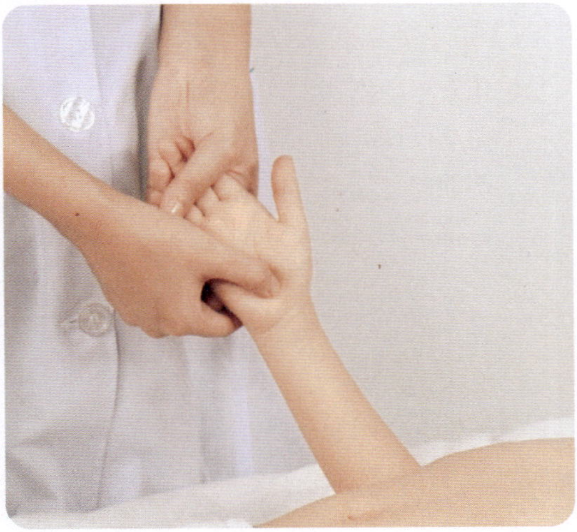

【推拿方法】

一手持小儿四指，使掌心向上，另一手的食指、中指指端揉按小天心，常规推拿 100 ~ 300 次。再用拇指指甲逐渐用力掐按此穴 3 ~ 5 次，手法连贯。

快速诊断

此处疼痛、发痒，多提示心肝病症，多为心肝热盛或肝经湿热所致。

组合疗法

- 揉小天心、推心经、推小肠、清天河水　**主治：**发热、小便短赤
- 揉小天心、推肝经、点按百会、掐人中、掐老龙　**主治：**惊风、抽搐、夜啼
- 揉小天心、推心经、掐少商　**主治：**小儿口疮

推大横纹 行滞消食治腹胀

推大横纹又称为分推阴阳，是治疗小儿食滞于内、脘腹胀满的常用手法。长期坚持，每天推拿200～300次，可帮助消积化滞，缓解腹胀、便秘等病症。

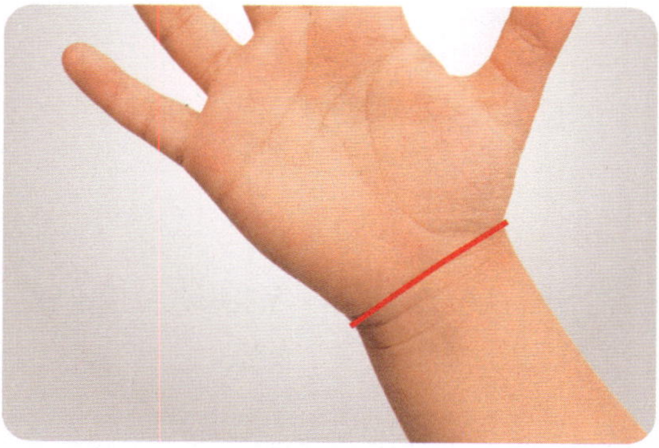

【穴位定位】

位于仰掌腕掌侧横纹。近拇指端称阳池，近小指端称阴池。

【主治】

小儿腹胀、腹泻、呕吐、痢疾、食积、便秘等。

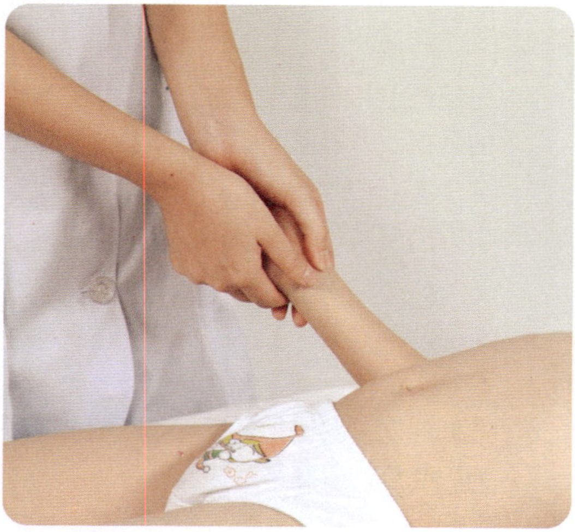

【推拿方法】

用双手拇指指腹从小儿大横纹中点，由总筋向两旁推，称为分阴阳。自阳池、阴池向总筋合推，称为合阴阳。二者统称推阴阳。常规推拿 200 ～ 300 次。

快速诊断

此处疼痛明显，首先考虑腕关节病变，多为扭伤或脱位。

组合疗法

- 推大横纹、清天河水　**主治：** 咳喘、胸闷
- 推大横纹、揉外劳宫、揉板门　**主治：** 腹胀、腹泻
- 推大横纹、摩腹、按揉天枢　**主治：** 食积

掐小横纹 清热散结治口疮

小横纹主要用于治疗小儿脾胃热结、口唇破烂及腹胀等症。掐小横纹是治疗小儿口舌生疮的常用手法。每天坚持推拿，可缓解口疮、腹胀等病症。

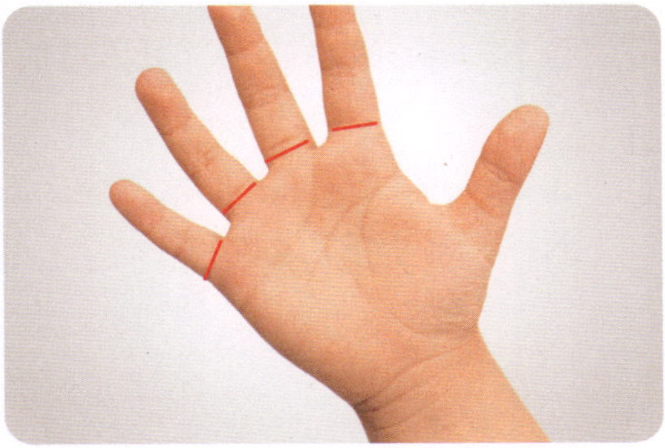

【穴位定位】

位于掌面上食指、中指、无名指、小指掌关节横纹处。

【主治】

小儿烦躁、口疮、唇裂、腹胀等。

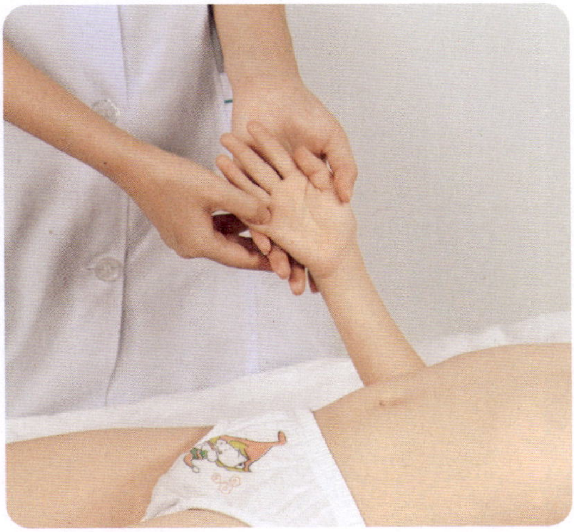

【推拿方法】

用拇指指甲逐渐用力掐按小横纹，掐 3 ~ 5 次称为掐小横纹；再用拇指指腹侧推小横纹，常规推拿 50 ~ 100 次称为推小横纹。力度适中，手法连贯。

快速诊断

此处红肿疼痛发热，多见于关节炎，多为风湿热所致。

组合疗法

掐小横纹、推心经、按揉心俞	**主治：** 烦躁不安
掐小横纹、推按小横纹、掐少商	**主治：** 口疮
掐小横纹、推肺经	**主治：** 肺炎

掐五指节 安神镇惊通关窍

五指节常用以祛风化痰、苏醒人事、通关膈闭塞。掐五指节是治疗小儿惊悸不安的常用方法。每天推拿，可缓解惊风、吐涎、咳嗽等病症。

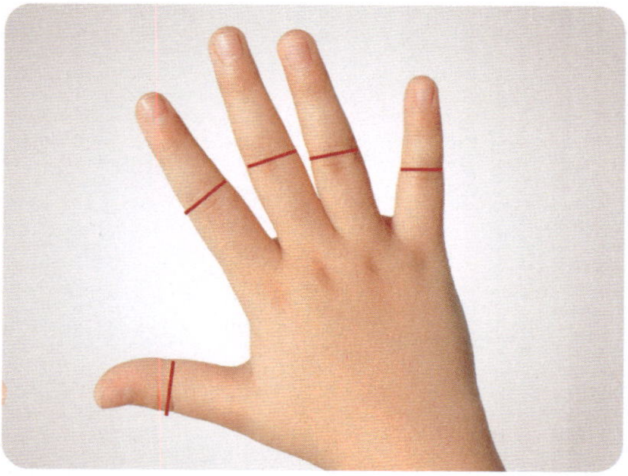

【穴位定位】

位于掌背面五指的第一关节处。

【主治】

小儿惊悸不安、惊风、流涎、咳嗽、风痰、抽搐、夜啼、失眠等。

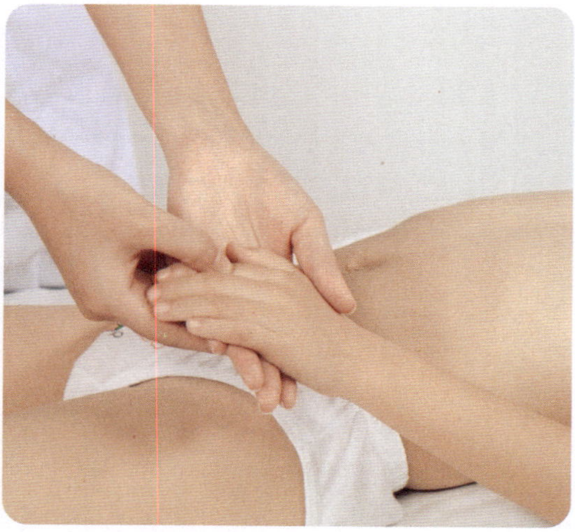

【推拿方法】

一手托住小儿手掌心向下，用另一手拇指尖端依次从掌背面拇指第一关节处掐至小指，掐 3 ~ 5 次，用拇指指腹，以顺时针方向从小儿的拇指揉按至小指，揉 30 ~ 50 次。力度适中，手法连贯。

快速诊断

此处发热、红肿疼痛，首先考虑风湿性关节炎。

组合疗法

- 掐五指节、掐老龙、掐十宣、点按百会 **主治：**神志异常的重症急救
- 掐五指节、运八卦、分推膻中 **主治：**胸闷、痰喘、咳嗽
- 掐五指节、推心经、按揉失眠穴 **主治：**失眠

运内八卦 宽胸利膈，降气平喘

内八卦，对小儿肺系和肠胃病症有特效。运内八卦是治疗小儿气喘的常用手法。长期坚持推拿，可帮助宽胸利膈、降气平喘，缓解咳嗽、胸闷、呃逆。

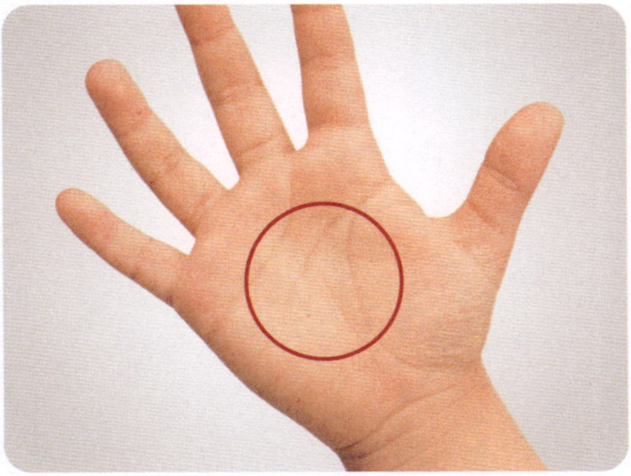

【穴位定位】

位于以掌心为圆心，以圆心至中指根横纹的 2/3 处为半径所做的圆周内。

【主治】

小儿咳嗽、痰喘、胸闷、呃逆、呕吐、泄泻、食欲不振、腹胀。

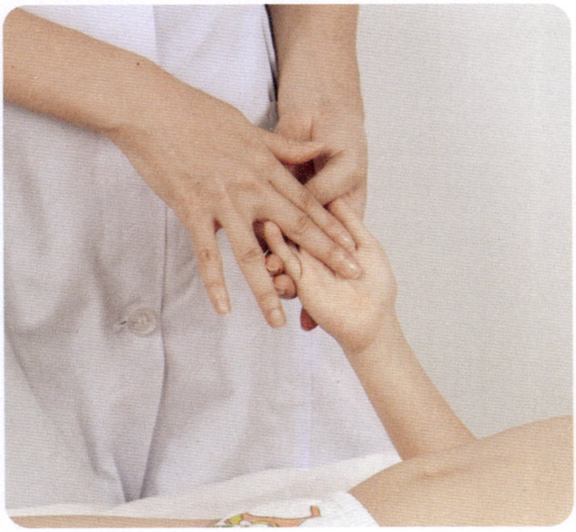

【推拿方法】

一手托住小儿手掌，用另一手食指、中指两指指腹按压在掌心上，以顺时针方向运揉，称顺运内八卦；反之，称逆运内八卦，力度适中。常规推拿 100 ~ 500 次。

快速诊断

此处疼痛明显或扪及包块，多提示心胸部病症。

组合疗法

- 运内八卦、推肺经　**主治：**咳嗽、胸闷
- 运内八卦、推肺经、推三关、清天河水　**主治：**痰喘
- 运内八卦、揉板门、揉中脘　**主治：**腹胀、呕吐

运外八卦 宽胸理气，通滞散结

《针灸大成》所述：“外八卦，通一身之气血，开脏腑之秘结，穴络平和而荡荡也。”外八卦是通利脏腑的特效穴。运外八卦是治疗小儿胸闷气逆的常用手法。

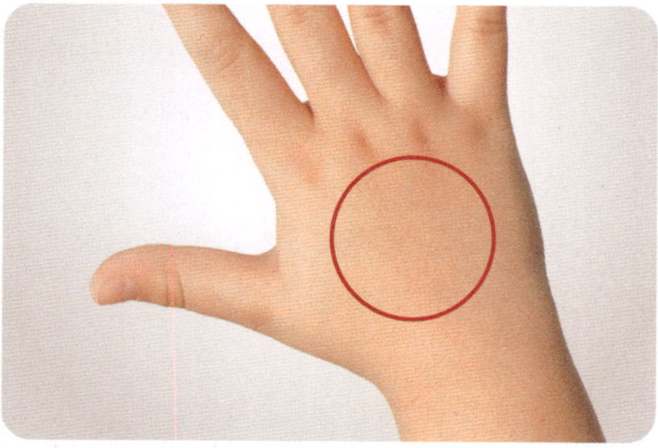

【穴位定位】

位于手背外劳宫周围，与内八卦相对的地方。

【主治】

小儿胸闷、腹胀、便秘、咳喘。

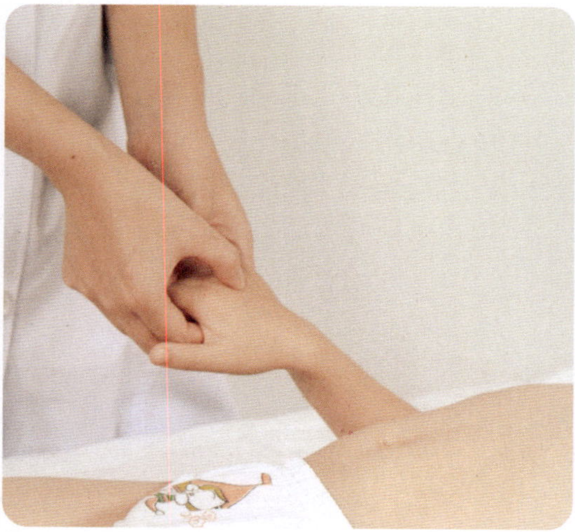

【推拿方法】

一手托住小儿手掌，使小儿的掌心向下，用拇指指尖做顺时针方向掐运，称顺运外八卦；用拇指指尖做逆时针方向掐运，则称逆运外八卦。常规推拿 50 ~ 100 次。

快速诊断

此处酸痛紧张明显，可能由感冒或肩颈部病症引起。

组合疗法

- 运外八卦、摩腹、分推膻中　**主治：**气机不畅诸症
- 运外八卦、推胃经、推脾经、按揉胃俞、按揉脾俞　**主治：**腹胀、便秘
- 运外八卦、推肺经、推气海　**主治：**咳嗽、胸闷

揉板门 健脾和胃治腹胀

板门常用于调理脾胃功能，是帮助小儿消积化食的要穴。揉板门是治疗小儿食积腹胀的常用手法。每天坚持推拿，可缓解腹胀、呕吐、泄泻等病症。

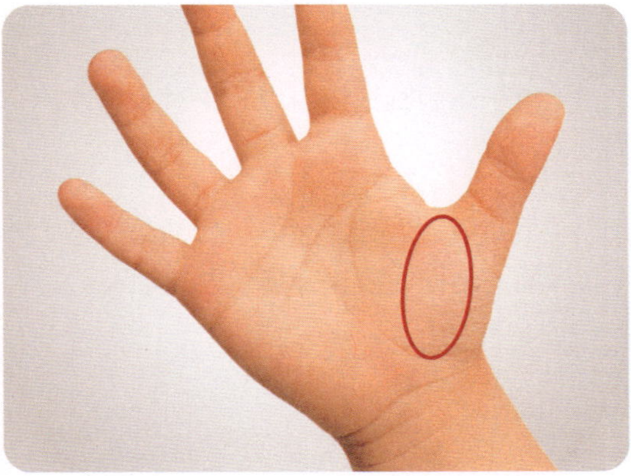

【穴位定位】

位于手掌大鱼际表面（双手拇指近侧，在手掌肌肉隆起处）。

【主治】

小儿食积、腹胀、呕吐、泄泻、食欲不振、气喘、嗳气等。

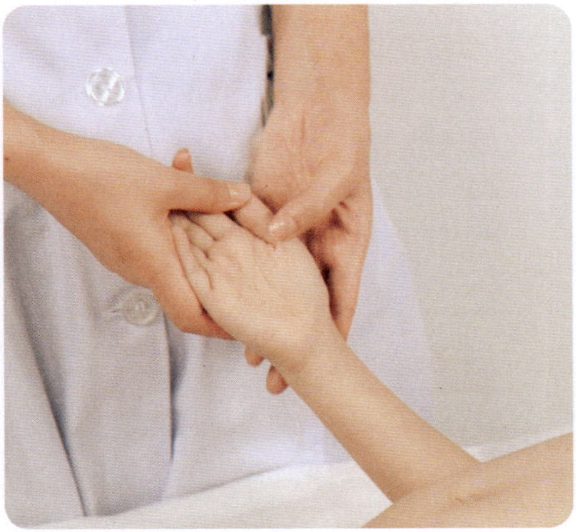

【推拿方法】

一手持孩子的手，用另一手拇指指端揉按小儿大鱼际，称为揉板门或运板门，以顺时针方向揉，再用推法自指根推向横纹，力度适中。常规推拿 100 ~ 300 次。

快速诊断

此处疼痛发青，多提示脾胃和肺部病症，多由受凉所致。

组合疗法

揉板门、摩腹、揉中脘、捏脊	**主治：** 食积、腹胀、消化不良
揉板门、按揉天柱、揉中脘	**主治：** 呕吐
揉板门、推脾经、运内八卦	**主治：** 乳食内积、腹泻

揉总筋 散结止痉治惊风

《小儿按摩经·六筋》中说："诸惊风，掐总筋可治。"揉总筋是治疗小儿惊风、夜啼的常用手法。每天推拿，可缓解口舌生疮、惊风、抽搐等病症。

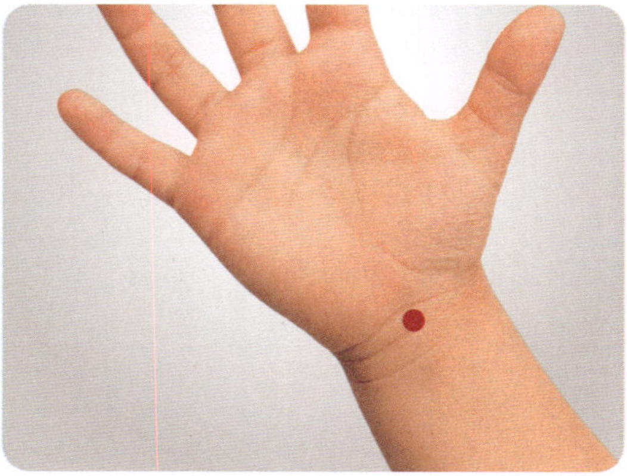

【穴位定位】

位于掌后腕横纹中点，正对中指处。

【主治】

小儿口舌生疮、潮热、夜啼、惊风、抽搐、小便赤涩、牙痛、发热烦躁。

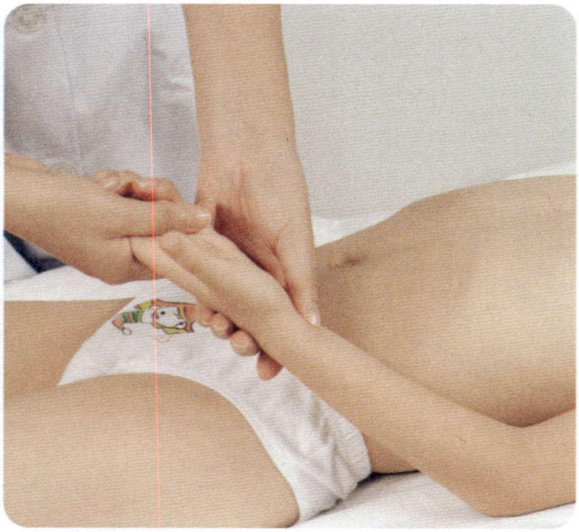

【推拿方法】

用一手持孩子的四指，用另一手拇指指端揉按总筋，称为揉总筋，以顺时针方向操作 50 ~ 100 次；再用拇指指甲掐此穴，称为掐总筋，操作 3 ~ 5 次。

快速诊断

此处疼痛明显，或有痒感，多提示心经热盛，或胃火炽盛。

组合疗法

- 揉总筋、推心经、清天河水　**主治：**口舌生疮、发热烦躁
- 揉总筋、揉小天心　**主治：**惊风、抽搐、夜啼
- 揉总筋、推胃经　**主治：**牙痛

揉肾顶 固表止汗收敛元气

肾顶穴，主治小儿盗汗症。揉肾顶是治疗小儿多汗、肾气不固的常用手法。每天坚持推拿，可缓解自汗、盗汗、大汗淋漓不止等病症。

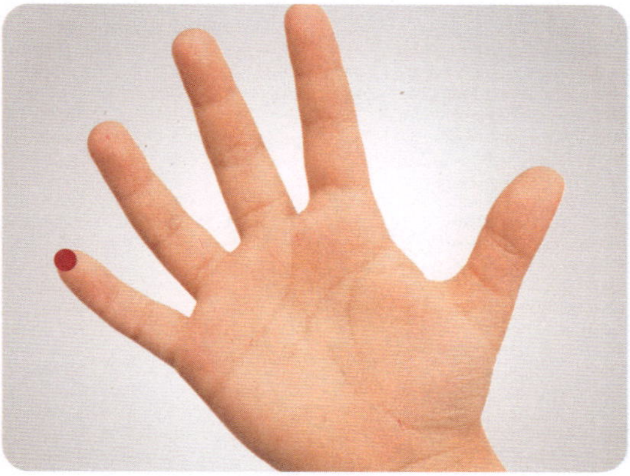

【穴位定位】

位于小指顶端。

【主治】

小儿自汗、盗汗或大汗淋漓不止等。

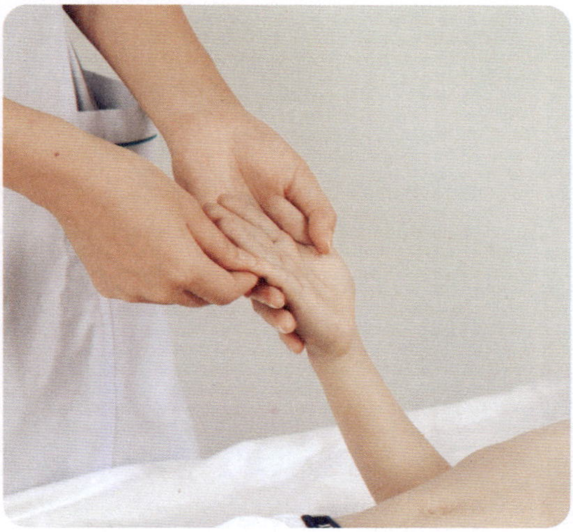

【推拿方法】

一手托住小儿手掌，掌心向上，用另一手拇指指端以顺时针方向按揉小儿小指顶端，称为揉肾顶，力度适中。常规推拿 100 ~ 500 次。

快速诊断

此处疼痛明显，多提示肾脏和小肠病症，多为肾虚不能固摄所致。

组合疗法

- 揉肾顶、按揉心俞、运内劳宫　**主治：**盗汗
- 揉肾顶、捏大椎　**主治：**盗汗、劳热
- 揉肾顶、揉气海、揉肺俞　**主治：**自汗

掐按威灵 醒神开窍治昏厥

威灵穴常用于治疗小儿急惊风，有醒脑开窍之功效。掐按威灵是治疗小儿急惊风的常用手法。每天坚持推拿，可缓解头痛、耳鸣、惊风等病症。

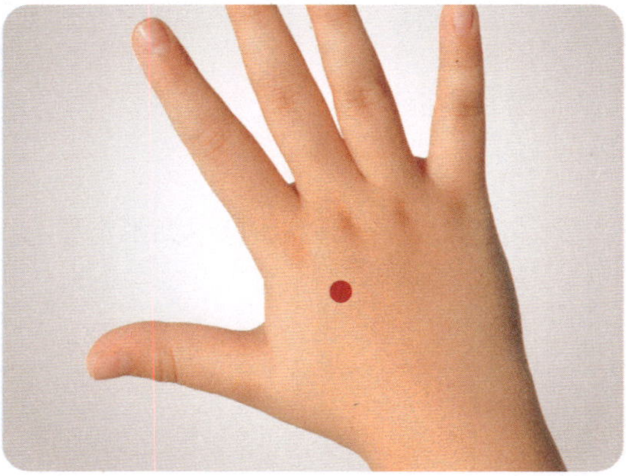

【穴位定位】

位于手背，第二、第三掌骨交缝处。

【主治】

小儿急惊风、昏迷不醒、头痛、耳鸣。

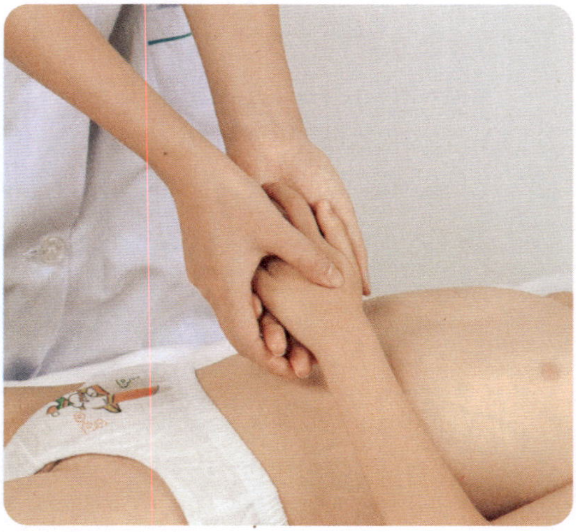

【推拿方法】

一手托住小儿手，掌心向下，用另一手拇指指甲掐按威灵穴，称为掐威灵，重掐 5 ~ 10 次，再用拇指指端以顺时针方向按揉威灵穴，称为揉威灵，揉 100 ~ 200 次。揉法要稍用力，速度宜快。

快速诊断

此处疼痛、青筋突出，多提示外风侵袭机体，要注意固护正气。

组合疗法

掐按威灵、掐五指节、掐十宣	**主治：** 惊风、昏厥、抽搐
掐按威灵、掐人中	**主治：** 昏厥
掐按威灵、按揉肾俞、点按太溪	**主治：** 耳鸣

掐揉精宁 行气化痰治咳嗽

《小儿按摩经》中说："掐精宁穴，气吼痰喘，干呕痞积用之。"掐揉精宁是治疗小儿咳嗽的常用手法。每天坚持推拿，可缓解痞积、咳嗽、干呕等病症。

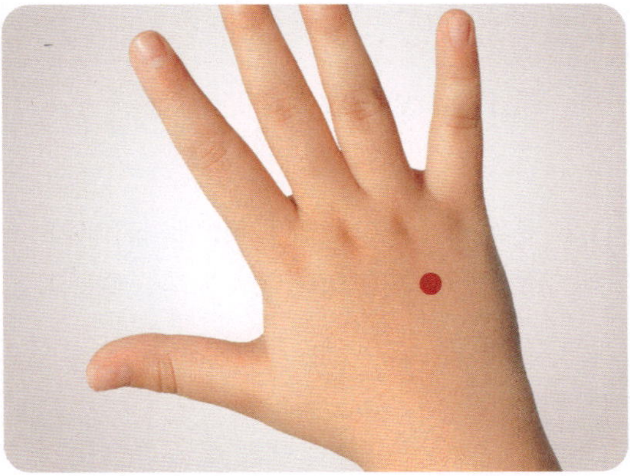

【穴位定位】

位于手背，第四、第五掌骨交缝处。

【主治】

小儿咳嗽痰多、痞积、痰喘、气吼、干呕、口眼㖞斜、惊风、昏厥。

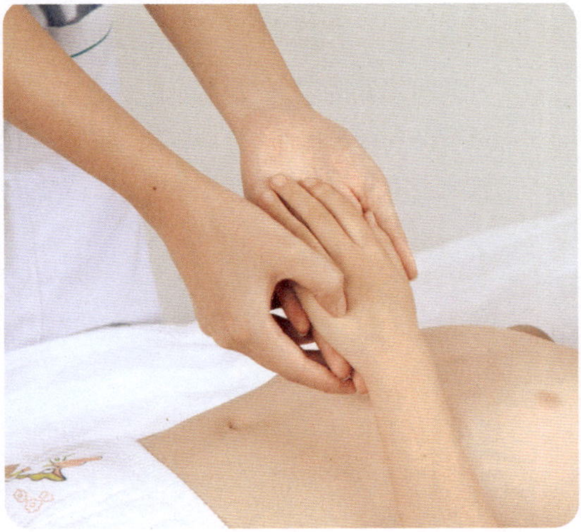

【推拿方法】

一手托住小儿手，掌心向下，用另一手拇指指甲掐按精宁穴，称为掐精宁，重掐 5 ~ 10 次；用拇指指端以顺时针方向按揉精宁，称为揉精宁 100 ~ 200 次。揉时要稍用力，速度宜快。

快速诊断

此处疼痛、青筋突起，多见于呼吸系统病症，多为肺气虚损、风寒入络所致。

组合疗法

- 掐揉精宁、掐按威灵、掐老龙　**主治：**惊风、昏厥、抽搐
- 掐揉精宁、推肺经、分推膻中　**主治：**咳嗽
- 掐揉精宁、推三关、捏脊、推脾经　**主治：**痞积

按揉一窝风 温中行气止痹痛

一窝风为止腹痛要穴。按揉一窝风是改善小儿关节痹痛、腹痛的常用手法。每天坚持推拿，可温中行气止痹痛，缓解伤风感冒、惊风等病症。

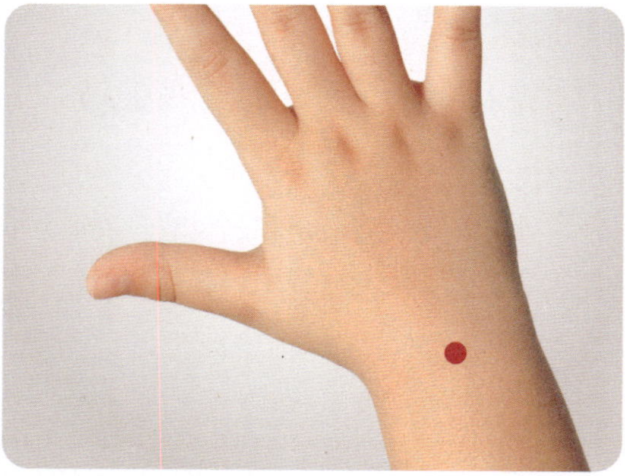

【穴位定位】

位于手背腕横纹正中凹陷处。

【主治】

受寒、食积等原因引起的腹痛和肠鸣、关节痹痛、伤风感冒、惊风、昏厥等。

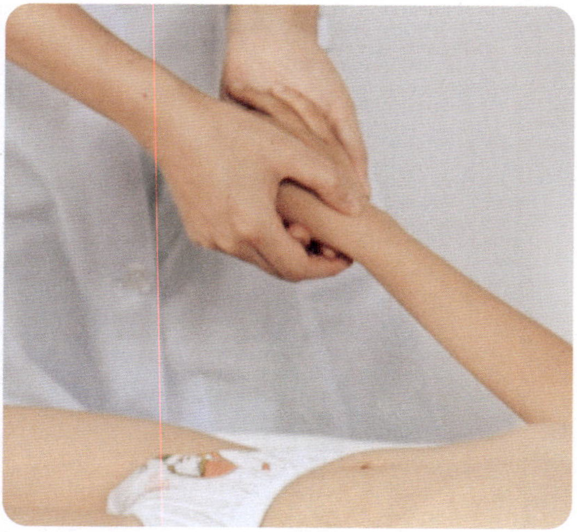

【推拿方法】

一手握小儿的手，掌心向下，用另一手拇指指端以顺时针方向揉按一窝风穴。常规推拿 100 ~ 300 次。

快速诊断

此处红肿疼痛，首先考虑腕关节病变，或受凉导致的脾胃病症。

组合疗法

- 按揉一窝风、掐十宣、掐老龙、点按百会　**主治：**神志方面的病症
- 按揉一窝风、揉按肚角、推三关、揉中脘　**主治：**寒性腹痛、食积腹痛
- 按揉一窝风、按揉腰阳关、按揉委中　**主治：**关节痹痛

掐揉膊阳池 解表利尿止头痛

膊阳池，性温，无论寒热皆可以用，是治疗头痛及鼻塞的特效穴。掐揉膊阳池是刺激小儿肠胃蠕动的常用手法。每天坚持推拿，可缓解感冒、头痛、大便秘结等病症。

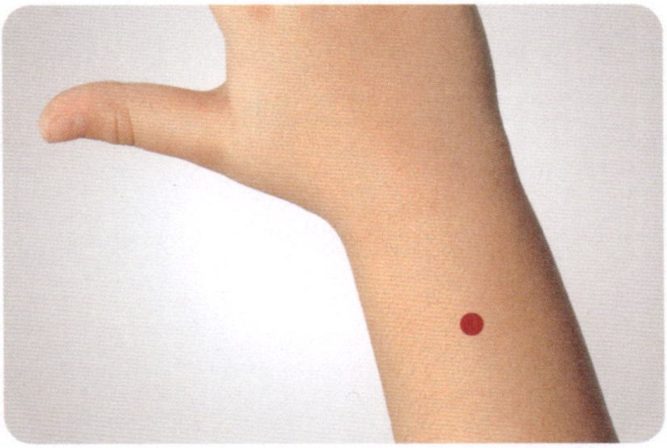

【穴位定位】

位于前臂背侧，阳池与肘尖的连线上，腕背横纹上3寸，尺骨与桡骨间。

【主治】

小儿感冒、头痛、大便秘结、小便赤涩等。

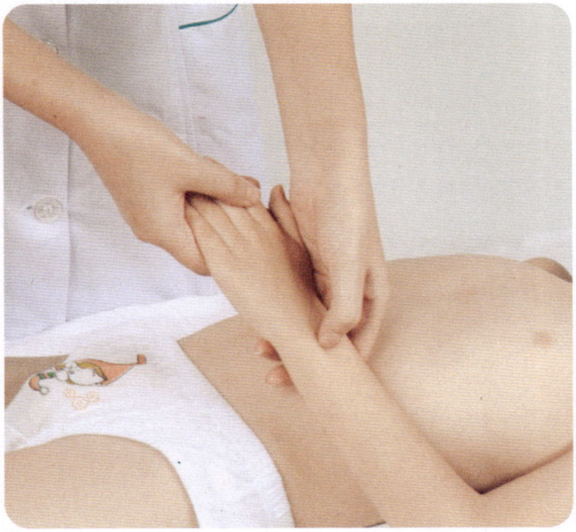

【推拿方法】

一手握小儿的手，掌心向下，用另一手拇指指甲重掐膊阳池3～5次，再用拇指指端以顺时针方向揉按此穴50～100次。

快速诊断

此处疼痛明显，或扪及包块，多提示孔窍不通，如鼻塞、便秘等。

组合疗法

- 掐揉膊阳池、推七节骨、摩腹　**主治：**便秘
- 掐揉膊阳池、按揉太阳、点按百会、开天门　**主治：**感冒、头痛
- 掐揉膊阳池、推小肠俞　**主治：**小便赤涩

运内劳宫 清热除烦治口疮

内劳宫，主要用于宣肺利窍、固表通阳。运内劳宫是消除小儿齿龈糜烂的常用手法。长期坚持推拿，可缓解口舌生疮、发热、烦躁等病症。

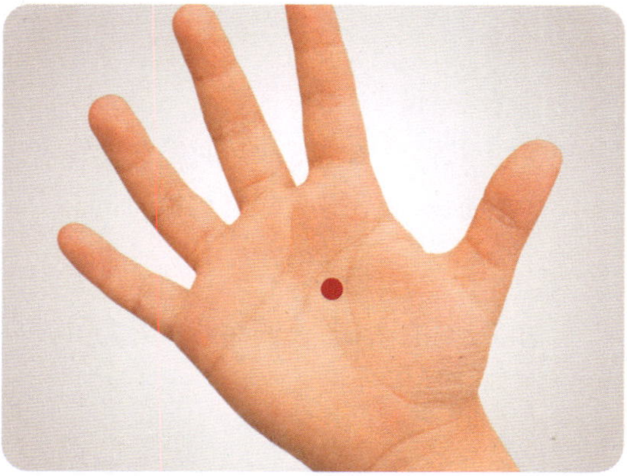

【穴位定位】

位于手掌心，第二、第三掌骨之间偏于第三掌骨，握拳屈指时中指尖处。

【主治】

小儿口舌生疮、发热、烦躁、受惊、感冒、抽搐。

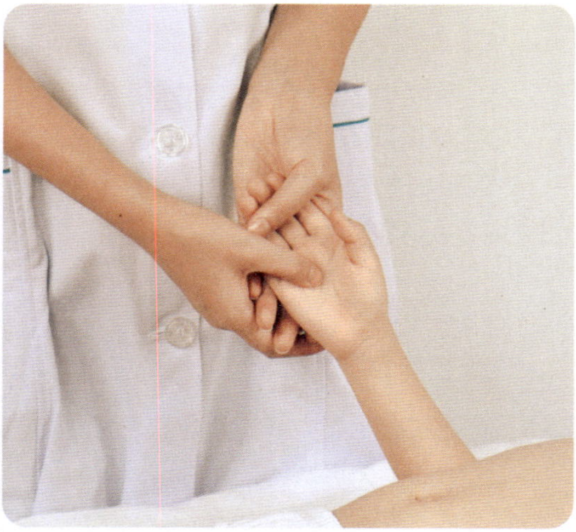

【推拿方法】

一手持小儿的手，另一手拇指指腹按压在内劳宫上，以顺时针方向揉按，力度适中，手法连贯，以有酸胀感为宜。常规推拿 100 ~ 300 次。

快速诊断

此处疼痛明显，或能扪及包块，多为心经热盛、火热上炎之故。

组合疗法

- 运内劳宫、推心经、清天河水、捏脊　**主治：**心经实热
- 运内劳宫、清天河水、掐揉二马　**主治：**阴虚内热
- 运内劳宫、点按太冲、点按内庭　**主治：**口疮、口臭

揉外劳宫 温阳散寒治感冒

外劳宫，暖穴，治下元寒证。揉外劳宫是治疗小儿脏腑风寒冷痛、寒性腹痛的常用手法。每天坚持推拿，可缓解外感风寒、腹胀、腹痛、腹泻等病症。

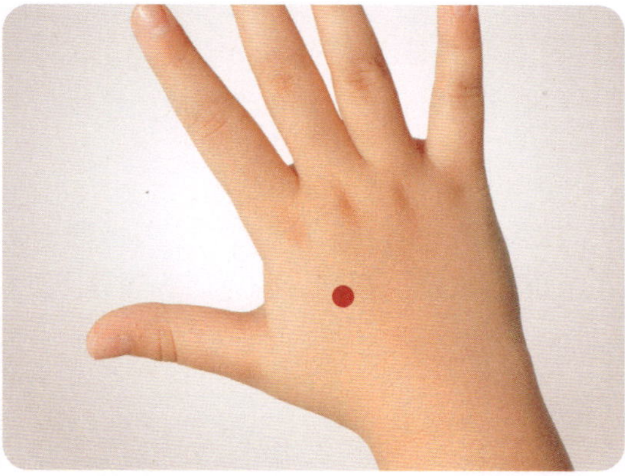

【穴位定位】

位于手背侧，第二、第三掌骨之间，掌指关节后 0.5 寸（指寸）。

【主治】

小儿外感风寒、脏腑积寒、腹胀、腹痛、腹泻、肠鸣、脱肛、遗尿、疝气、咳嗽。

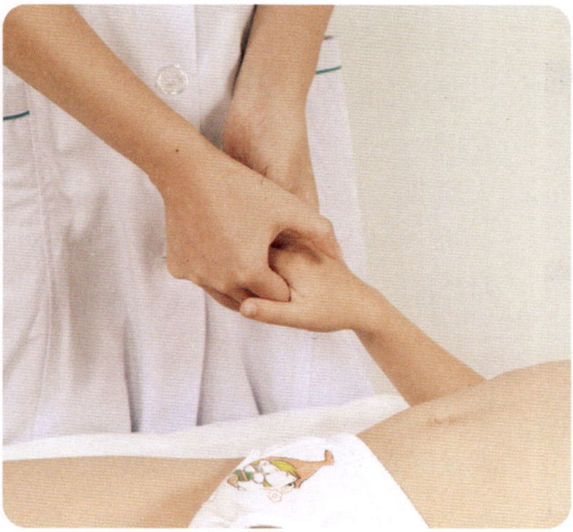

【推拿方法】

一手持小儿的手，另一手拇指指端按压在外劳宫上，以顺时针方向揉按 100 ~ 300 次，再用拇指指甲逐渐用力掐按外劳宫 3 ~ 5 次，力度适中，手法连贯。

快速诊断

此处疼痛明显，多提示颈肩部病症，多为外感风寒或气滞血瘀所致。

组合疗法

- 揉外劳宫、开天门、推坎宫、揉按耳后高骨　**主治：** 外感风寒证
- 揉外劳宫、推三关、摩神阙、按揉关元　**主治：** 虚寒里证
- 揉外劳宫、掐合谷　**主治：** 牙痛

清天河水 清热解表，泻火除烦

天河水，主治一切热证。清天河水是治疗小儿各种无汗的发热及表证的常用手法。每天坚持推拿，可缓解发热、感冒、头痛等病症。

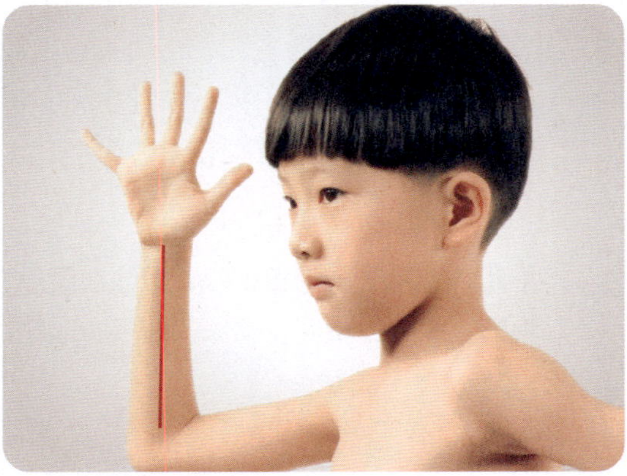

【穴位定位】

位于前臂正中，自腕至肘成一直线。

【主治】

小儿外感发热、五心烦热、口燥咽干、唇舌生疮、夜啼、感冒、头痛等。

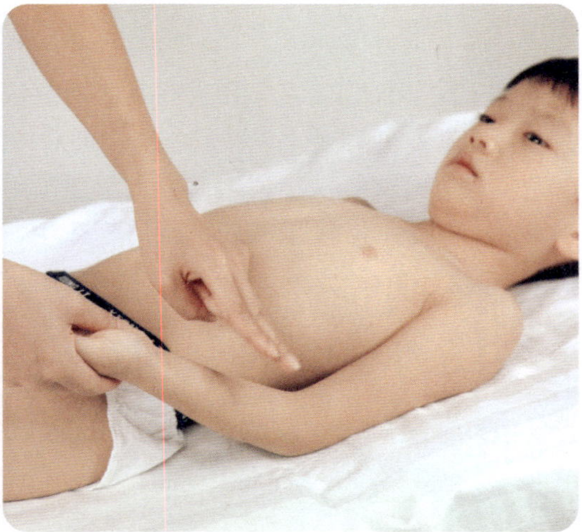

【推拿方法】

一手握小儿的手，掌心向上，用另一手食指、中指指腹从手腕推向手肘，称清天河水；再用食指、中指从总筋开始，一起一落地弹打至肘部，称弹打天河水。常规推拿 100 ~ 500 次。

快速诊断

此处不适，多为肘、腕关节病变。

组合疗法

- 清天河水、推六腑、捏脊 **主治：**实热证
- 清天河水、推肺经、开天门、推坎宫、按揉太阳 **主治：**外感发热
- 清天河水、推心经、点按太溪 **主治：**口舌生疮、五心烦热

推六腑 清热解毒治多汗

六腑，可治疗各种小儿热证。推六腑是治疗小儿热证多汗的常用治疗手法。长期坚持推拿，可缓解发热多汗、咽痛、便秘等病症。

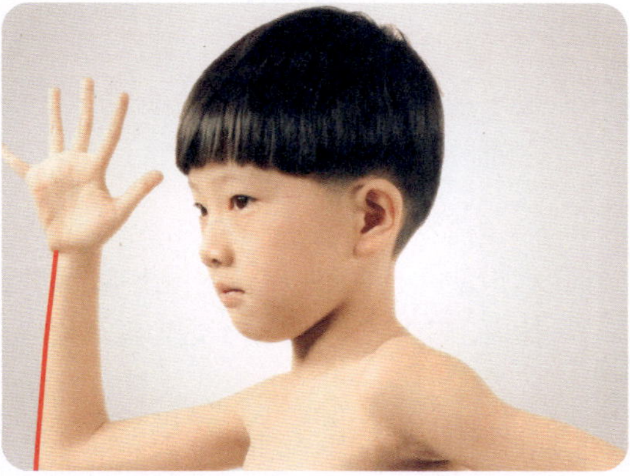

【穴位定位】

位于前臂尺侧，阴池至肘成一直线。

【主治】

小儿发热多汗、惊风、口疮、面肿、咽痛、便秘、腮腺炎等。

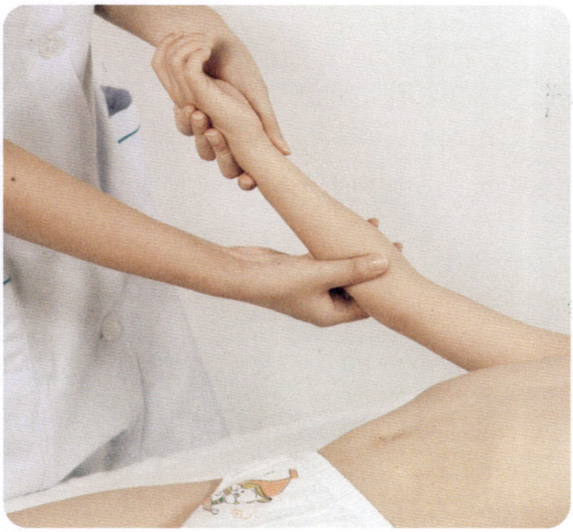

【推拿方法】

用拇指指腹自肘推向腕，称推六腑或退六腑，力度由轻至重，再由重至轻。常规推拿 100 ~ 300 次。

快速诊断

此处疼痛，多提示手关节病变，或用力过猛等。

组合疗法

- 推六腑、推肺经、推心经、推肝经、捏脊　**主治：**实热证
- 推六腑、推脾经、推胃经、推大肠经、摩腹　**主治：**便秘
- 推六腑、推心经、清天河水　**主治：**失眠

推三关 温阳散寒，发汗解表

三关，止咳特效穴，也可疏通肺经。推三关是帮助小儿疏风散邪的常用手法。每天坚持推拿，以微微汗出为度，可缓解发热、感冒等病症。

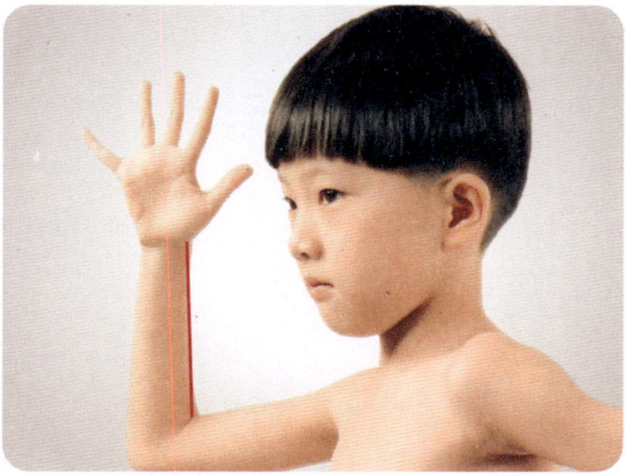

【穴位定位】

位于前臂桡侧，阳池至曲池成一直线之处。

【主治】

小儿发热、恶寒无汗、气血虚弱、病后体虚、阳虚肢冷、疹出不透等虚寒病症。

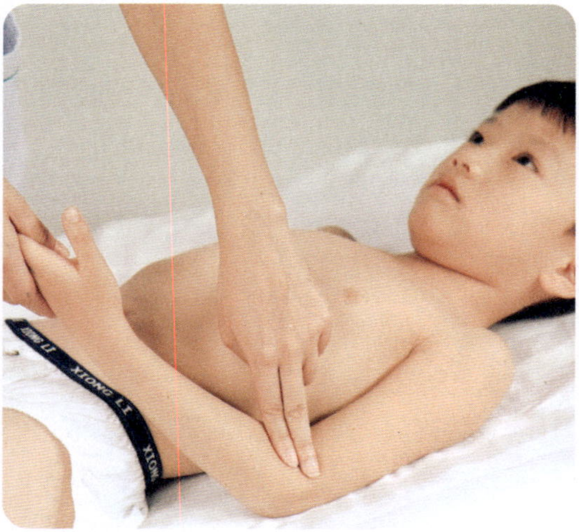

【推拿方法】

一手托住小儿的手腕，用另一手的食指、中指指腹从小儿手腕推向肘部，称推三关。常规推拿 100 ~ 300 次。

快速诊断

此处疼痛明显，多提示上肢病变或颈肩病变。

组合疗法

- 推三关、推脾经、按揉关元、捏脊　**主治：** 虚寒诸症
- 推三关、推肺经、掐揉二扇门　**主治：** 风寒感冒、恶寒无汗
- 推三关、摩腹、按揉中脘　**主治：** 腹痛

揉按洪池 调和气血止痹痛

洪池，又称“鬼臣穴”“阳泽穴”，大肠经的湿浊之气聚集于此。揉按洪池是治疗小儿关节痹痛的常用手法。长期坚持推拿，可缓解气血不和、关节痹痛等病症。

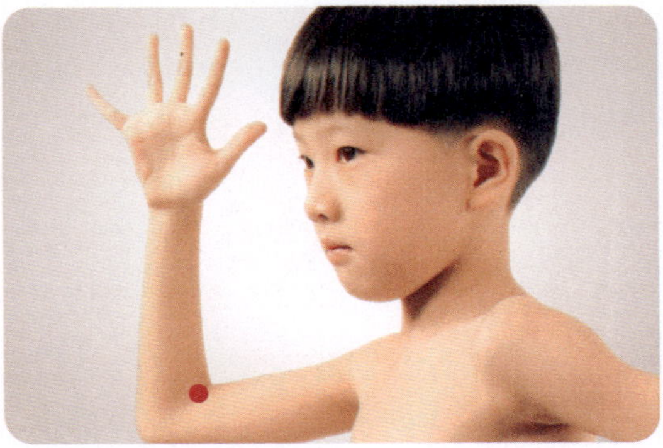

【穴位定位】

位于肘关节内侧，肘横纹中点。

【主治】

小儿皮肤粗糙、肘臂疼痛、咽喉肿痛、牙痛、目赤肿痛、瘾疹、上肢不遂、手臂肿痛、腹痛吐泻等。

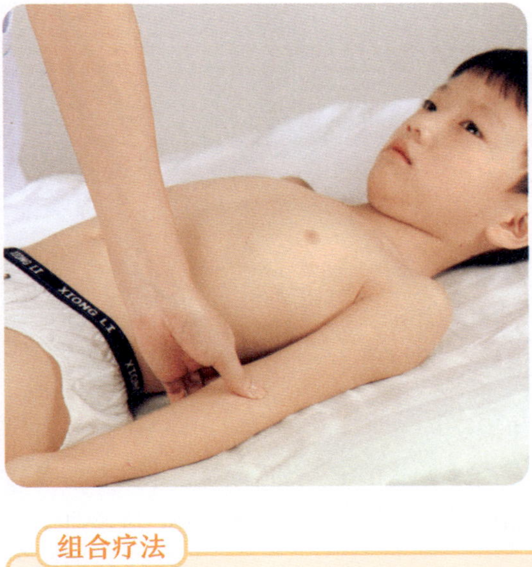

【推拿方法】

用拇指按在洪池穴上，以顺时针方向揉按，力度由轻而重，再由重而轻。常规推拿 100 ~ 300 次。

快速诊断

此处疼痛明显，多提示肘臂关节病变或热病。

组合疗法

- 揉按洪池、按揉曲池、掐合谷、清天河水 **主治：**关节疼痛
- 揉按洪池、按压球后 **主治：**调理气血
- 揉按洪池、揉按足三里、按揉血海 **主治：**荨麻疹

掐少商 宣肺解郁止呕吐

【穴位定位】

位于手拇指末节桡侧，距指甲角0.1寸（指寸）。

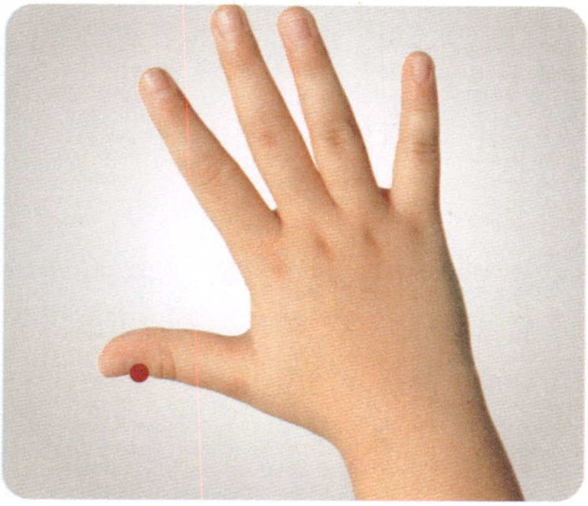

【主治】

小儿肺系病症及热病，如咽喉肿痛、痰喘、心烦不安、口渴引饮、手掌发热。

【推拿方法】

一手持小儿的手，掌心向上，用另一手拇指指甲掐按少商穴3～5次，称为掐少商。

组合疗法

- 掐少商、推掌小横纹 **主治：**口疮
- 掐少商、掐商阳 **主治：**发热

掐商阳 清热泻火治疟疾

【穴位定位】

位于手食指末节桡侧，距指甲角0.1寸（指寸）。

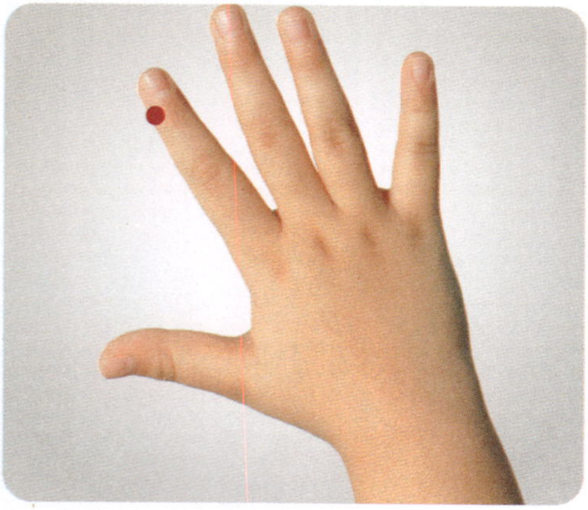

【主治】

小儿寒热疟疾、身热无汗、耳聋、面肿、口干、胸闷、喘咳等。

【推拿方法】

一手持小儿的手，掌心向下，用另一手拇指指甲重掐商阳穴3～5次，称为掐商阳。

组合疗法

- 掐商阳、掐合谷 **主治：**咽喉肿痛、目赤肿痛
- 掐商阳、捏大椎 **主治：**发热

掐合谷 镇静止痛，通经活络

“面口合谷收”，合谷，主要用于治疗头面五官病症。掐合谷是治疗小儿感冒、牙痛的常用手法。长期坚持推拿，可缓解头痛、头晕、耳鸣、牙痛等病症。

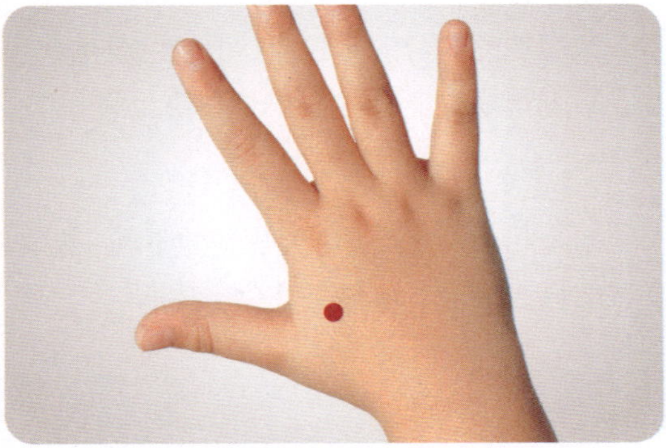

【穴位定位】

位于手背，第一、第二掌骨间，当第二掌骨桡侧的中点处。

【主治】

小儿外感头痛、头晕、耳鸣、耳聋、鼻炎、扁桃体炎、腹痛、胃痛、胃气上逆、牙痛、口眼㖞斜。

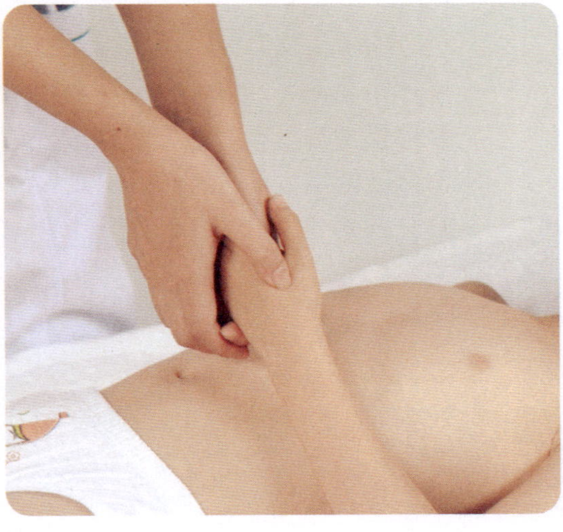

【推拿方法】

一手握小儿的手，使其手掌侧置，桡侧在上，用另一手拇指指甲重掐合谷穴 3 ~ 5 次，再用拇指指端以顺时针方向揉按此穴 50 ~ 100 次。

快速诊断

若此处疼痛明显，多提示头面五官病症，以牙痛、感冒为主。

组合疗法

掐合谷、揉颊车、按揉迎香	**主治：**牙痛、面痛、面瘫
掐合谷、掐少商	**主治：**咽喉肿痛
掐合谷、点按风池、捏大椎	**主治：**荨麻疹

按揉外关 补阳益气，消肿止痛

外关穴，擅长治疗外感病。按揉外关是治疗小儿痹痛的常用手法。每天坚持推拿，可缓解肘臂屈伸不利、头痛、目赤肿痛等病症。

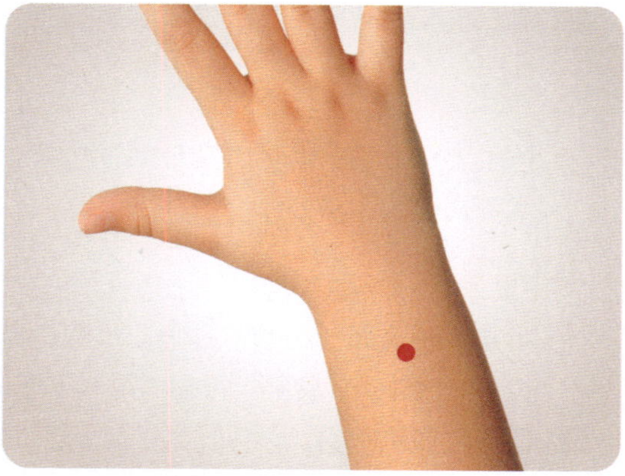

【穴位定位】

位于前臂背侧，阳池与肘尖的连线上，腕背横纹上 2 寸，尺骨与桡骨间。

【主治】

小儿手指疼痛、肘关节屈伸不利、头痛、目赤肿痛、耳鸣、耳聋、热病。

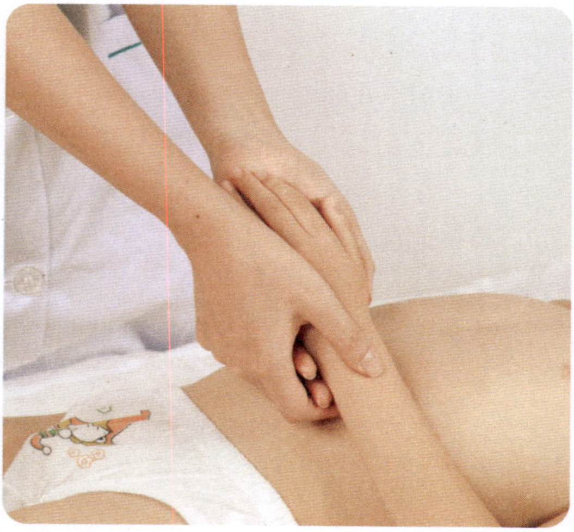

【推拿方法】

一手握小儿的手，掌心向下，再用另一手拇指指端以顺时针方向揉按外关穴，力度稍重，手法连贯。常规推拿 100 ~ 500 次。

快速诊断

此处疼痛明显，多提示上肢病痛，或耳部病症。

组合疗法

- 按揉外关、开天门、推坎宫、按揉太阳　**主治：** 头痛、目痛
- 按揉外关、按揉一窝风、揉外劳宫、按揉曲池、清天河水　**主治：** 上肢痹痛
- 按揉外关、点按后溪　**主治：** 落枕

按揉内关 宁心安神，理气镇痛

内关，内在之关要，擅长治疗内脏病。按揉内关是治疗小儿心神不宁的常用手法。每天坚持推拿，可宁心安神、理气镇痛，缓解心痛、心悸、呕吐等病症。

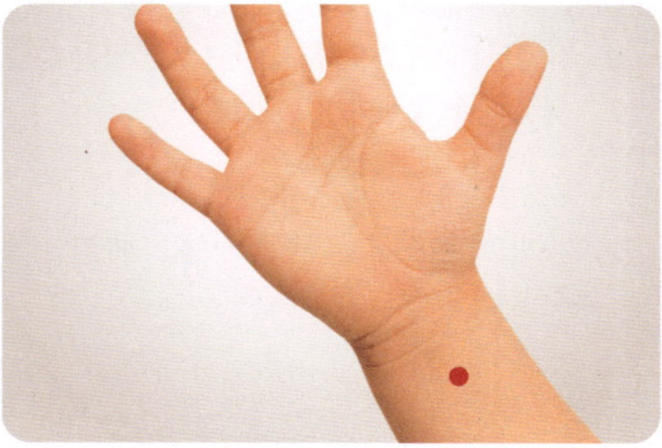

【穴位定位】

位于前臂掌侧，曲泽与大陵的连线上，腕横纹上 2 寸。

【主治】

小儿心痛、心悸、胸闷、胃痛、呕吐、上肢痹痛。

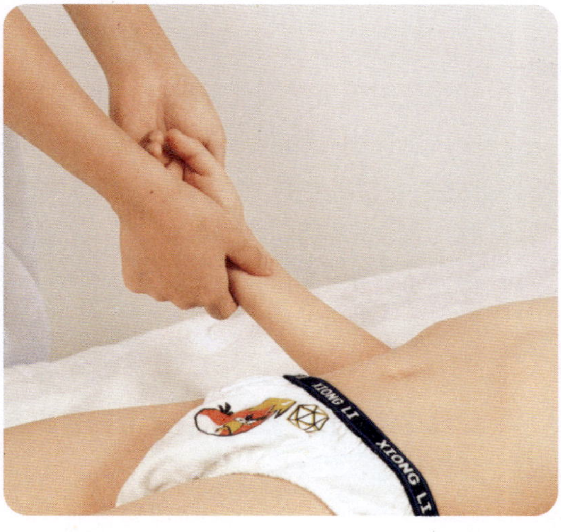

【推拿方法】

一手握小儿的手，掌心向上，用另一手拇指指端以顺时针方向揉按内关穴，力度适中，手法连贯，以有酸胀感为宜。常规推拿 100 ~ 500 次。

快速诊断

此处疼痛明显，多提示可能患有心胸部病症，多由心气不足、心神失养所致。

组合疗法

- 按揉内关、按揉足三里、揉中脘、摩腹、按揉脾俞　**主治：** 小儿胃痛、呕吐
- 按揉内关、按揉外关、按揉曲池、推三关、掐合谷　**主治：** 上肢痹痛
- 按揉内关、按揉神门　**主治：** 失眠

按揉曲池 解表退热治感冒

曲池穴为气血汇合之处，有调理气血之功。按揉曲池是治疗小儿感冒的常用手法。每天坚持推拿，可缓解风热感冒、咽喉肿痛等病症。

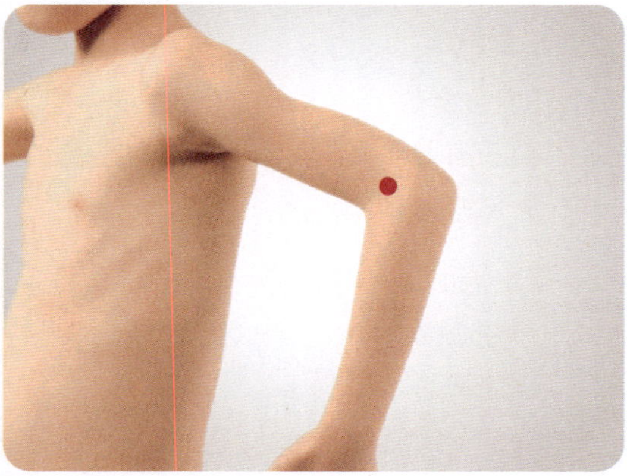

【穴位定位】

位于肘横纹外侧端，屈肘，当尺泽与肱骨外上髁连线中点。

【主治】

小儿风热感冒、咽喉肿痛、抽搐、咳喘等。

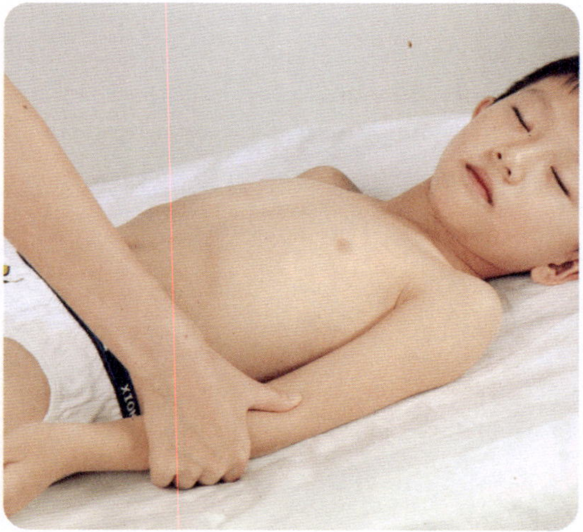

【推拿方法】

使小儿的手自然平放于身侧，用拇指指腹按压在小儿曲池穴上，以顺时针方向揉按，力度适中，手法连贯，以有酸胀感为宜。常规推拿 100 次。

快速诊断

此处疼痛明显，多提示肘关节病变或身体有热证。

组合疗法

- 按揉曲池、拿捏肩井、开天门、推坎宫　**主治：**风热感冒、咽喉肿痛
- 按揉曲池、按揉肺俞、分推膻中、揉天突　**主治：**咳喘
- 按揉曲池、按揉血海、按揉委中　**主治：**荨麻疹

掐按列缺 止咳平喘，通经活络

《四总穴歌》中说“头项寻列缺”，也就是说，列缺穴的主要作用是治疗头颈部病症。掐按列缺是治疗小儿肺病的常用手法。

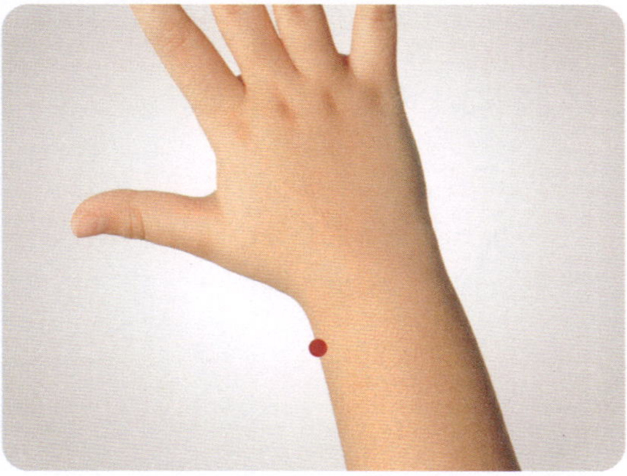

【穴位定位】

位于前臂桡侧缘，桡骨茎突上方，腕横纹上1.5寸，肱桡肌与拇长展肌间。

【主治】

小儿呼吸系统病症及头面五官病症，如感冒、咳嗽、头痛、颈痛、咽痛、牙痛等。

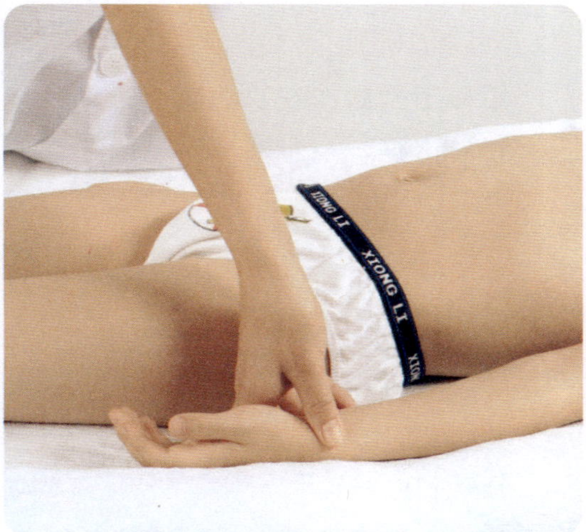

【推拿方法】

用拇指指腹旋转揉按或用指端弹拨列缺穴，力度适中，手法连贯，以有酸胀感为宜。常规推拿50～100次。

快速诊断

此处疼痛明显，多提示腱鞘炎、鼠标手等。

组合疗法

- 掐按列缺、掐按下关、揉颊车、掐合谷　**主治：**牙龈肿胀、牙痛
- 掐按列缺、点揉照海　**主治：**咽喉肿痛
- 掐按列缺、按揉上星、点按迎香　**主治：**慢性鼻炎

揉百虫窝 疏通经络止抽搐

百虫窝能治疗各种虫邪侵袭之病，有如直捣百虫之窝穴，故名。揉百虫窝是治疗小儿下肢痹痛的常用手法。长期坚持推拿，可缓解下肢瘫痪、下肢痹痛。

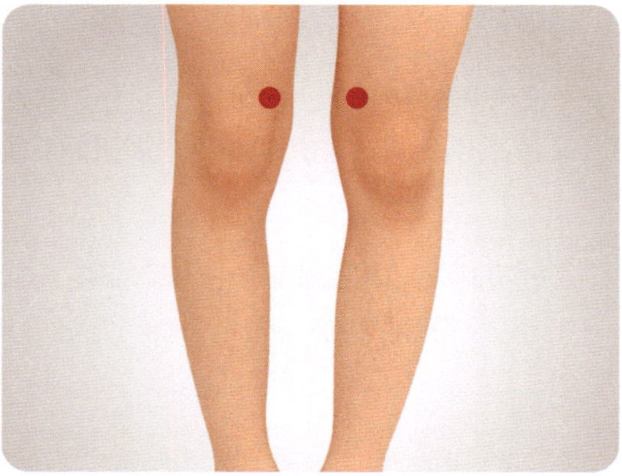

【穴位定位】

位于膝上内侧肌肉丰厚处。

【主治】

小儿下肢瘫痪及痹痛、四肢抽搐、荨麻疹、惊风、蛔虫病等。

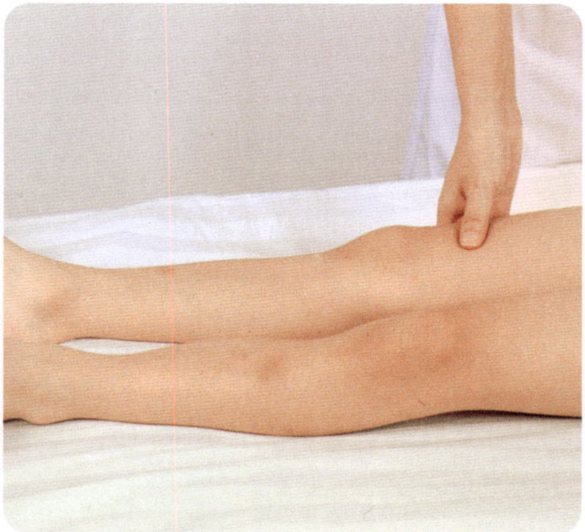

【推拿方法】

用拇指指腹按在百虫窝上，以顺时针方向揉按，力度适中。常规推拿50～100次。

快速诊断

此处疼痛明显，或扪及包块，伴有腹痛，常提示蛔虫病。

组合疗法

- 揉百虫窝、按揉足三里、按揉委中　　**主治：**下肢瘫痪、痹痛
- 揉百虫窝、掐十宣、掐老龙　　**主治：**惊风抽搐、昏迷不醒

按揉委中 疏通经络，息风止痉

【穴位定位】

位于腘横纹中点，股二头肌肌腱与半腱肌肌腱中间。

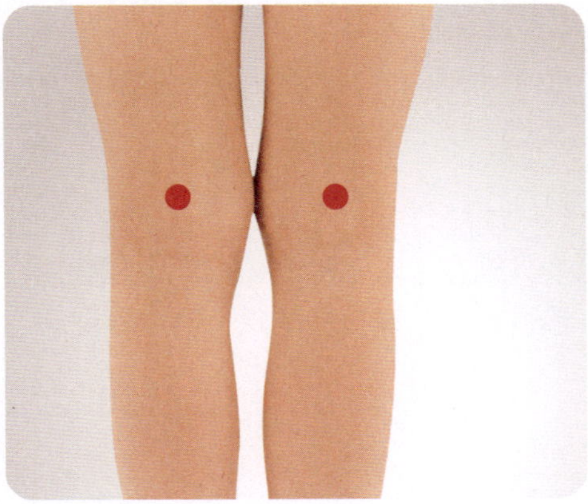

【主治】

惊风、抽搐、下肢痿软无力、腹痛、急性吐泻、小便不利、遗尿等。

【推拿方法】

用拇指指腹顺时针方向揉按委中穴，力度由轻至重。常规推拿 200 ~ 300 次。

组合疗法

- 按揉委中、拿百虫窝、掐老龙

主治： 惊风抽搐

推箕门 清热利尿治水泻

【穴位定位】

位于大腿内侧，膝盖上缘至腹股沟成一条直线。

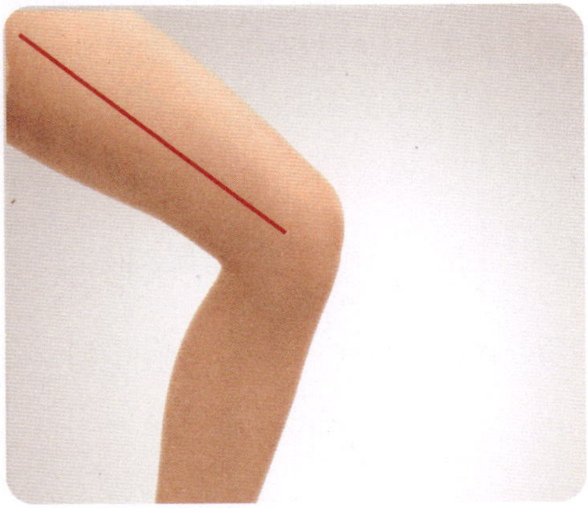

【主治】

小便赤涩不利、尿闭、水泻等泌尿系统病症。

【推拿方法】

用食指、中指两指指腹从腹股沟部推至膝盖内侧上缘。常规推拿 100 ~ 300 次。

组合疗法

- 推箕门、按揉关元、按揉三阴交

主治： 尿潴留

按揉阴陵泉 健脾理气，通经活络

阴陵泉，有健脾理气、通经活络的作用。按揉阴陵泉是治疗小儿腹胀、腹泻、小便不利的常用手法。长期坚持推拿，可缓解遗尿、腹腔积液、痢疾等病症。

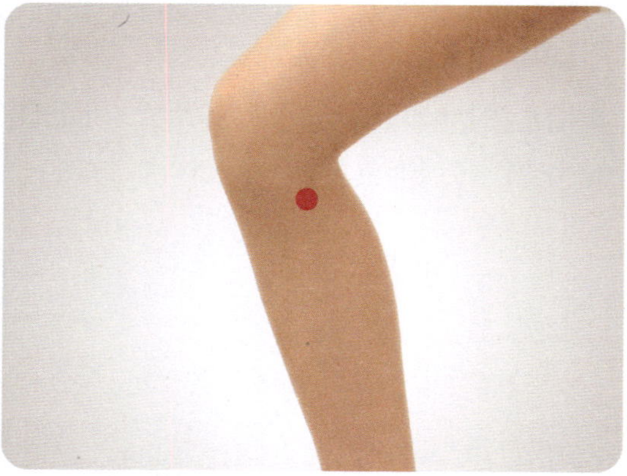

【穴位定位】

位于小腿内侧，当胫骨内侧髁后下方凹陷处。

【主治】

小儿遗尿、尿潴留、尿失禁、尿路感染、腹腔积液、肠炎、痢疾、消化不良。

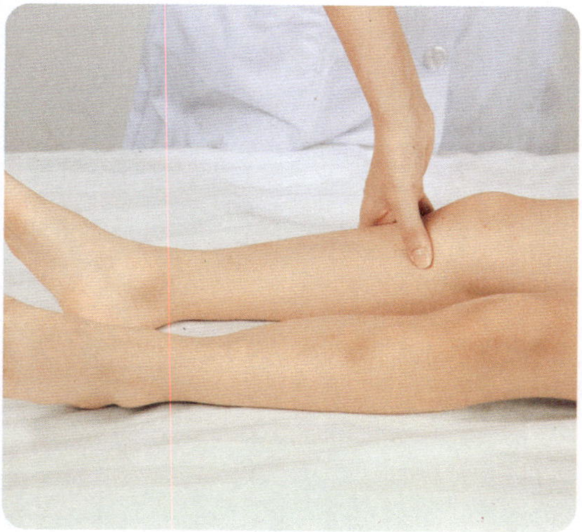

【推拿方法】

用拇指点按在阴陵泉上，以顺时针方向揉按 30 ~ 50 次，着力由轻至重再至轻，手法连贯。

快速诊断

此处疼痛明显，或扪及小包块，多提示脾胃运化水湿能力失常，水湿泛滥。

组合疗法

- 按揉阴陵泉、按揉三阴交、推箕门、推脾经　**主治：**消化不良、遗尿、肠炎
- 按揉阴陵泉、按揉足三里、按揉关元、摩神阙　**主治：**腹胀、腹痛、小便不利
- 按揉阴陵泉、按揉三阴交、按揉日月　**主治：**黄疸

按揉阳陵泉 清热利湿，通经活络

阳陵泉是治疗筋病的要穴，特别是下肢筋病。按揉阳陵泉是治疗小儿下肢痿痹的常用手法。长期坚持推拿，可缓解膝关节炎、惊风、呕吐等病症。

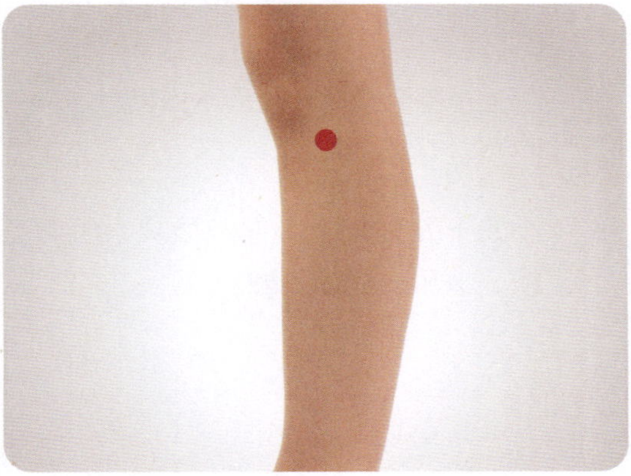

【穴位定位】

位于小腿外侧，腓骨头前下方凹陷处。

【主治】

小儿下肢痿痹、下肢麻木、半身不遂、脚气、胁肋痛、口苦、呕吐、黄疸、惊风，现多用于肝炎、胆囊炎、胆道蛔虫症、膝关节炎、小儿舞蹈病、抽筋。

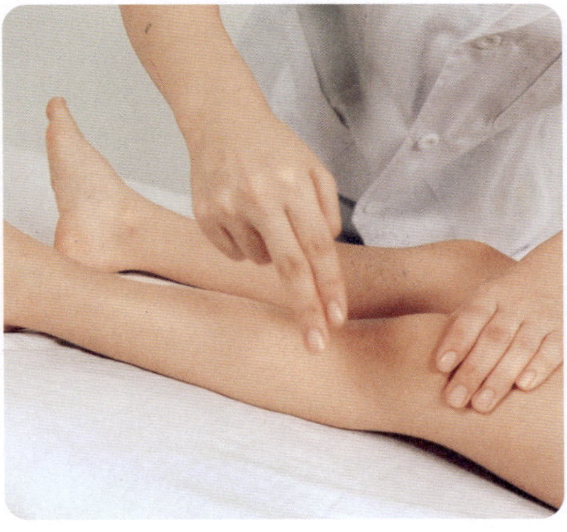

【推拿方法】

用食指、中指点按阳陵泉，以顺时针方向揉按，着力由轻至重再至轻，可缓解抽筋。常规推拿 100 ~ 300 次。

快速诊断

此处疼痛显著，或青筋外露，多提示风寒入络，多见于抽筋或惊风。

组合疗法

- 按揉阳陵泉、按揉曲池　**主治：**小儿惊风
- 按揉阳陵泉、按揉阴陵泉、揉中脘　**主治：**胁肋痛
- 按揉阳陵泉、按压环跳、按揉委中、按压风市　**主治：**下肢痿痹

按揉前承山 息风定惊，行气通络

前承山，为治疗小儿惊风的特效穴。按揉前承山是治疗小儿下肢抽搐的常用手法。长期坚持推拿，可缓解下肢抽搐、肌肉萎缩等病症。

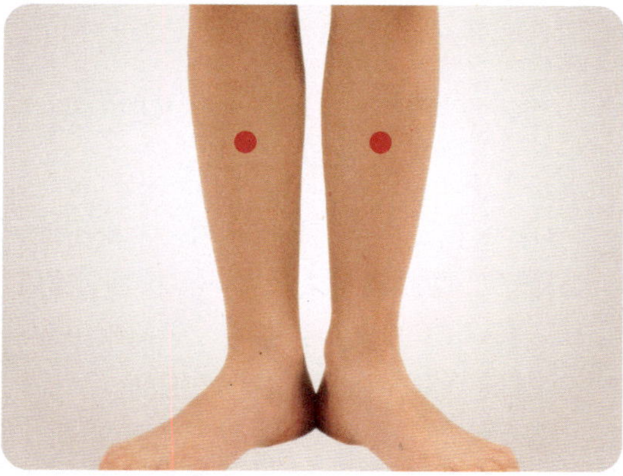

【穴位定位】

位于小腿胫骨旁，与后承山相对。

【主治】

小儿下肢抽搐、脊髓灰质炎、肌肉萎缩、惊风、昏迷不醒。

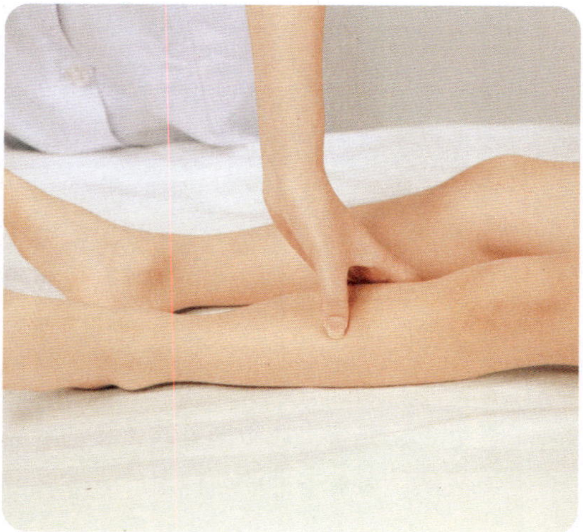

【推拿方法】

用拇指指甲按在前承山上，做持续又深入的掐压 3 ~ 5 次。然后用拇指指腹按压此穴，以顺时针方向揉按 30 ~ 50 次。

快速诊断

此处疼痛明显，伴有高热抽搐，多提示神志方面病症。多由热陷心包所致。

组合疗法

- 按揉前承山、按揉委中、拿百虫窝、掐解溪 **主治：** 下肢抽搐
- 按揉前承山、掐十宣、掐按威灵、掐揉二扇门 **主治：** 神志方面的重症急救
- 按揉前承山、拿捏肩井 **主治：** 落枕

按揉后承山 通经活络止抽搐

后承山，常用于治疗小儿腿痛转筋，下肢痿软。按揉后承山是治疗小儿腿痛、腰背痛的常用手法。长期坚持推拿，可缓解惊风、抽搐、下肢痿软等病症。

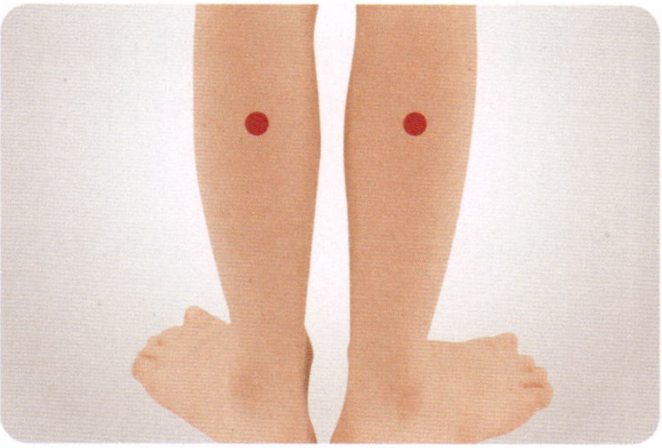

【穴位定位】

位于小腿后方，委中与昆仑之间，当足跟上提腓肠肌肌腹下的尖角凹陷处。

【主治】

小儿惊风抽搐、下肢痿软、腿痛转筋、腹泻、便秘等。

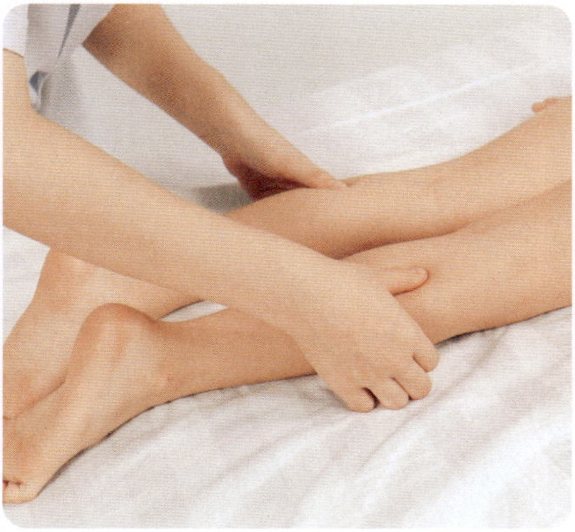

【推拿方法】

将手指指端嵌入后承山所在的软组织缝隙中，然后横向拨动该处的筋腱，再旋转按揉此穴，力度适中，手法连贯。常规推拿 10 ~ 30 次。

快速诊断

此处疼痛明显，伴抽搐，多考虑小腿抽筋，多为缺钙或风寒入络引致。

组合疗法

- 按揉后承山、按揉委中、按揉足三里、掐十宣　**主治：** 腿痛转筋
- 按揉后承山、摩腹、摩神阙、推七节骨　**主治：** 腹泻
- 按揉后承山、推肝经　**主治：** 小儿惊风

按揉血海 调经统血，健脾化湿

血海，善调经统血、健脾化湿。按揉血海是治疗小儿血热性皮肤病的常用手法。每天坚持推拿，能够治疗湿疹、荨麻疹、膝痛、腹胀。

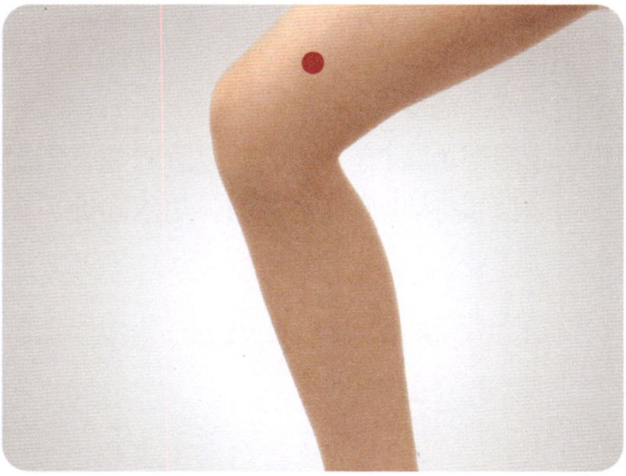

【穴位定位】

屈膝，位于大腿内侧，髌底内侧端上 2 寸，股四头肌内侧头的隆起处。

【主治】

小儿湿疹、荨麻疹、膝痛、腹胀、尿血。

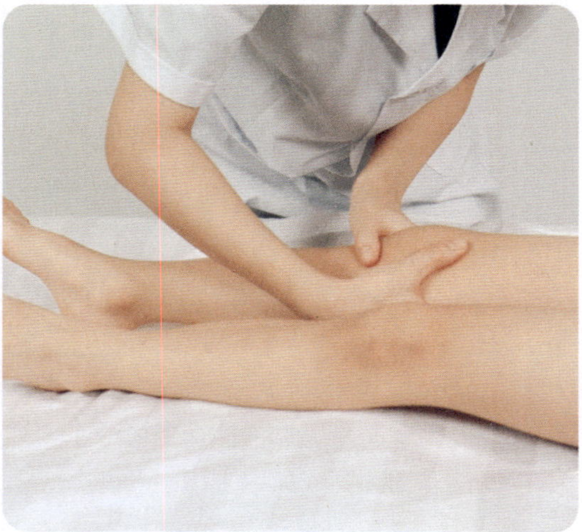

【推拿方法】

用拇指指腹旋转按揉血海穴，力度由轻至重，再由重至轻，以皮肤微微发热发红为度，手法连贯。常规推拿 50 ~ 100 次。

快速诊断

此处疼痛、瘙痒，或扪及小包块，多提示皮肤病变，多为热入血分所致。

组合疗法

- 按揉血海、掐合谷、按揉曲池、按揉三阴交 **主治：** 荨麻疹
- 按揉血海、点按犊鼻、按揉阴陵泉、按揉阳陵泉 **主治：** 膝关节疼痛
- 按揉血海、按揉肾俞 **主治：** 脱发

按揉三阴交 通经活络，调和气血

三阴交，性温热，善调补气血。按揉三阴交是治疗小儿气血不足的常用手法。长期坚持推拿，可调补肝、脾、肾三经气血，缓解遗尿、小便频数等病症。

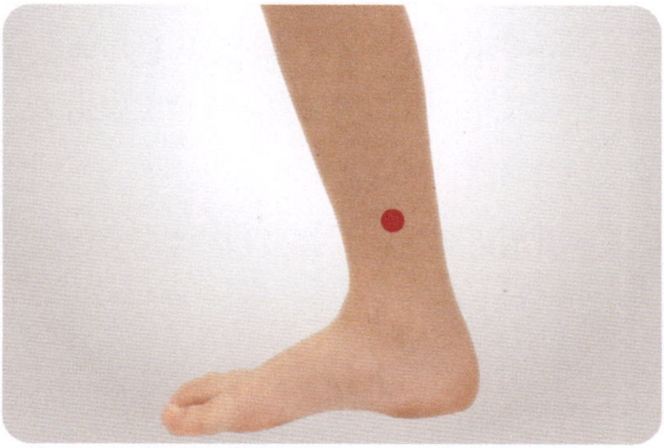

【穴位定位】

位于小腿内侧，当足内踝尖上3寸，胫骨内侧缘后方。

【主治】

小儿遗尿、小便频数、癃闭等泌尿系统疾病及小儿下肢痿软、贫血、失眠等。

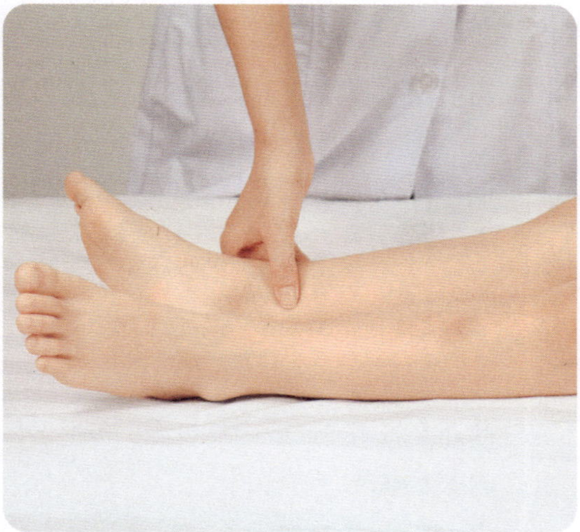

【推拿方法】

用拇指指腹按压在三阴交穴上，先以顺时针方向揉按，再以逆时针方向揉按。常规推拿20～30次。

快速诊断

此处疼痛明显，多提示肝肾阴虚，气血不足。

组合疗法

- 按揉三阴交、推脾经、按揉关元、推箕门、推肾经　**主治：**泌尿系统病症
- 按揉三阴交、按揉足三里、捏脊、摩腹　**主治：**气血不足诸症
- 按揉三阴交、揉天枢、掐合谷　**主治：**小儿急性肠炎

按揉丰隆 化痰平喘和胃气

丰隆，为化痰祛湿之要穴。按揉丰隆是治疗小儿头痛、眩晕的常用手法。长期坚持推拿，可化痰平喘和胃气，缓解头痛、癫狂、咳嗽、腹胀等病症。

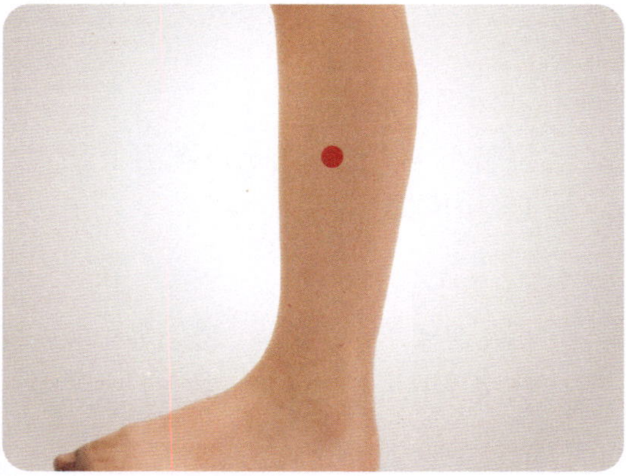

【穴位定位】

位于小腿前外侧，外踝尖上 8 寸，条口穴外，距胫骨前缘二横指（中指）。

【主治】

小儿头痛、眩晕、癫狂、咳嗽、下肢痿痹、腹胀、便秘等。

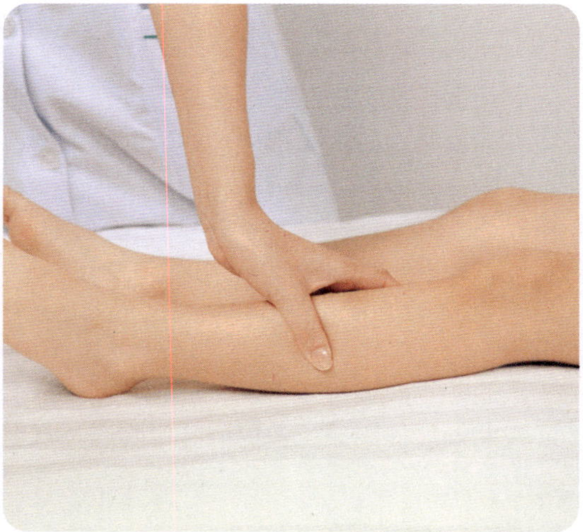

【推拿方法】

用拇指指腹按压在丰隆穴上，先以顺时针方向揉按，再以逆时针方向揉按，力度适中，手法连贯。常规推拿 30 ~ 50 次。

快速诊断

此处疼痛明显，或扪及包块，多提示体内痰多壅盛。

组合疗法

- 按揉丰隆、分推膻中、按揉肺俞、运内八卦　**主治：**痰涎壅盛、咳嗽、气喘
- 按揉丰隆、拿捏风池　**主治：**眩晕
- 按揉丰隆、按揉照海、按压陶道　**主治：**癫痫

按揉上巨虚 通经活络调肠胃

按揉上巨虚是帮助小儿调肠和胃的常用手法。长期坚持推拿，可清理大肠湿热，缓解肠胃炎、泄泻等消化系统病症或膝关节肿痛、痉挛等病症。

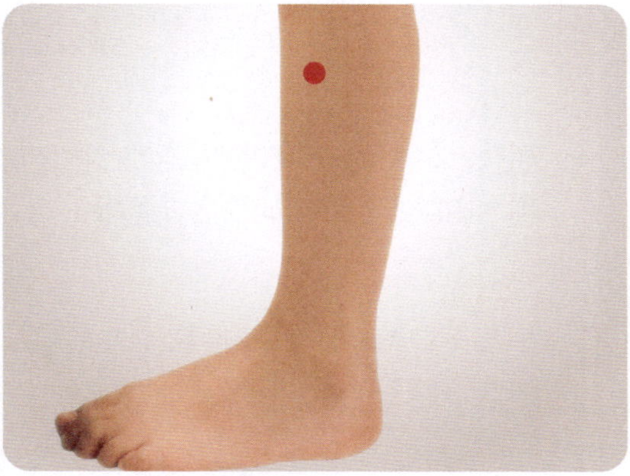

【穴位定位】

位于小腿前外侧，犊鼻下 6 寸，距胫骨前缘一横指（中指）。

【主治】

小儿阑尾炎、肠胃炎、泄泻、痢疾、疝气、便秘、下肢麻痹、膝关节肿痛、痉挛等。

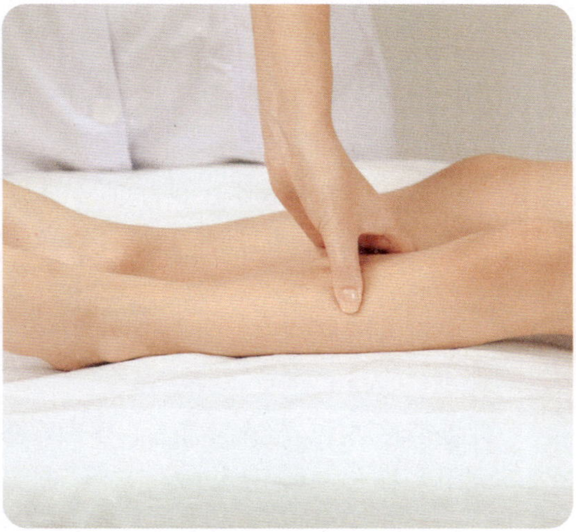

【推拿方法】

用拇指指腹用力按压上巨虚 1 次，然后以顺时针方向揉按 3 次，称一按三揉。常规推拿 3 ~ 5 分钟。

快速诊断

此处疼痛明显，或扪及硬结，多提示胃肠病变，多由胃肠湿热或气虚大肠蠕动无力等所致。

组合疗法

- 按揉上巨虚、按揉足三里、按揉脾俞、按揉胃俞　**主治：** 胃腹胀痛、呃逆
- 按揉上巨虚、按揉大横　**主治：** 通调肠胃
- 按揉上巨虚、揉中脘、揉天枢、摩腹　**主治：** 便秘

点按膝眼 活血通络，疏利关节

膝眼，别名“膝目”，具有活血通络、疏利关节的作用，擅长治疗各种原因引起的膝关节病症，且能息风止痉，小儿惊风、抽搐，点按此穴，能起到较好的效果。

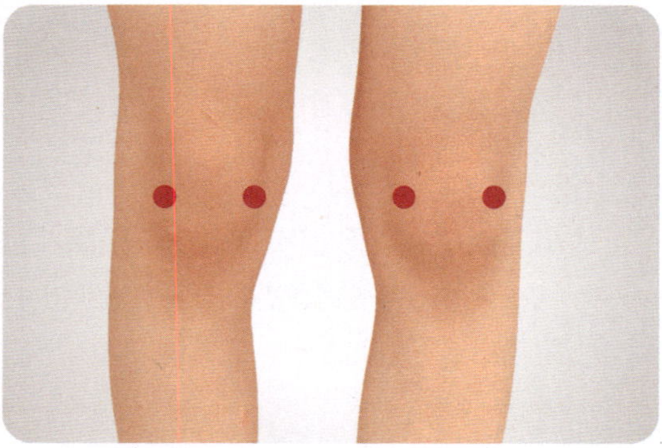

【穴位定位】

屈膝，位于髌韧带两侧凹陷处，内侧的称为内膝眼，外侧的称为外膝眼。

【主治】

小儿下肢瘫痪、下肢痿软无力、惊风抽搐、膝关节扭挫伤等。

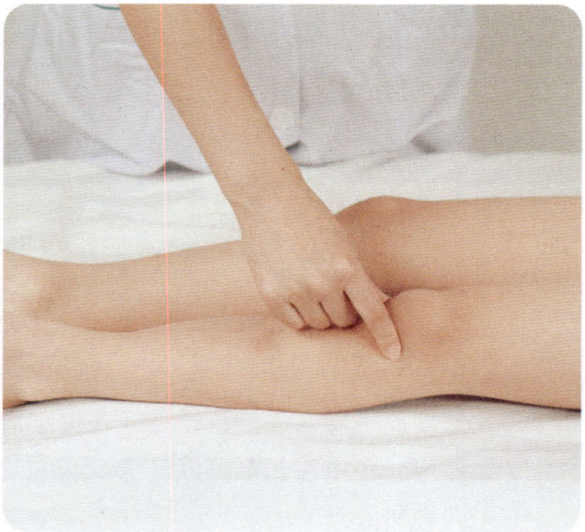

【推拿方法】

用拇指指端点按在膝眼穴上，由外向内揉按，力度由轻至重，再由重至轻，手法连贯。常规推拿 3 ~ 5 分钟。

快速诊断

此处常感寒冷、轻微疼痛者，多为寒湿闭阻关节，可用温水热敷。

组合疗法

- 点按膝眼、按揉足三里、拿百虫窝　　**主治：**下肢痿软
- 点按膝眼、点按百会、掐五指节、掐十宣　　**主治：**惊风抽搐、昏迷不醒
- 点按膝眼、按揉委中　　**主治：**下肢痿痹

按揉足三里 通络导滞治腹泻

足三里是主治胃肠病症的常用穴。按揉足三里是治疗小儿各种肠胃病症的常用手法。长期坚持推拿，可调理脾胃、益气补虚，缓解腹胀、腹泻、便秘等病症。

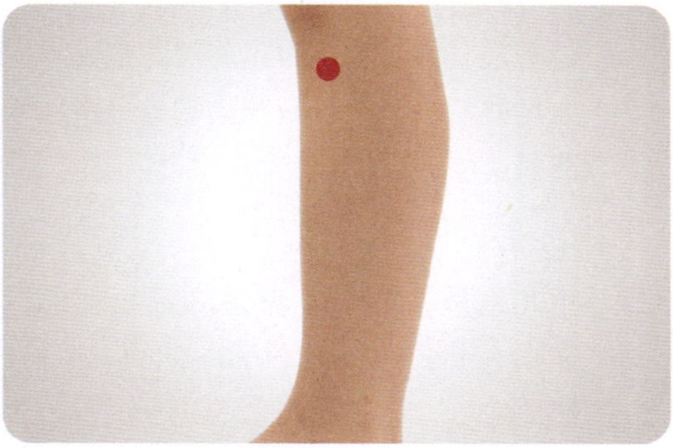

【穴位定位】

位于小腿前外侧，犊鼻下 3 寸，距胫骨前缘一横指（中指）。

【主治】

小儿呕吐、腹泻、腹胀、肠鸣、下肢痿痹、便秘、痢疾、疳积、腹痛。

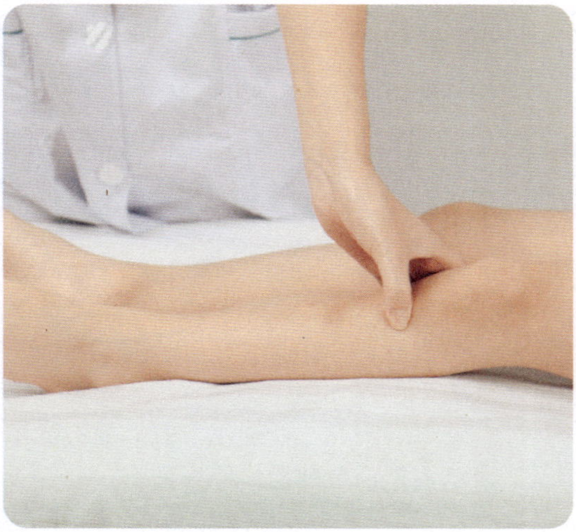

【推拿方法】

用拇指指腹按压足三里穴 1 次，再以顺时针方向揉按 3 次，称一按三揉，一按三揉为 1 次。常规推拿 50 ~ 100 次。

快速诊断

此处压痛，伴有食欲不振，多提示消化系统病症，多由脾胃气虚或湿热引致。

组合疗法

- 按揉足三里、摩腹、按揉脾俞　主治：腹胀、腹痛
- 按揉足三里、推七节骨、推大肠　主治：脾虚腹泻
- 按揉足三里、掐按仆参、按压冲阳　主治：足痿弱无力

按揉涌泉 散热生气，聪耳明目

俗话说：“若要小儿安，涌泉常温暖。”按揉涌泉是治疗小儿大、小便不通畅的常用手法。长期坚持推拿，可缓解发热、呕吐、失眠等病症。

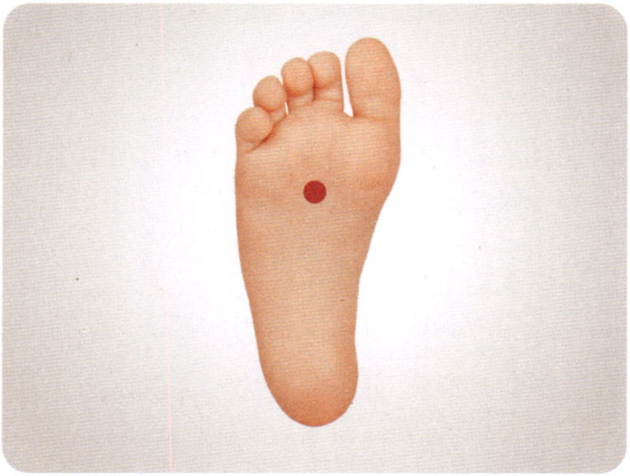

【穴位定位】

位于足底部，蜷足时足前部凹陷处，约当足底二、三趾趾缝纹头端与足跟连线的前1/3与后2/3交点上。

【主治】

小儿发热、呕吐、腹泻、五心烦热、失眠、便秘、昏厥、头痛、休克、中暑、惊风。

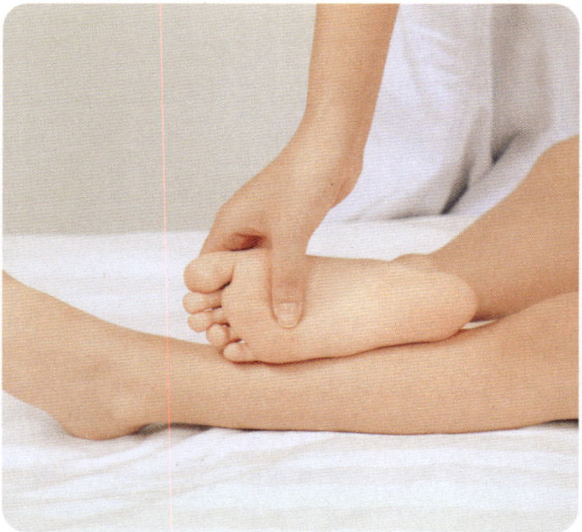

【推拿方法】

用拇指指腹按压在涌泉穴上，用力向足趾方向推50～100次，然后将拇指指端按压在此穴上揉按，常规推拿100～300次。

快速诊断

此处疼痛明显，多提示肾脏病症，多由肾精不足、气滞血瘀等导致。

组合疗法

- 按揉涌泉、掐揉二马、运内劳宫 **主治：**五心烦热、烦躁不安
- 按揉涌泉、揉小天心、掐五指节、点按百会 **主治：**惊风抽搐
- 按揉涌泉、点按四神聪、按揉神门 **主治：**失眠

掐按太冲 疏肝养血，清利下焦

【穴位定位】

位于足背侧，第一跖骨间隙的后方凹陷处。

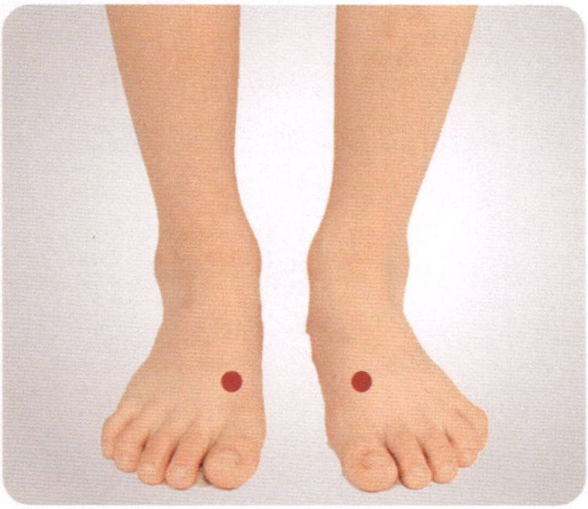

【主治】

头晕、目眩、遗尿、肝炎。

【推拿方法】

先伸直拇指，以拇指指腹按揉太冲穴 1 ~ 3 分钟，再用拇指指腹推揉太冲穴 1 ~ 3 分钟，力度适中。

组合疗法

- 掐按太冲、点按大敦、按揉承山

主治： 下肢痹痛

掐按仆参 舒筋活络，安神定志

【穴位定位】

位于足外侧部，外踝后下方，昆仑直下，跟骨外侧缘，赤白肉际处。

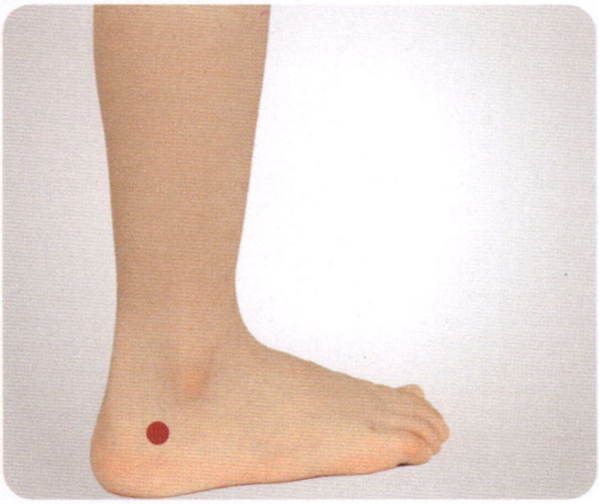

【主治】

小儿腰腿疼痛、昏厥、小儿惊风等。

【推拿方法】

用拇指指甲放于仆参穴上重掐 3 ~ 5 次，力度适中。

组合疗法

- 掐按仆参、掐人中、掐老龙

主治： 昏迷不醒

掐解溪 清胃化痰，镇静安神

解溪，别名“草鞋带”，属足阳明胃经，具有清胃化痰、镇静安神的作用。小儿下肢病变，如踝关节扭伤，掐按此穴，具有一定的效果。

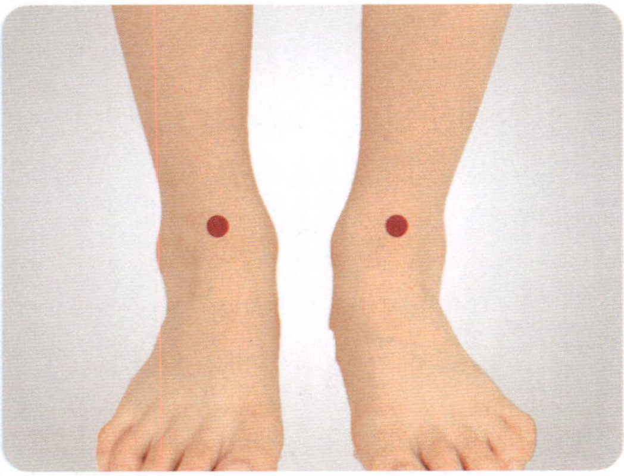

【穴位定位】

位于足背与小腿交界处的横纹中央凹陷中，拇长伸肌腱与趾长伸肌腱之间。

【主治】

小儿下肢痿痹、踝关节病、头痛、头晕、癫狂、腹胀、便秘、腹泻等。

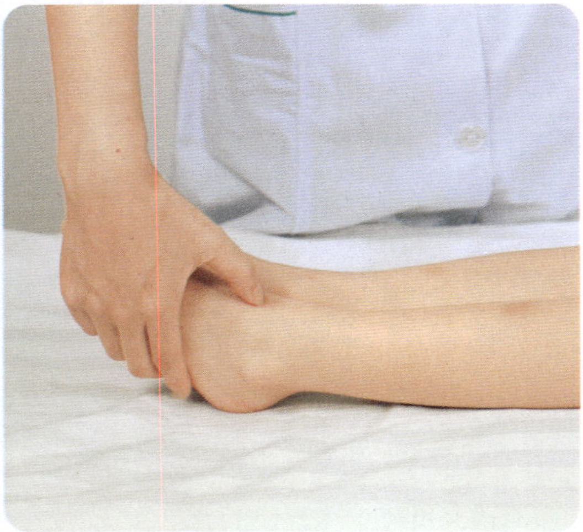

【推拿方法】

将拇指指尖放于解溪穴上，重掐穴位，手法连贯。常规掐按 3 ~ 5 次。

快速诊断

此处红肿疼痛，首先考虑踝关节病症，多由气滞血瘀或风湿热之邪导致。

组合疗法

- 掐解溪、按揉天柱、按揉中脘　**主治：** 呕吐
- 掐解溪、摩神阙、摩腹　**主治：** 腹泻
- 掐解溪、点按昆仑、点按太溪　**主治：** 踝部疼痛

第 3 章

小儿常见病推拿疗法，赶走小病小痛

常言道：养儿一百岁，长忧九十九。生活中，确实如此。饮食上，父母会担心孩子吃到一些激素偏多的垃圾食品；孩子生病了，又担心孩子打针吃药用了抗生素对身体不好。小儿推拿因其疗效显著，简便安全，受到父母及孩子的青睐。这里，我们为大家进一步介绍各种常见小儿病症的防护及治疗的推拿手法。

小儿感冒 风寒风热辨证疗

小儿感冒即小儿上呼吸道急性感染，简称“上感”。大部分小儿感冒以病毒感染为主，此外也可能是支原体或细菌感染。风寒感冒主要症状为发热轻、恶寒重、头痛、鼻塞等。风热感冒主要症状为发热重、恶寒轻，检查可见扁桃体肿大、充血。

1. 开天门

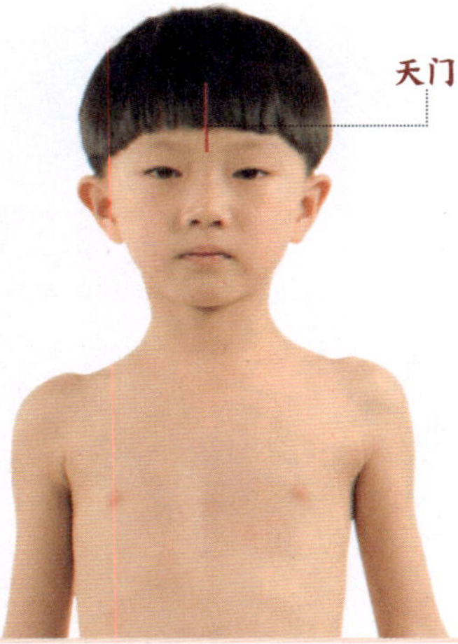

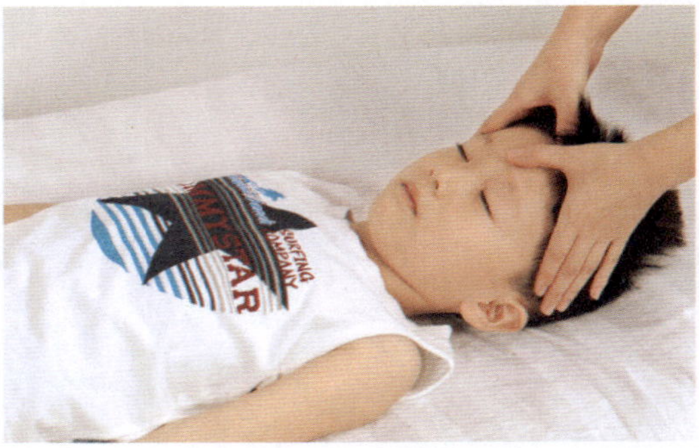

- 用双手拇指交替推摩小儿天门穴，从两眉中间往上推至前发际处。

次数： 30～50次。
频率： 150～200次/分钟。

2. 推坎宫

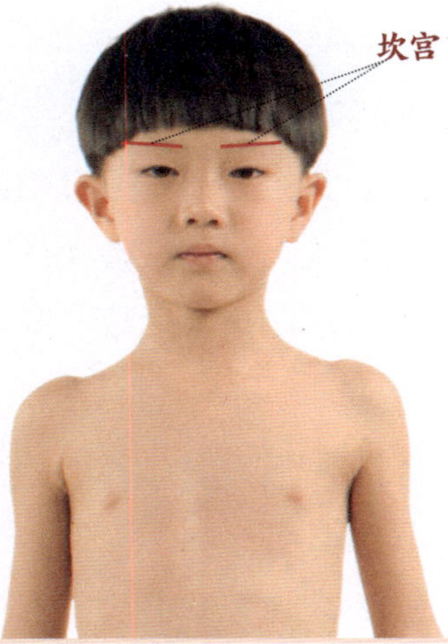

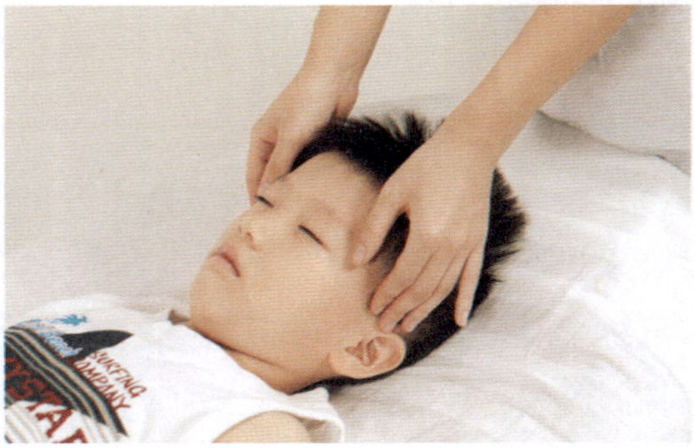

- 用双手拇指快速从眉心推至眉梢，称为推坎宫，力度适中，手法连贯。

次数： 30～50次。
频率： 150～200次/分钟。

3. 清天河水

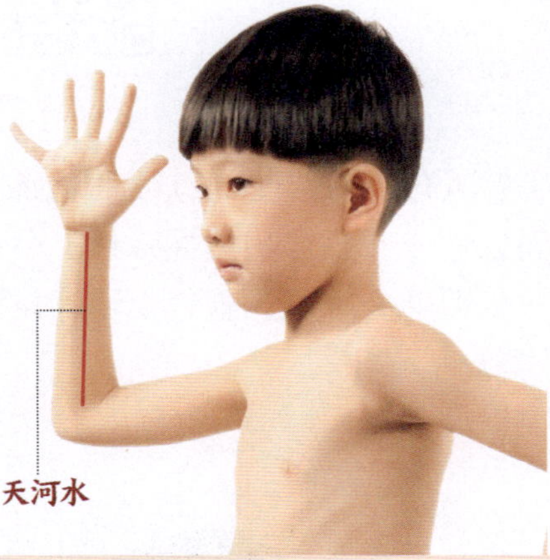

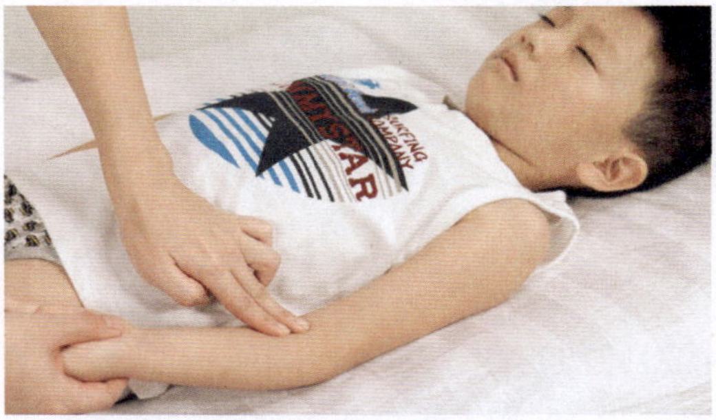

- 用食指、中指两指的螺纹面沿着小儿前臂正中，自腕部推至肘部，力度适中。

分钟： 1～2分钟。
频率： 150～200次/分钟。

4. 揉一窝风

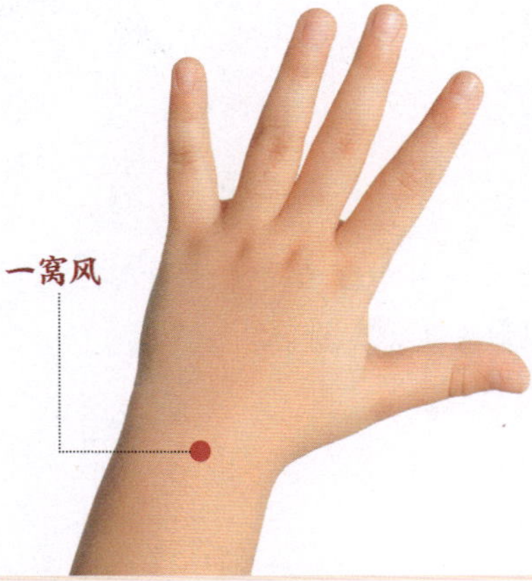

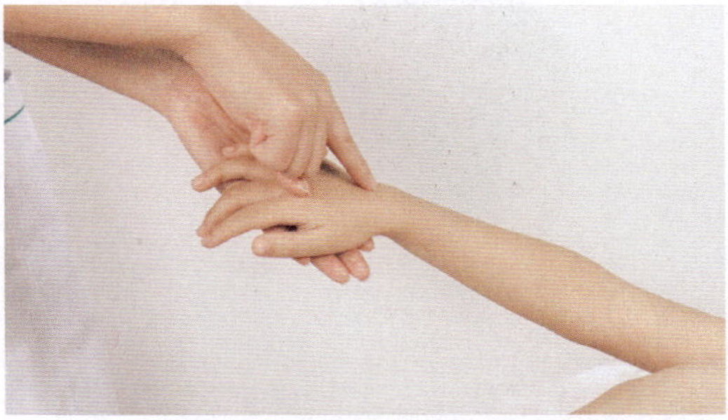

- 一手托住小儿手掌部位，另一手用食指指腹揉按一窝风穴，力度适中。

次数： 30～50次。
频率： 150～200次/分钟。

5. 推三关

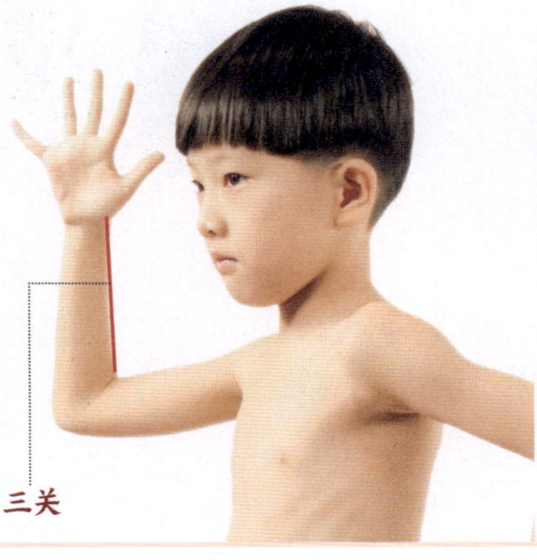

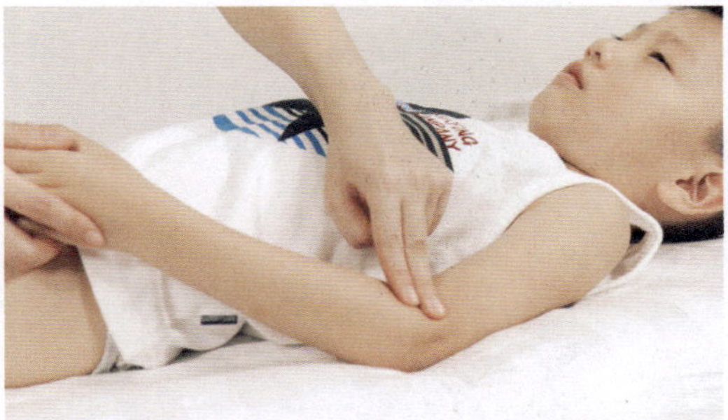

- 将食指和中指并拢，用两指指腹沿着小儿前臂桡侧，自腕部推向肘部。

次数： 30～50次。
频率： 150～200次/分钟。

小儿咳嗽 呼吸不畅兼咳痰

小儿咳嗽是小儿呼吸系统病症之一。当呼吸道有异物或受到过敏性因素的刺激时，即会引起咳嗽，根据小儿病程可分为急性、亚急性和慢性咳嗽。中医认为，因外感六淫之邪多从肺脏侵袭人体，故多致肺失宣肃、肺气上逆，发为咳嗽。

1. 按揉风池

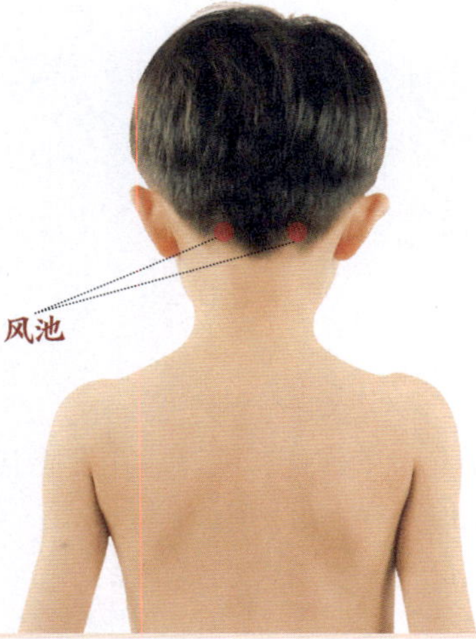

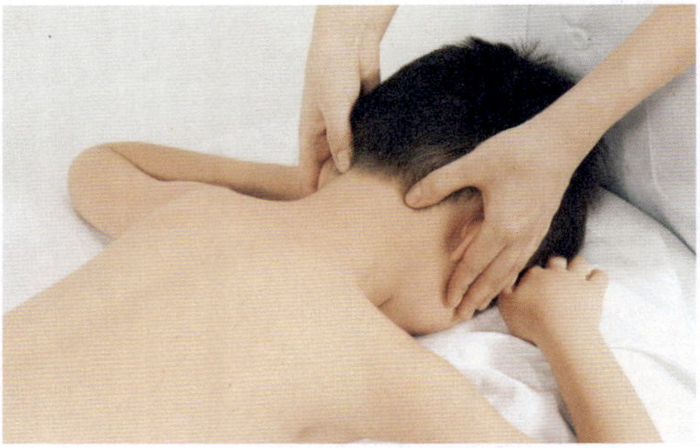

- 用拇指指腹稍用力旋转按揉风池穴，力度适中，以有酸胀感为宜。

时间：1～2分钟。
频率：150～200次/分钟。

2. 揉按风府

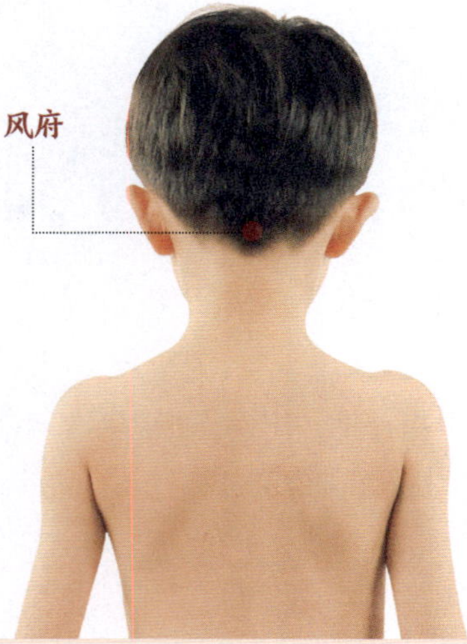

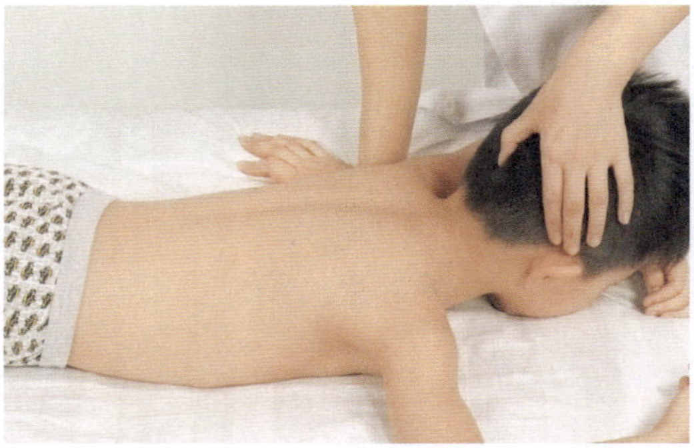

- 用拇指指腹匀速回旋按揉风府穴，力度适中，以此处有酸胀感为宜。

时间：1～2分钟。
频率：150～200次/分钟。

3. 分推膻中

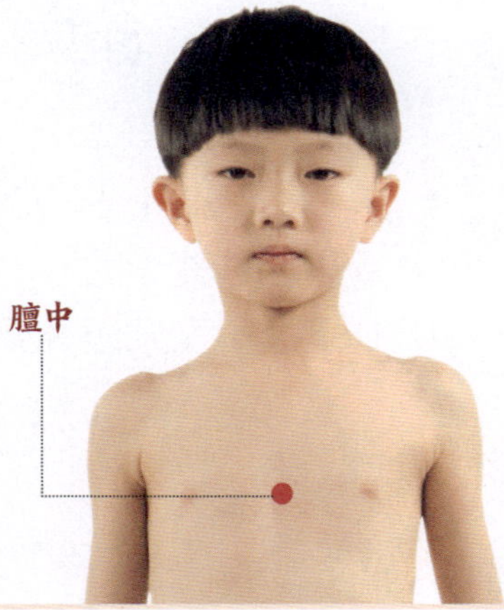

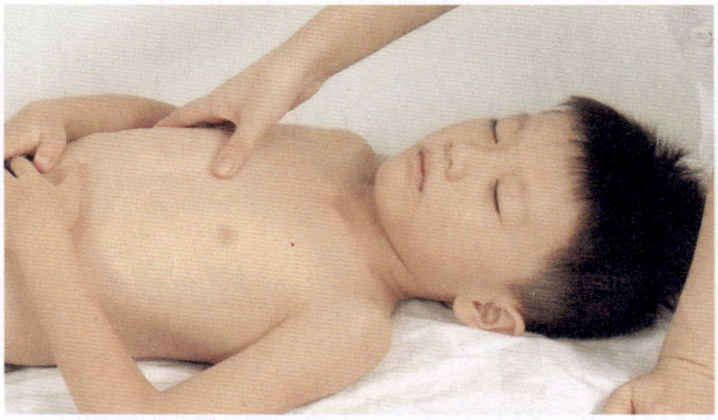

- 用双手拇指指腹从膻中穴向两边分推至乳头处，以有酸胀感为宜。

次数： 30～50次。

频率： 150～200次/分钟。

4. 掐合谷

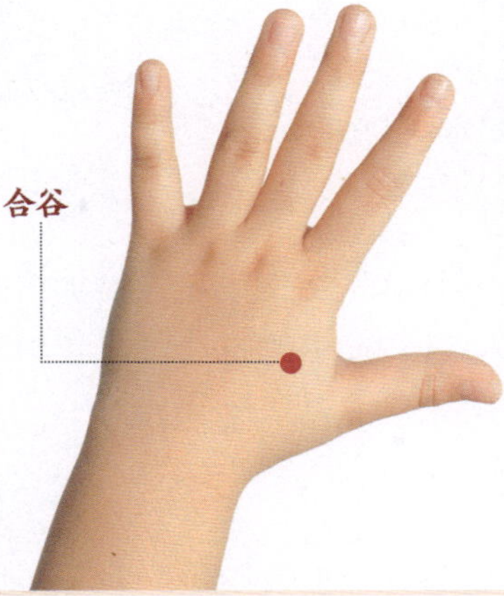

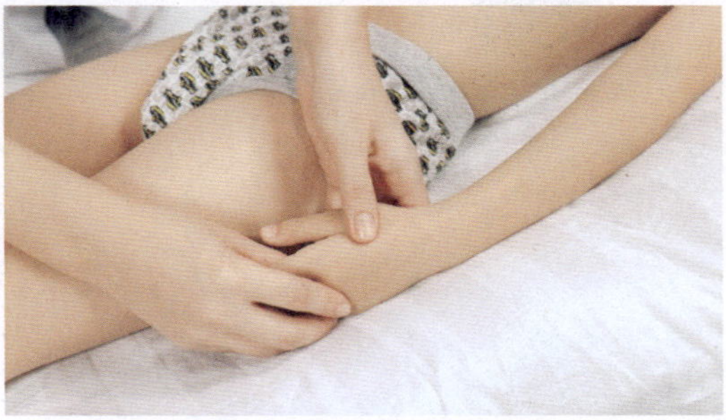

- 用拇指指腹点掐合谷穴，由轻至重，手法连贯，以此穴有酸胀感为宜。

时间： 1～2分钟。

频率： 150～200次/分钟。

5. 推肺经

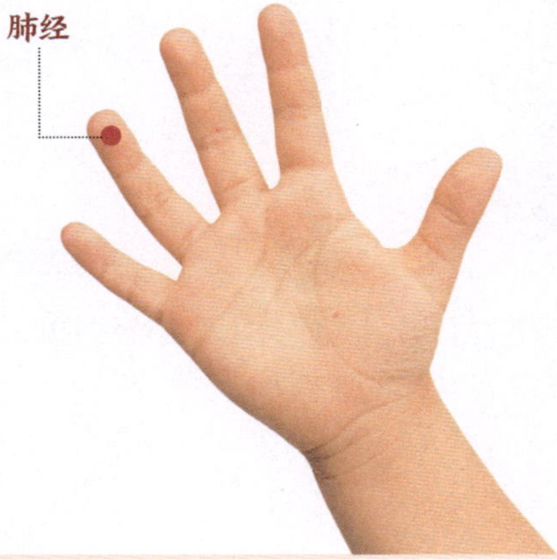

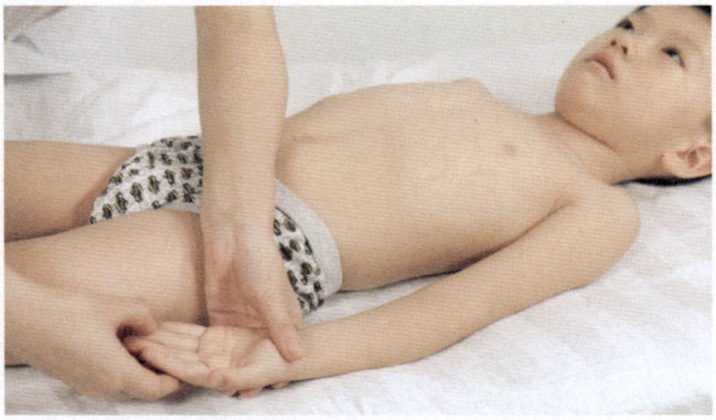

- 用拇指指腹由无名指指尖到指根之间来回推摩，以有酸胀感为宜。

次数： 300～500次。

频率： 150～200次/分钟。

小儿发热 面红目赤体温高

小儿发热一般伴有面赤唇红、烦躁不安、大便干燥。小儿正常体温是36.0～37.3℃，当小儿体温超过37.3℃即为发热。低度发热体温介于37.3～38.0℃，中度发热体温为38.1～39.0℃，高度发热体温为39.1～40.0℃，超高热为41.0℃或以上。

1. 拍打曲池

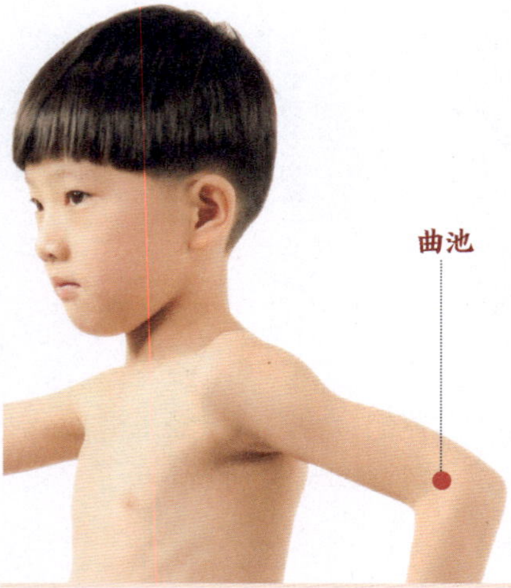

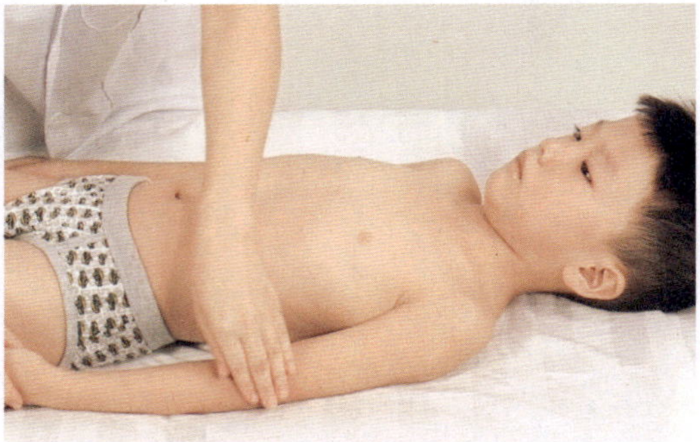

- 搓热掌心，手掌呈中空状，有节奏地拍打曲池穴，力度适中，以有酸胀感为宜。

次数： 30～50次。
频率： 150～200次/分钟。

2. 点揉合谷

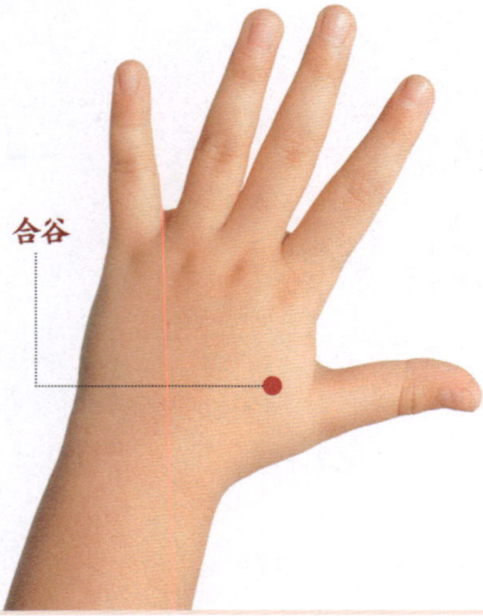

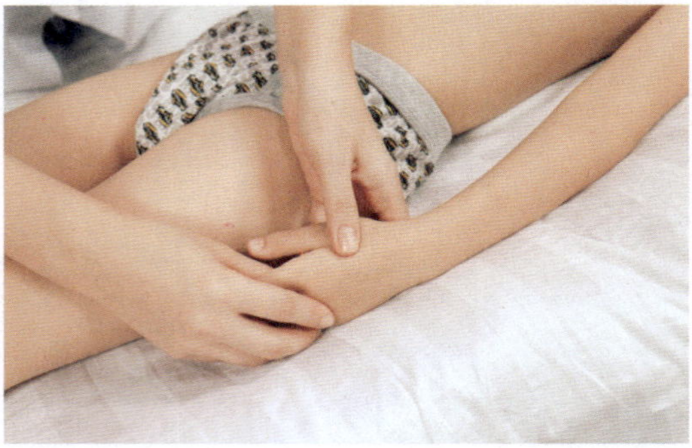

- 用拇指指腹点揉合谷穴，力度由轻至重，手法连贯，以有酸胀感为宜。

时间： 1～2分钟。
频率： 150～200次/分钟。

3. 清天河水

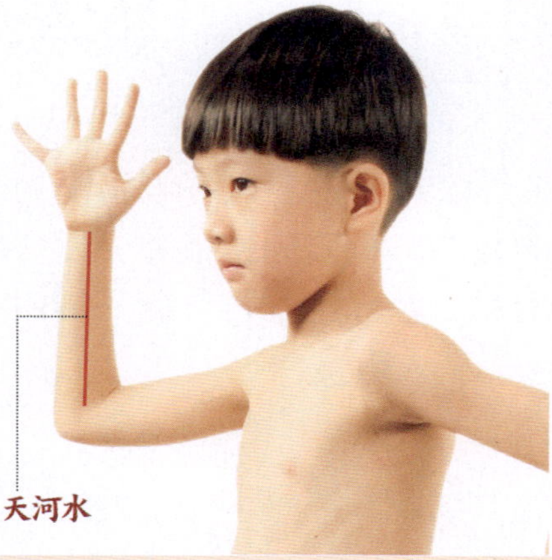

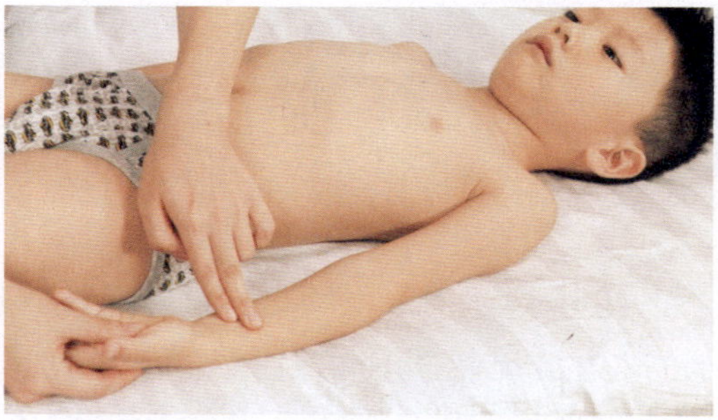

- 将食指和中指并拢，用两指指腹自腕推至肘，快速推摩天河水。

次数：30~50次。
频率：150~200次/分钟。

4. 推六腑

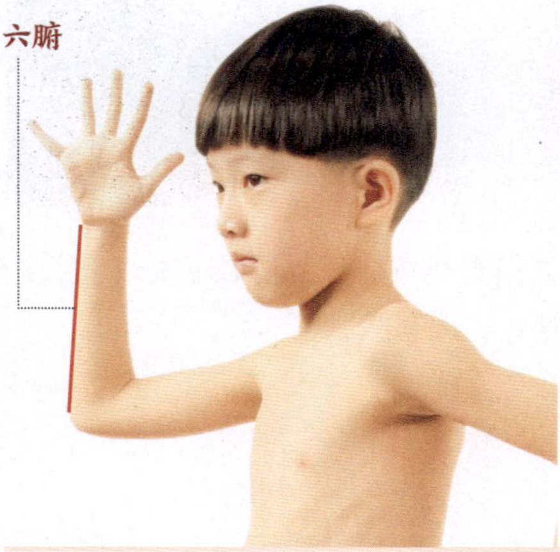

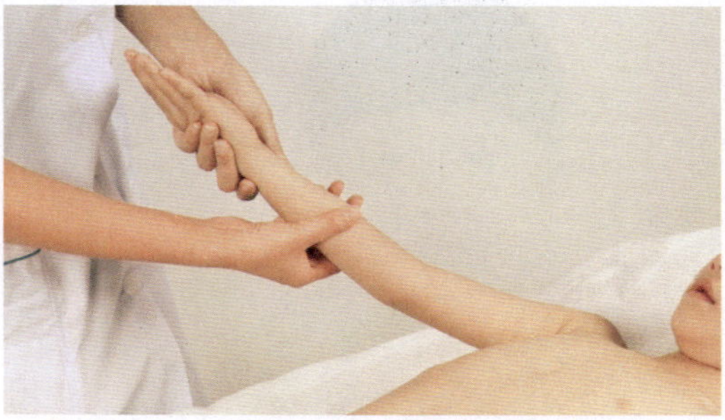

- 食指和中指并拢，用指腹自肘而下推摩六腑，手法连贯，以有酸胀感为宜。

次数：30~50次。
频率：150~200次/分钟。

5. 清肺经

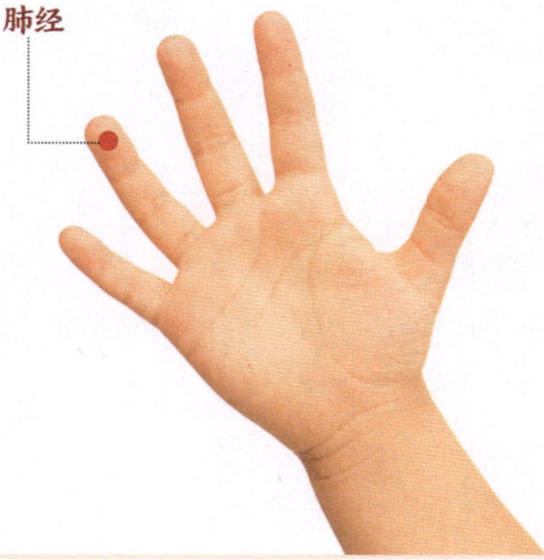

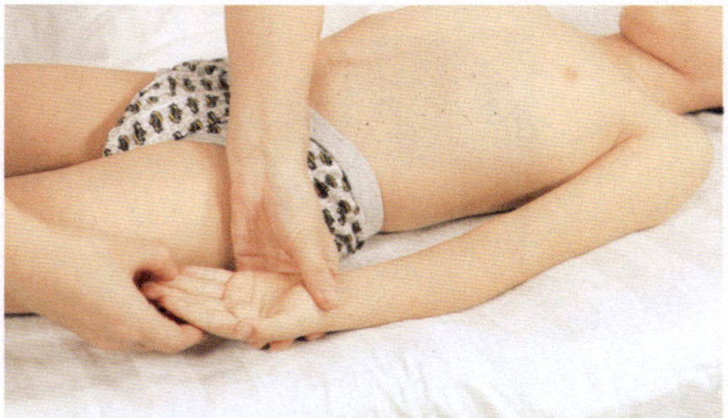

- 用拇指指腹由无名指指尖推到指根，反复操作，手法连贯，以有酸胀感为宜。

时间：1~2分钟。
频率：150~200次/分钟。

小儿哮喘 抬肩喘息呼吸难

小儿哮喘是小儿时期常见的慢性呼吸系统疾病，主要以呼吸困难为特征。本病常反复发作，迁延难愈，病因较为复杂，危险因素很高。发病常与环境因素有关，临床表现为反复发作性喘息、呼吸困难、气促、胸闷或咳嗽。

1. 揉按缺盆

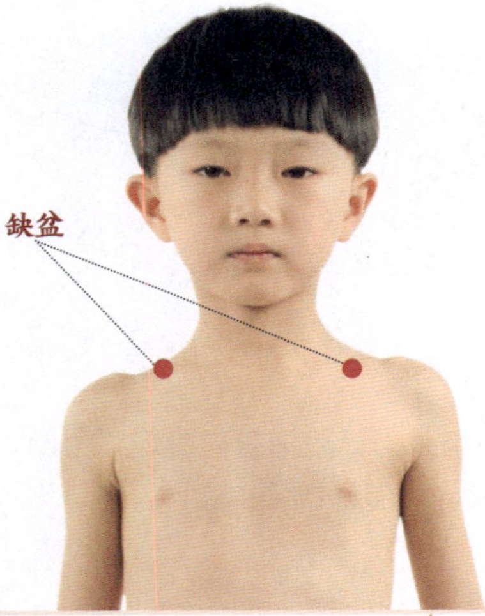

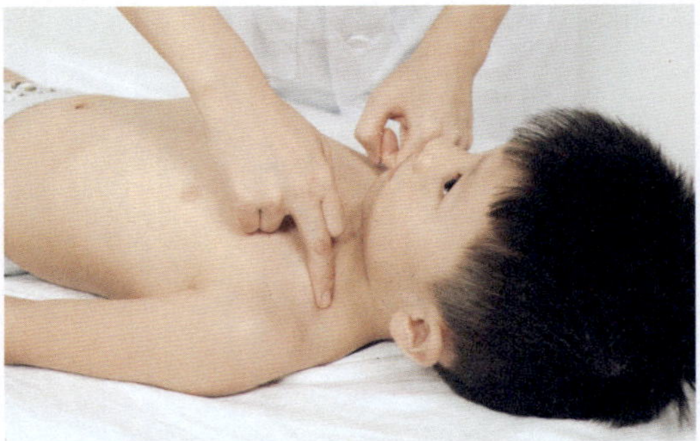

- 用中指指腹揉按缺盆穴，力度由轻至重，手法连贯，以有酸胀感为宜。

时间： 2～3分钟。

频率： 150～200次/分钟。

2. 揉按中府

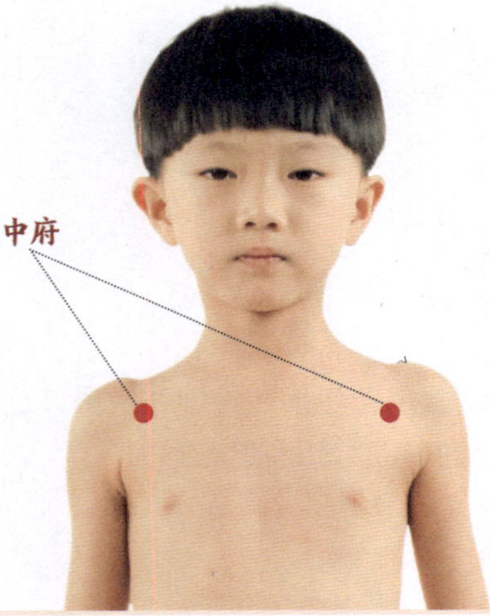

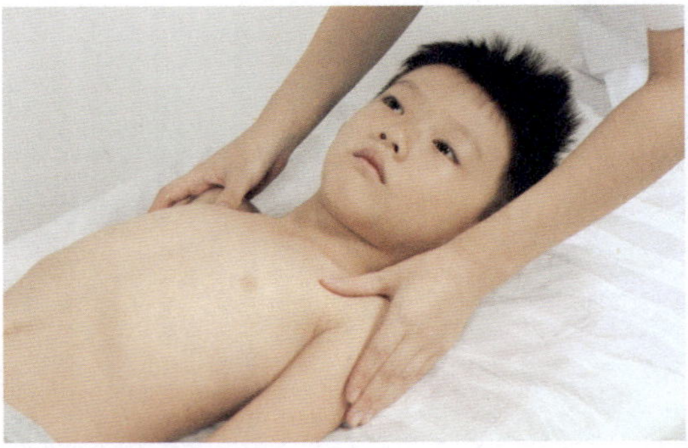

- 用拇指指腹揉按中府穴，力度由轻至重，手法连贯，以有酸胀感为宜。

时间： 2～3分钟。

频率： 150～200次/分钟。

3. 揉膻中

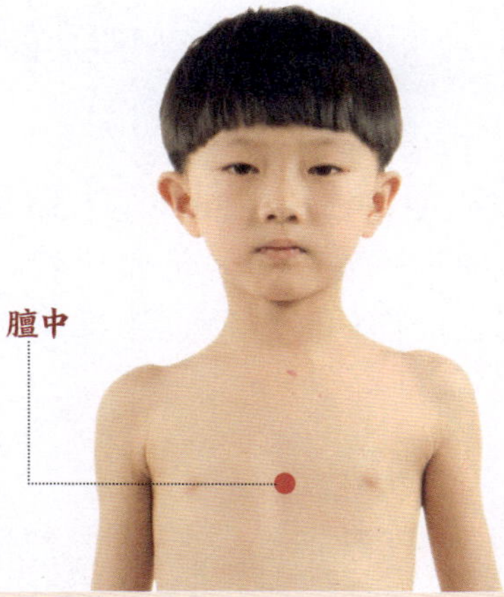

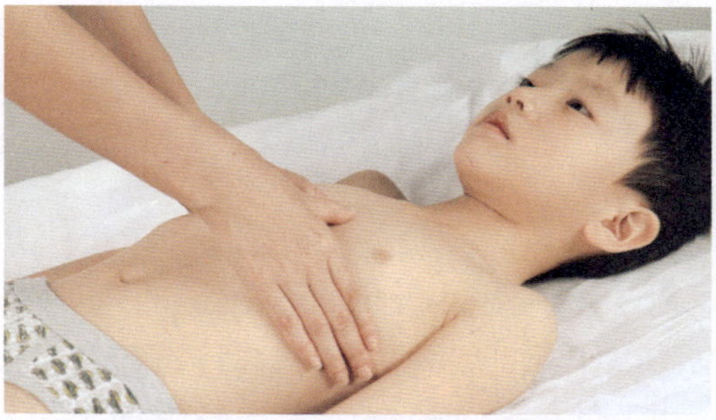

- 用拇指指腹稍用力旋转按揉膻中穴，力度由轻至重，以有酸胀感为宜。

时间： 2~3分钟。
频率： 150~200次/分钟。

4. 揉按太渊

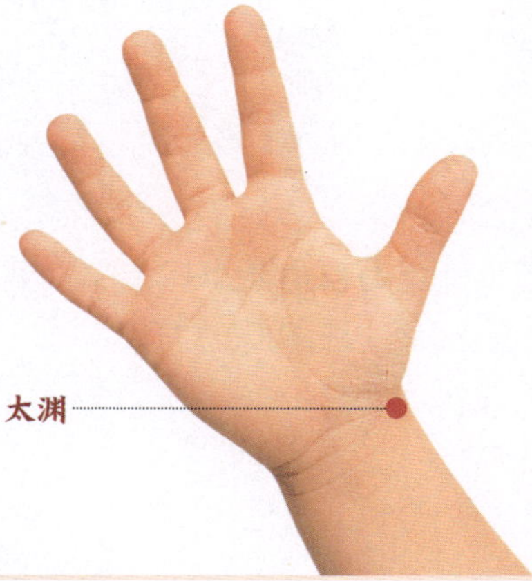

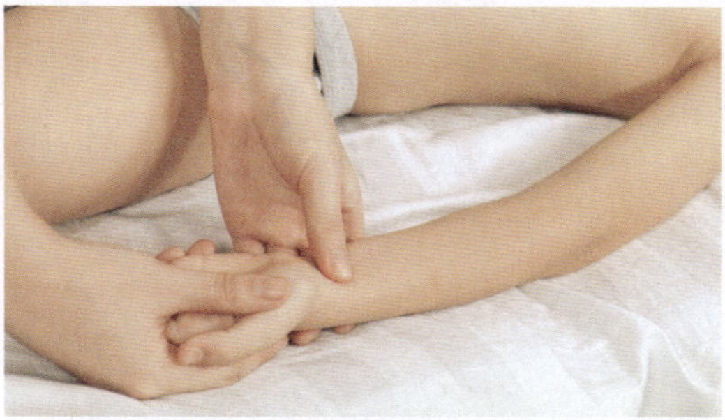

- 用拇指指腹揉按太渊穴，力度适中，手法连贯，对侧以同样的方法操作。

时间： 2~3分钟。
频率： 150~200次/分钟。

5. 按压身柱

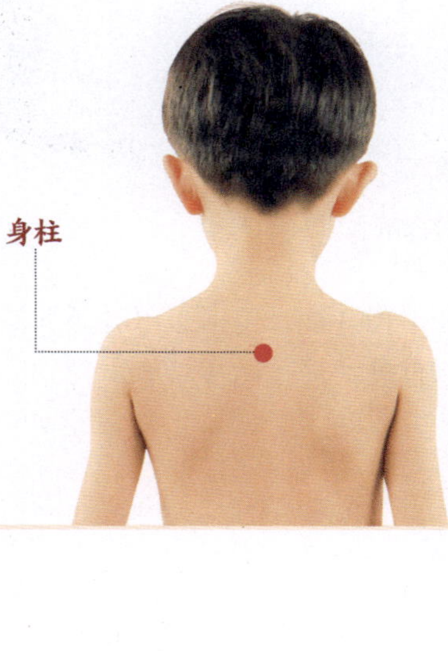

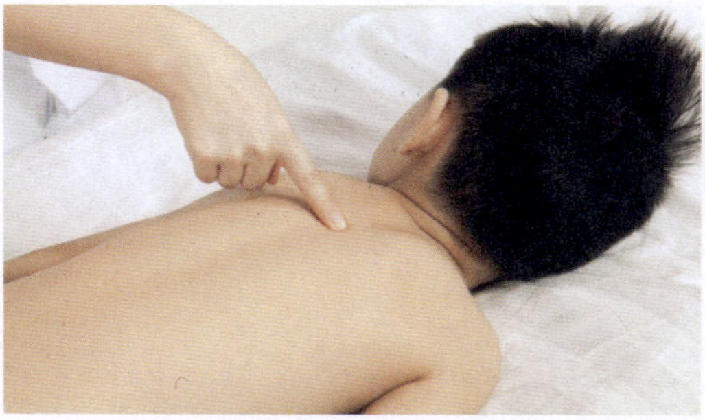

- 用手指指腹端按压此穴，做环状运动，力度由轻至重，以有酸胀感为宜。

时间： 2~3分钟。
频率： 150~200次/分钟。

小儿口疮 口腔疼痛拒进食

小儿口疮是小儿时期消化道的常见病，是以齿龈、舌体、面颊、上颚等处出现黄白色溃疡为主症，其特点是疼痛拒食、烦躁不安。小儿进食过热、过硬的食物，或擦洗婴幼儿口腔时用力过大，都可损伤口腔黏膜而引起发炎、溃烂。

1. 清肾经

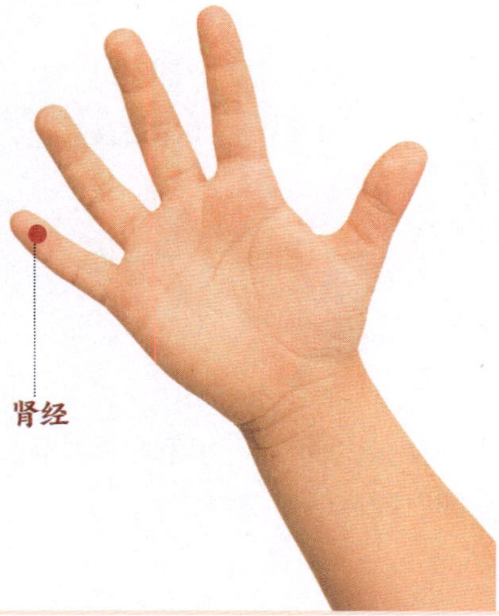

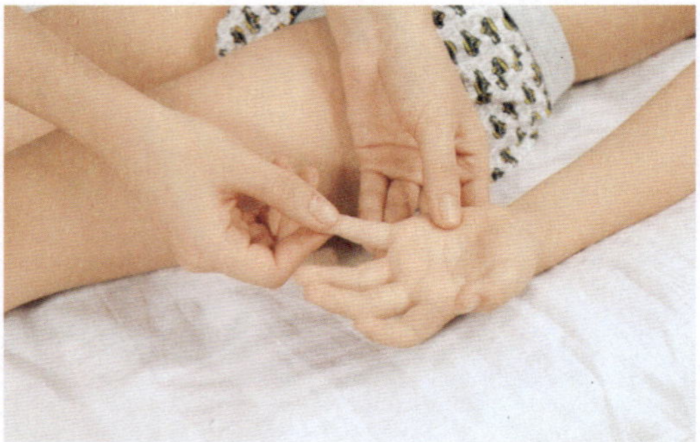

- 拇指指腹稍用力自小儿小指指尖推到指根，手法连贯，以有酸胀感为宜。

次数： 100～200次。

频率： 150～200次/分钟。

2. 推六腑

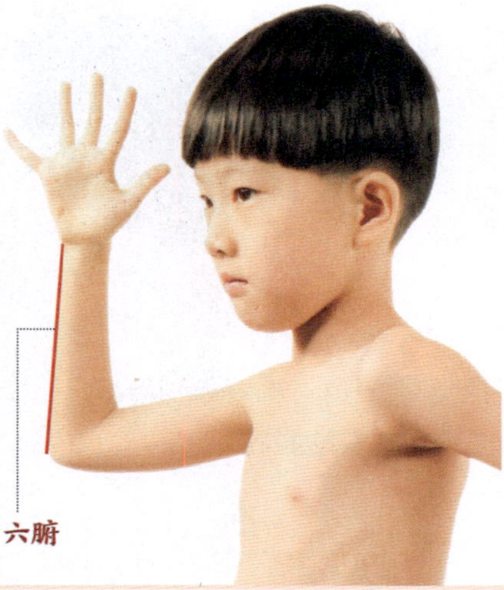

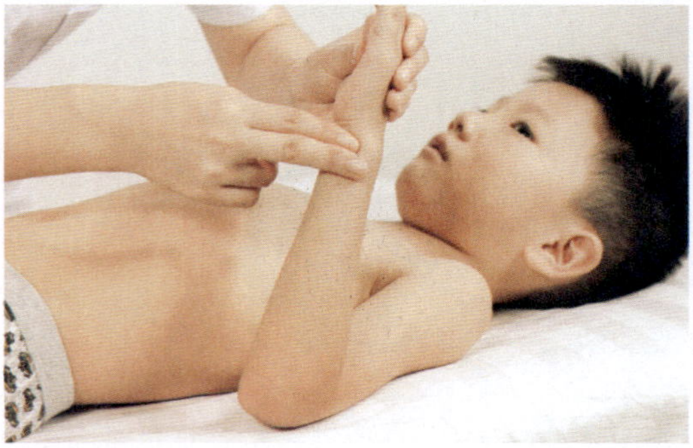

- 将食指和中指并拢，用指腹自肘而下推摩六腑，以有酸胀感为宜。

时间： 2～3分钟。

频率： 150～200次/分钟。

3. 清天河水

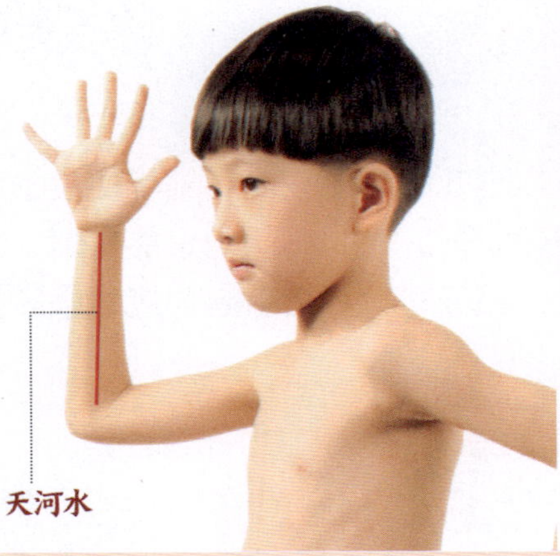

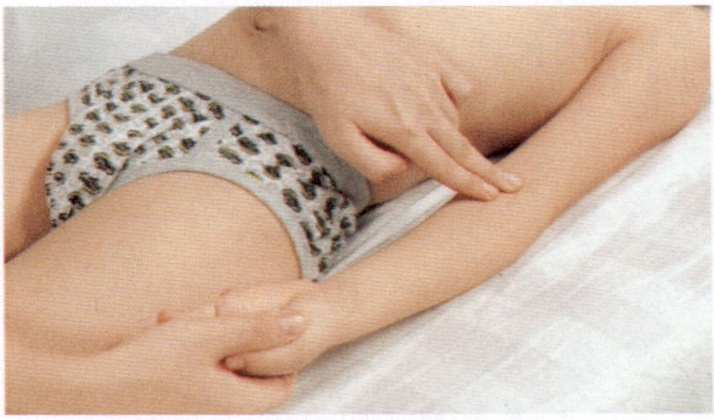

- 食指和中指并拢，用指腹自腕推至肘，快速推摩天河水，手法连贯。

时间： 2～3分钟。
频率： 150～200次/分钟。

4. 揉合谷

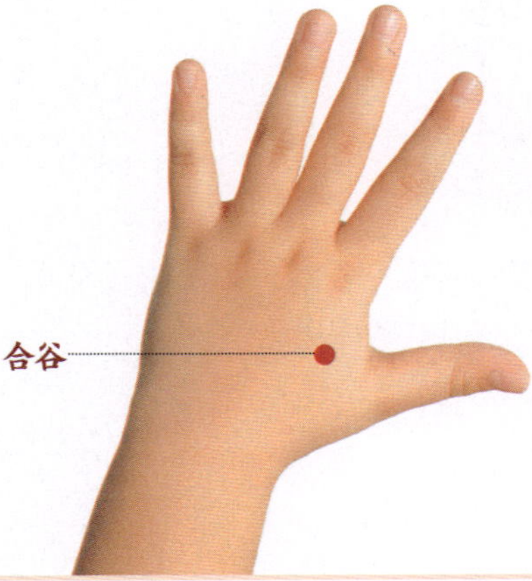

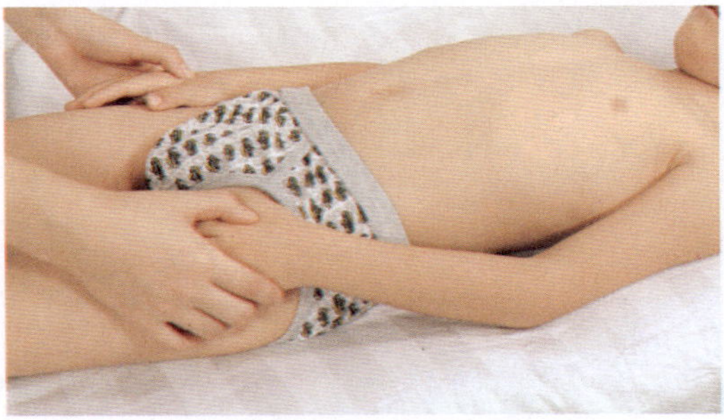

- 用拇指指腹点揉合谷穴，由轻至重，手法连贯，以有酸胀感为宜。

时间： 2～3分钟。
频率： 150～200次/分钟。

5. 按揉足三里

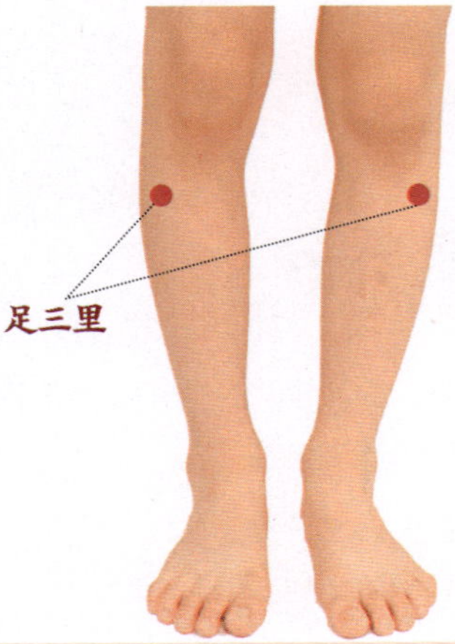

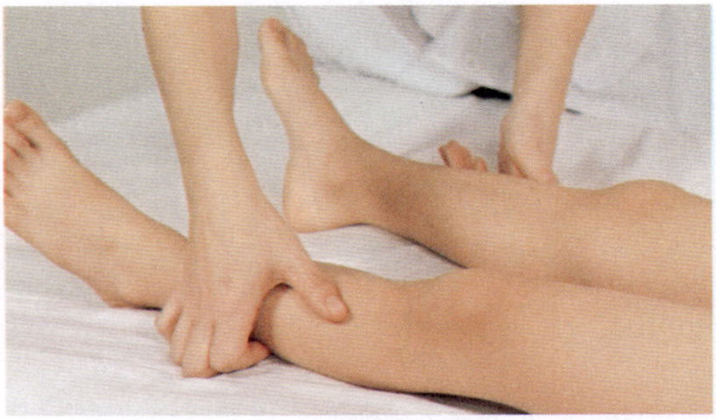

- 用拇指用力按压足三里穴1次，再以顺时针方向揉按此穴3次，称一按三揉，即1次。

时间： 2～3分钟。
频率： 30次/分钟。

小儿扁桃体炎 咽痛不适伴发热

小儿扁桃体炎是一种小儿常见病，4~6岁小儿发病率较高。扁桃体位于扁桃体隐窝内，是人体呼吸道的第一道免疫屏障。但它的防御能力只能达到一定的效果，当吸入的病原微生物数量较多或毒力较强时，就会引起相应的临床症状，发生炎症。

1. 揉合谷

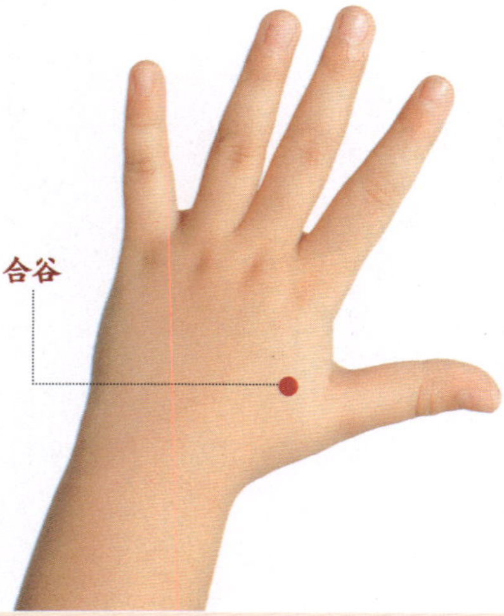

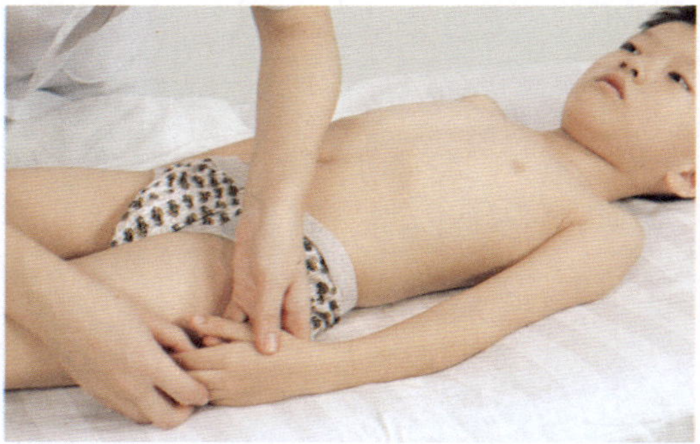

- 用拇指指腹点揉合谷穴，力度由轻至重，手法连贯，以有酸胀感为宜。

时间： 1~2分钟。
频率： 150~200次/分钟。

2. 按揉内关

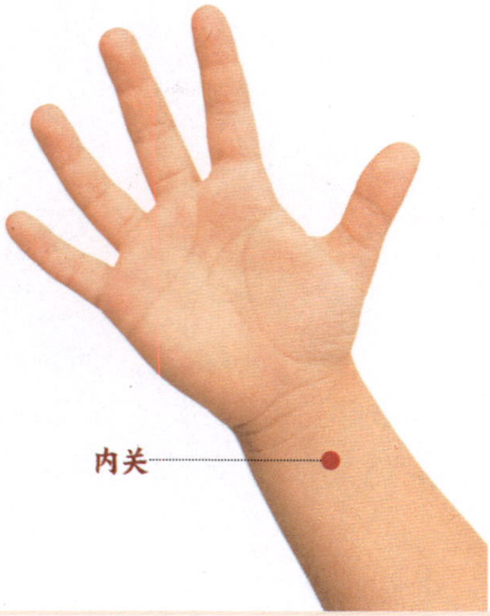

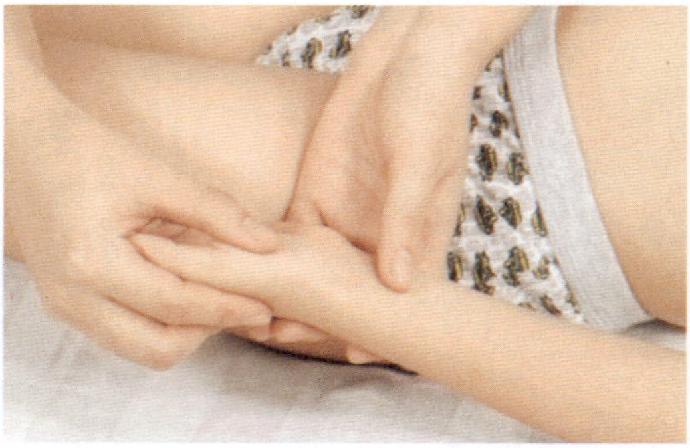

- 一手握小儿的手，掌心向上，用另一手拇指指端顺时针方向揉按内关穴。

时间： 1~2分钟。
频率： 150~200次/分钟。

3. 揉膻中

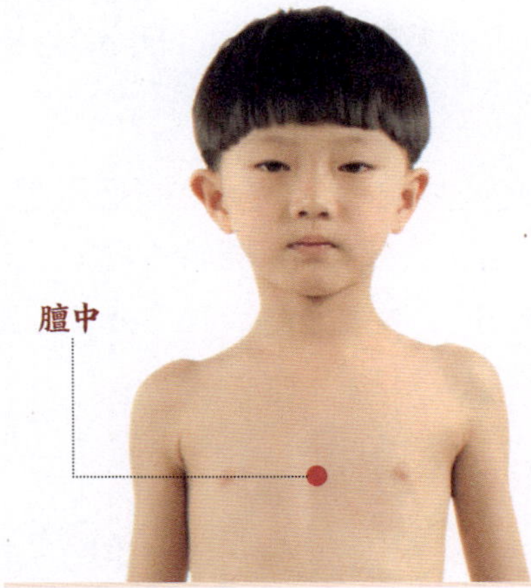

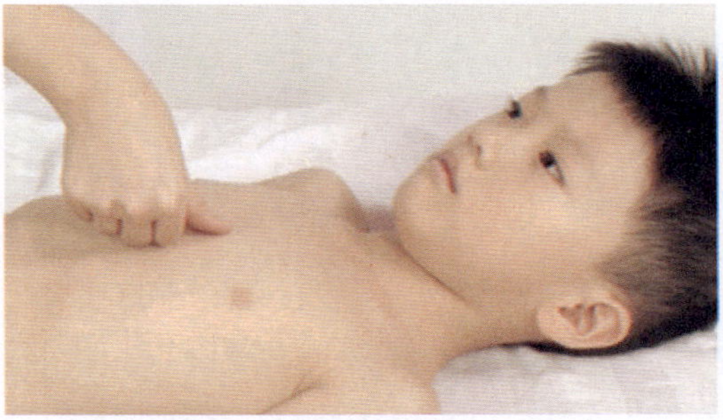

- 用拇指指腹旋转按揉膻中穴，力度轻柔，手法连贯，以有酸胀感为宜。

时间： 1～2分钟。
频率： 150～200次/分钟。

4. 清肺经

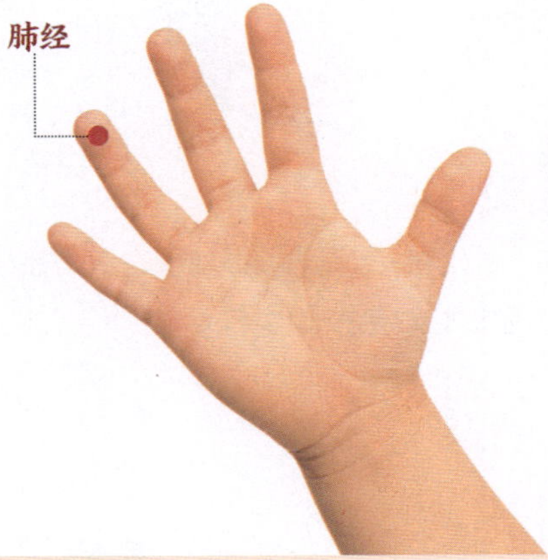

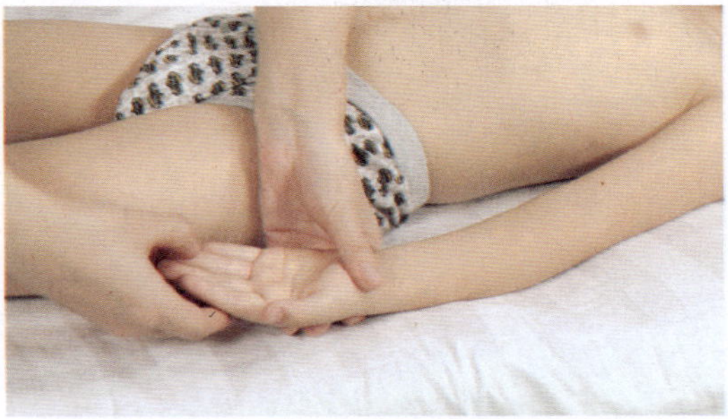

- 用拇指指腹由小儿无名指指尖推到指根，反复操作，手法连贯，以有酸胀感为宜。

时间： 1～2分钟。
频率： 150～200次/分钟。

5. 清心经

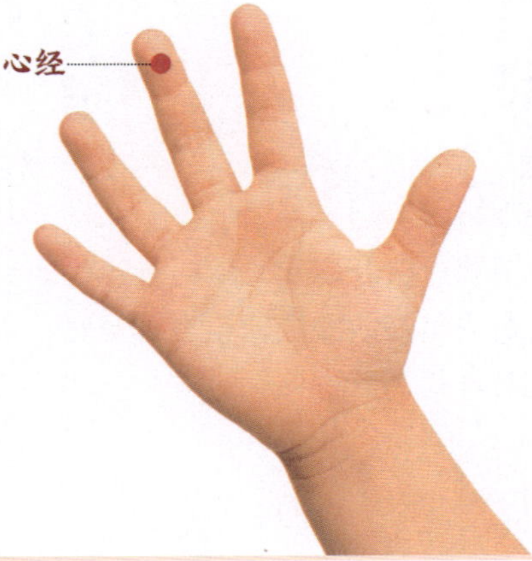

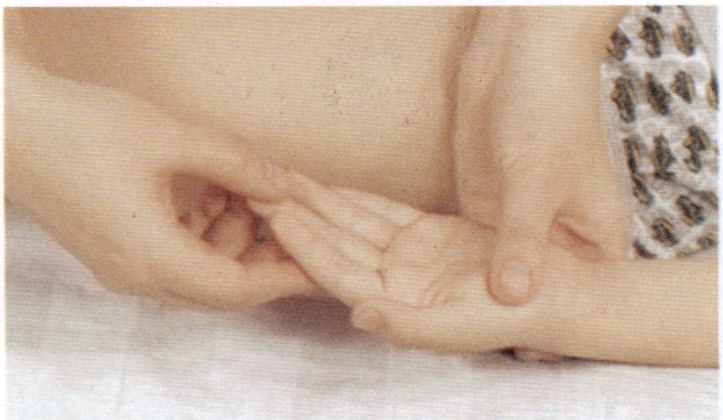

- 一手托住小儿的手掌，用另一手拇指指腹从中指指尖推到指根，力度适中。

时间： 1～2分钟。
频率： 150～200次/分钟。

小儿夜啼 啼哭不宁难入睡

小儿夜啼，常见于6个月以内的哺乳期婴幼儿，多由受惊或身体不适引起，主要表现为婴儿长期夜间烦躁不安，啼哭不停，或时哭时止，辗转难睡，天明始见转静，日间则一切如常。中医认为本病多由小儿脾胃虚寒、神气未充、惊恐、食积等所致。

1. 点揉印堂

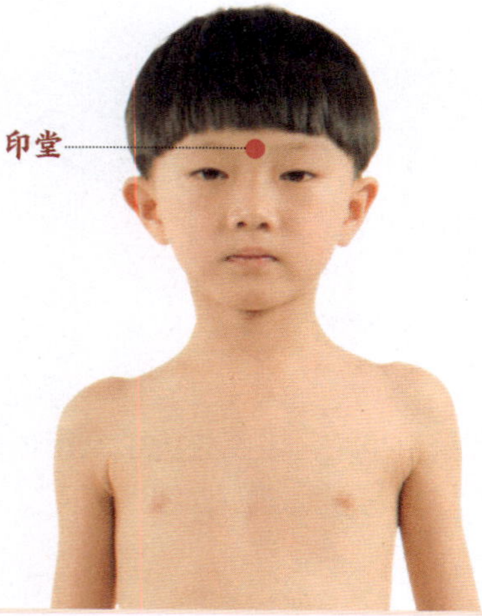

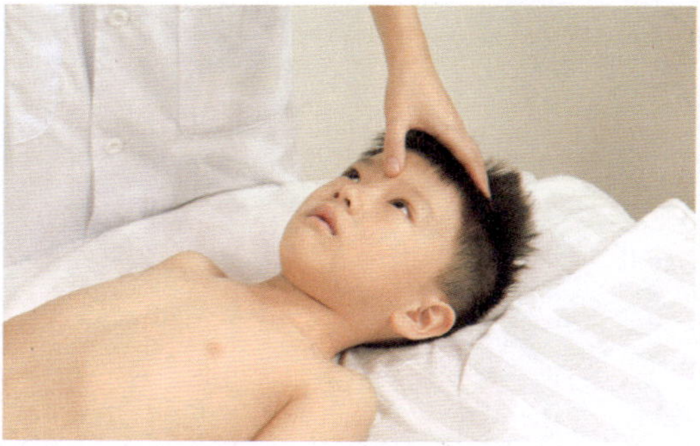

- 用食指、中指的指腹点揉印堂穴，再用拇指指尖逐渐用力掐按印堂穴。

次数： 30次。
频率： 50~80次/分钟。

2. 按揉肝俞

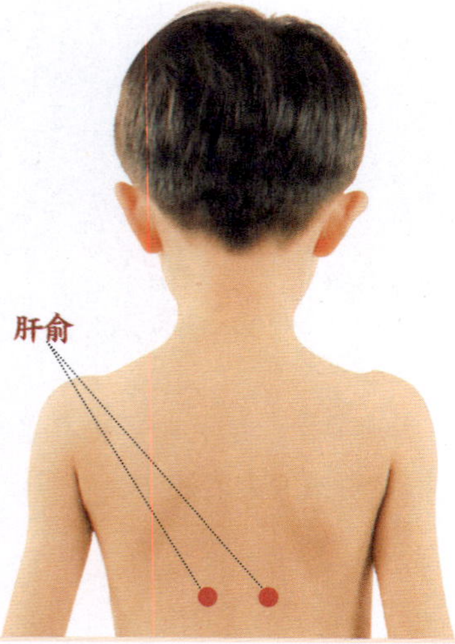

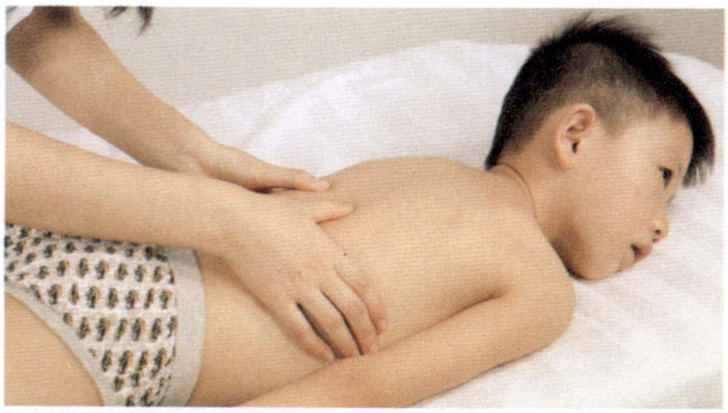

- 用拇指指端点按肝俞穴，顺时针、逆时针方向依次按揉，力度由轻至重再至轻，以有酸胀感为宜。

时间： 1分钟。
频率： 50~100次/分钟。

3. 按揉胆俞

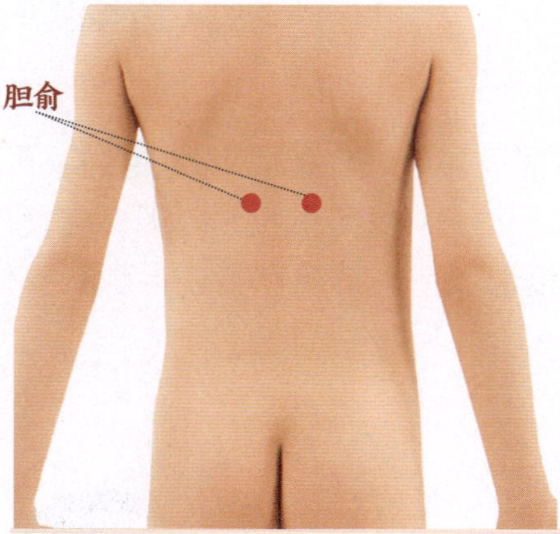

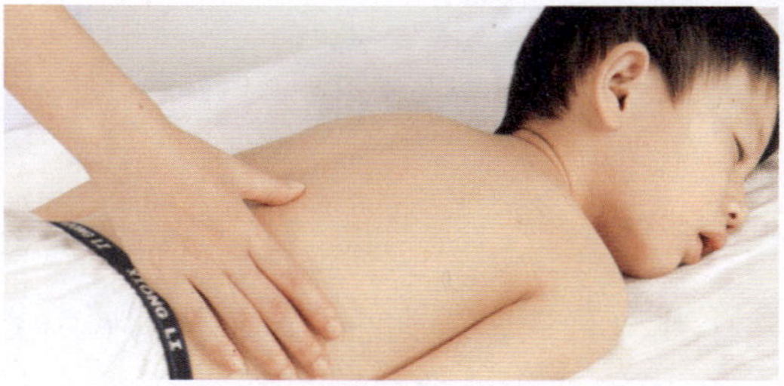

- 用拇指指腹以顺时针、逆时针方向依次按揉胆俞穴，力度由轻至重再至轻，以有酸胀感为宜。

时间： 1分钟。
频率： 50～100次/分钟。

4. 按揉脾俞

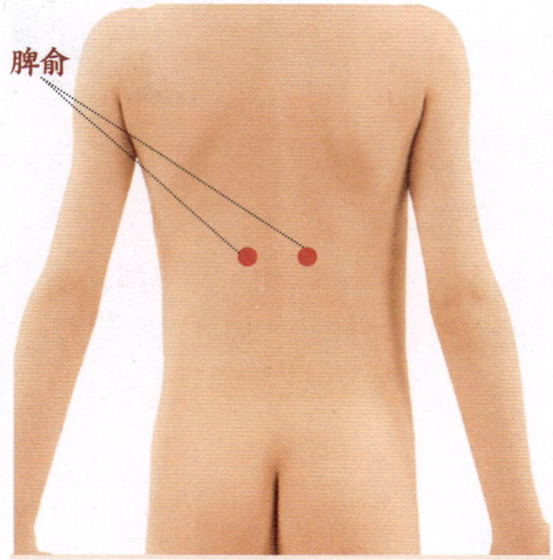

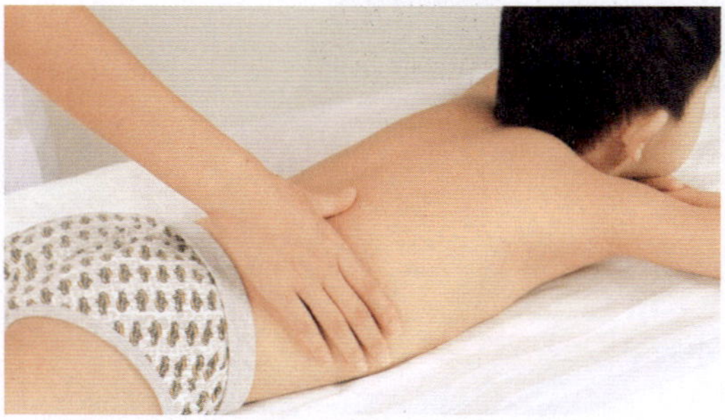

- 用拇指指端点按脾俞穴，顺时针、逆时针方向依次揉按，力度由轻至重再至轻。

时间： 1分钟。
频率： 50～100次/分钟。

5. 揉膻中

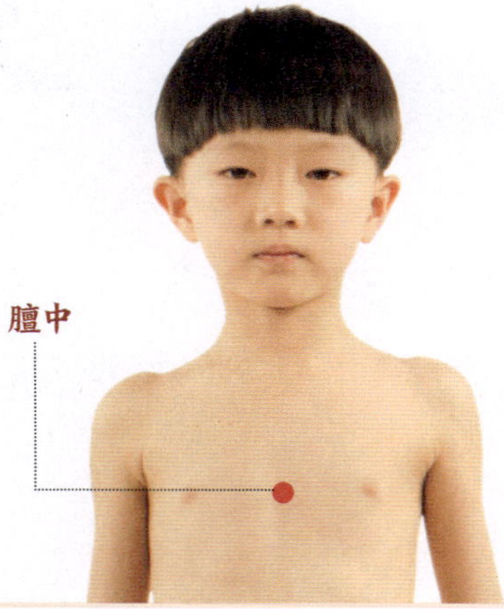

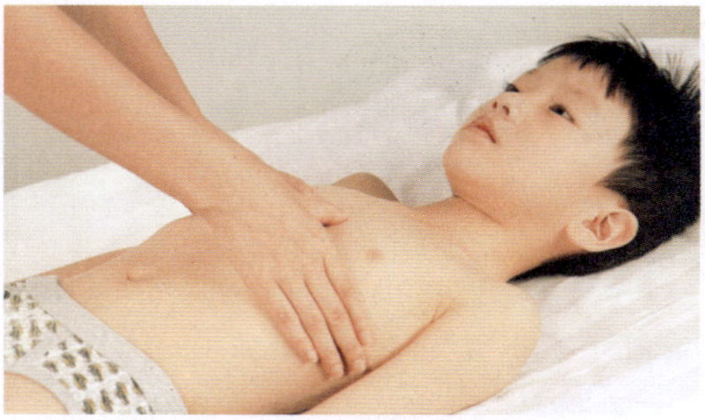

- 用拇指指腹旋转按揉膻中穴，力度轻柔，手法连贯，以有酸胀感为宜。

次数： 30次。
频率： 150～200次/分钟。

小儿厌食症 食欲减退体质差

小儿厌食症表现为小儿长时间食欲减退或消失，以进食量减少为主要特征，是一种慢性消化性功能紊乱综合征。本病常见于1～6岁的小儿，因不喜进食很容易导致小儿营养不良、贫血、佝偻病及免疫力低下等，严重者还会影响身体和智力发育。

1. 按揉中脘

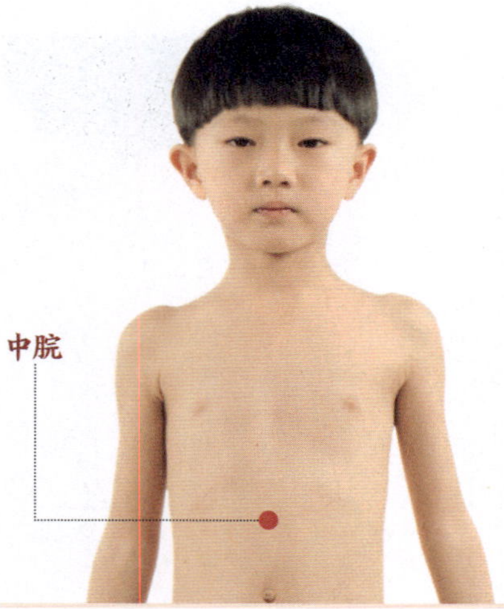

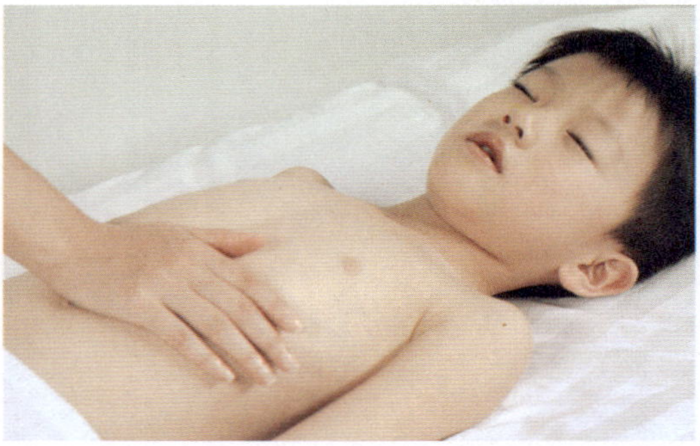

- 手掌紧贴中脘穴，与穴位之间不能移动，而皮下的组织要被揉动，幅度逐渐扩大。

时间： 2～3分钟。
频率： 150～200次/分钟。

2. 摩神阙

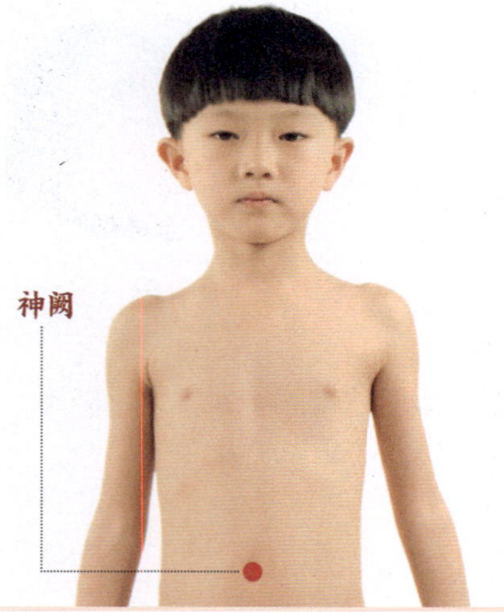

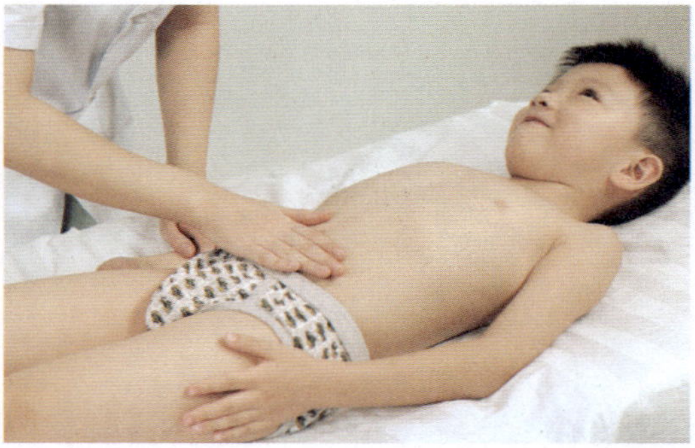

- 把手掌放在神阙穴上，手掌不要紧贴皮肤，在皮肤表面做顺时针方向回旋性的摩动。

时间： 2～3分钟。
频率： 150～200次/分钟。

3. 揉天枢

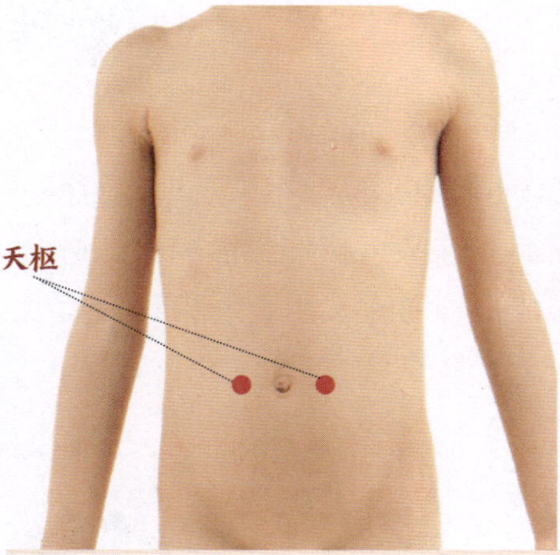

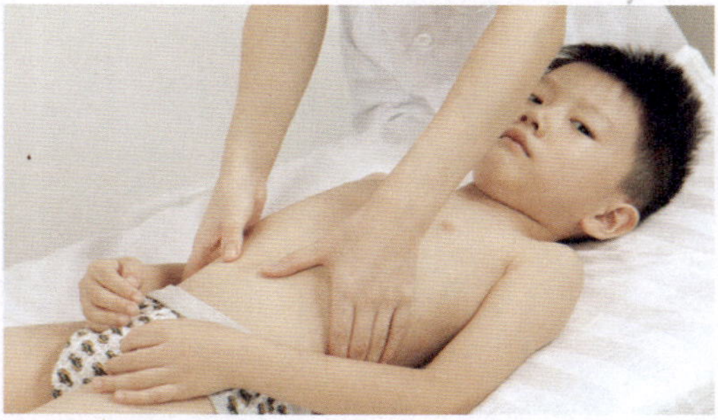

- 将拇指指腹按压在天枢穴上，以顺时针方向揉按，以有酸胀感为宜。

次数： 80～100次。
频率： 50～100次/分钟。

4. 按揉足三里

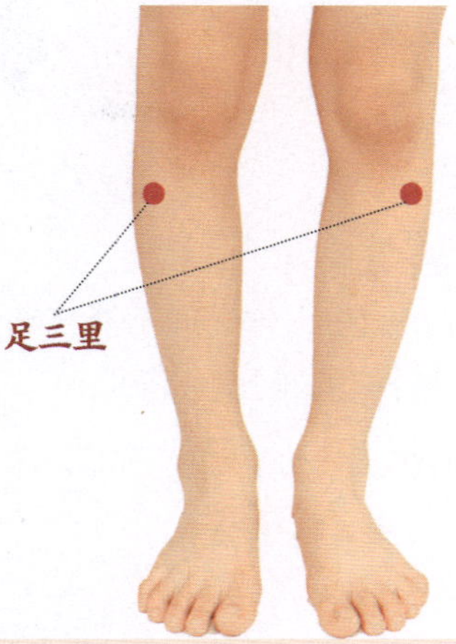

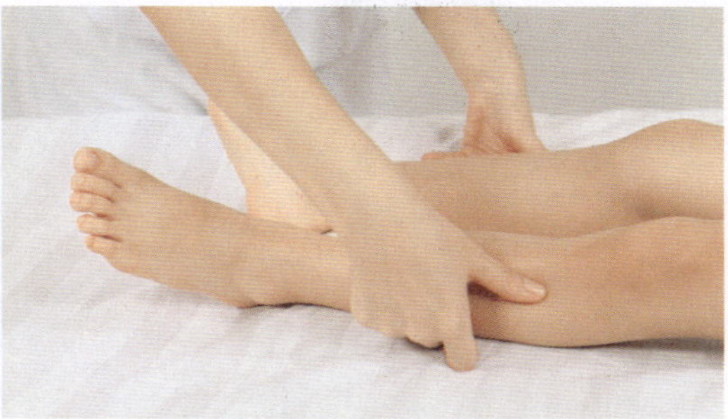

- 用拇指用力按压足三里穴1次，再以顺时针方向揉按3次，称一按三揉，即1次。

时间： 2～3分钟。
频率： 30次/分钟。

5. 按揉脾俞

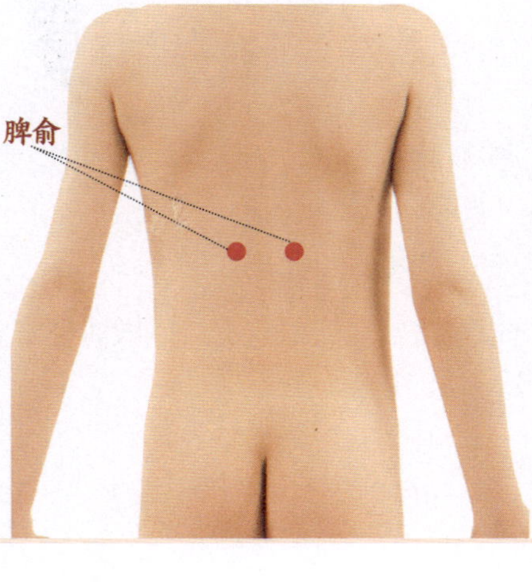

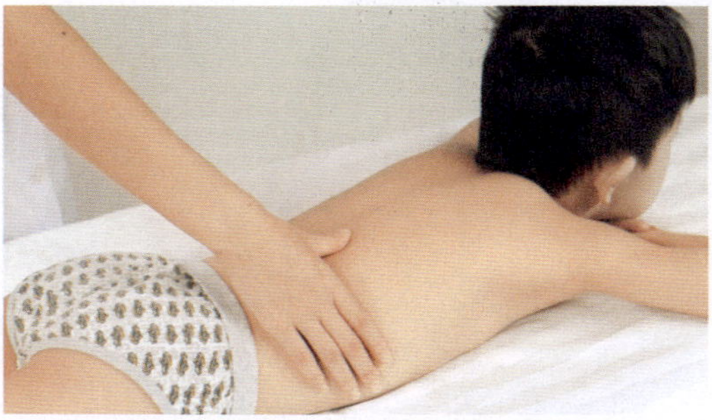

- 用拇指指端点按脾俞穴，依次按顺时针、逆时针方向揉按，力度由轻至重。

时间： 1分钟。
频率： 30次/分钟。

小儿消化不良 饮食不消腹部胀

小儿消化不良是由饮食不当或非感染性原因引起的小儿肠胃疾患，临床上有以下症状：餐后饱胀，偶有呕吐、哭闹不安等。这些症状都会影响小儿进食，导致身体营养摄入不足，发生营养不良概率较高，对小儿生长发育也会造成一定的影响。

1. 按揉中脘

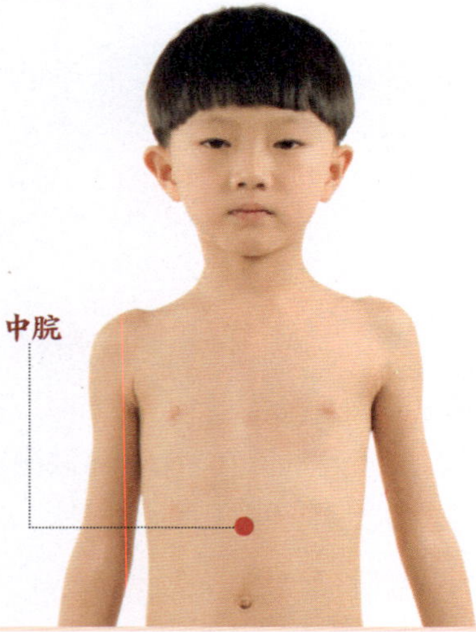

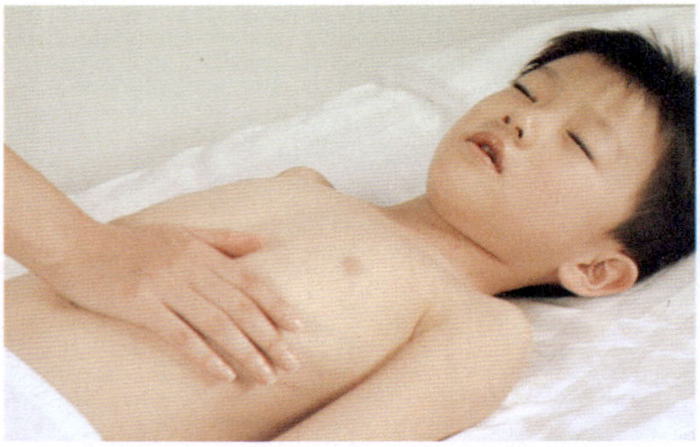

- 手掌紧贴中脘穴，与穴位之间不能移动，而皮下组织要被揉动，幅度逐渐扩大。

时间： 1～2分钟。
频率： 150～200次/分钟。

2. 揉天枢

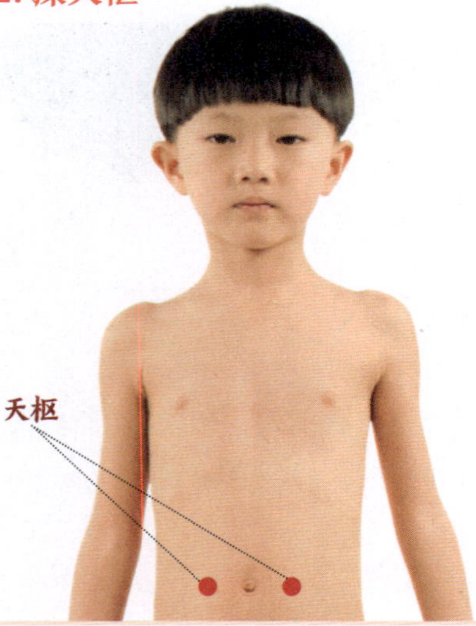

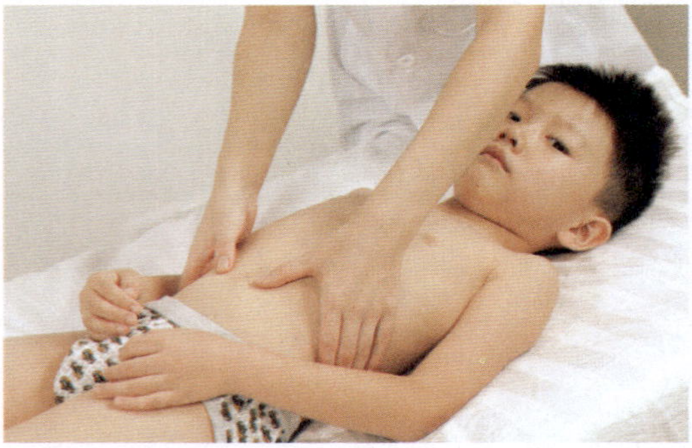

- 将拇指指腹按压在天枢穴上，以顺时针方向揉按，力度由轻至重。

时间： 1～2分钟。
频率： 50～100次/分钟。

3. 揉合谷

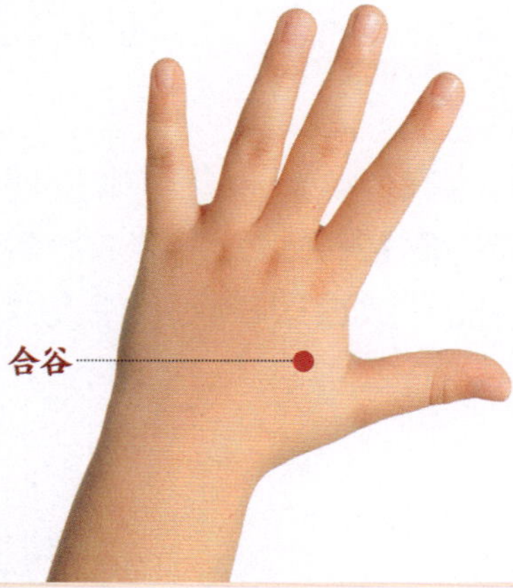

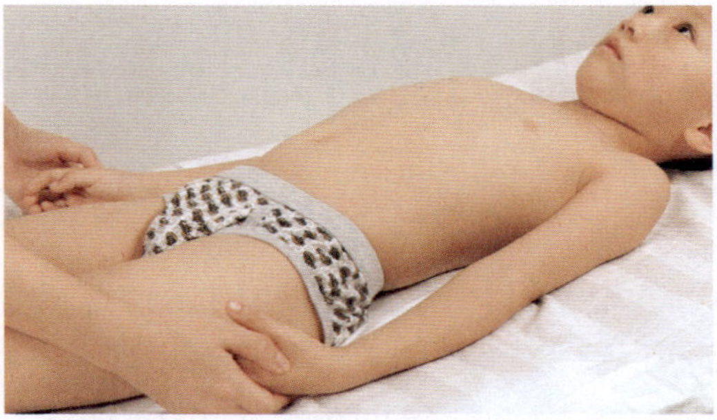

- 用拇指指腹点揉合谷穴，力度由轻至重，手法连贯，以有酸胀感为宜。

时间： 1分钟。
频率： 150～200次/分钟。

4. 按揉足三里

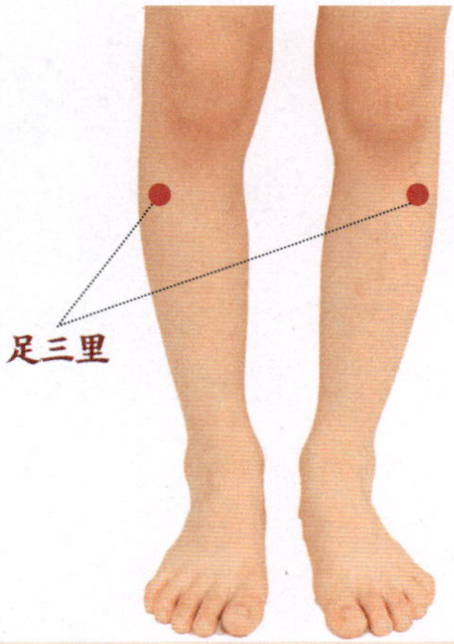

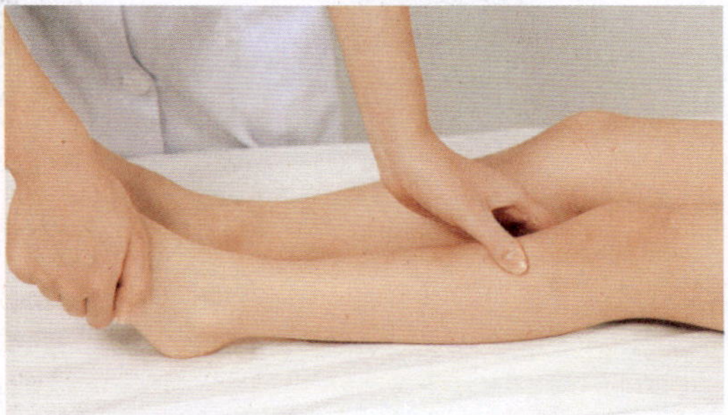

- 用拇指用力按压足三里穴1次，然后以顺时针方向揉按3次，称一按三揉，即1次。

时间： 2～3分钟。
频率： 30次/分钟。

5. 按揉上巨虚

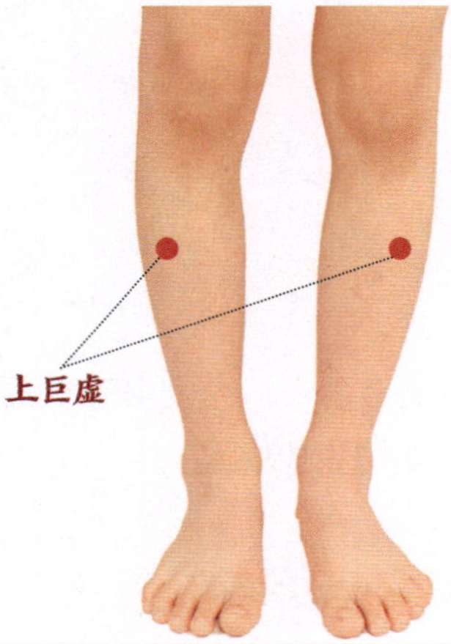

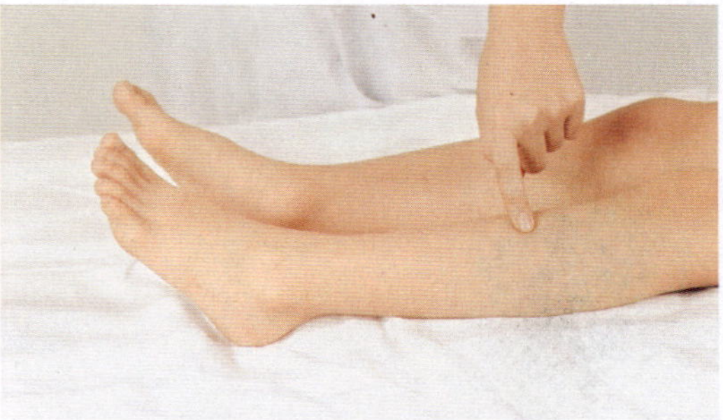

- 用食指指腹用力按压上巨虚穴1次，然后以顺时针方向揉按3次，称一按三揉，即1次。

次数： 100～300次。
频率： 150～200次/分钟。

小儿便秘 大便燥结难排出

小儿便秘是指小儿1周内排便次数少于3次的病症。新生儿正常排便为出生1周后1天排便4～6次，3～4岁的小儿1天排便1～2次为正常。严重便秘可能会影响儿童的记忆力和智力发育，还可能导致遗尿、大小便失禁等症状。

1. 揉天枢

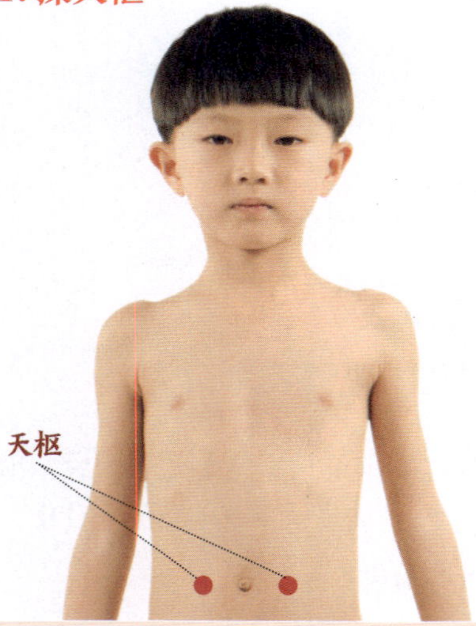

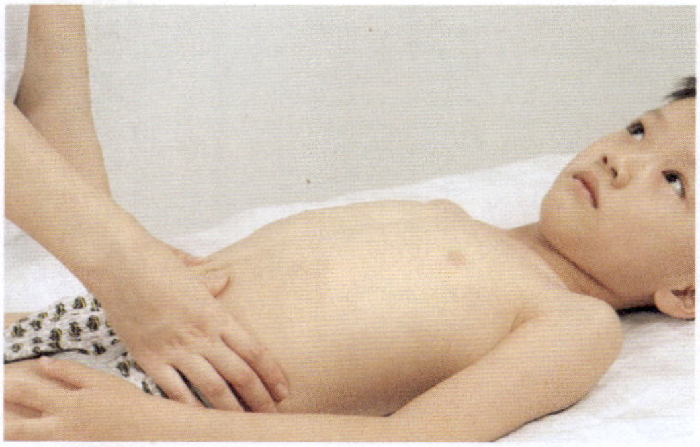

- 将拇指指腹按压在天枢穴上，以顺时针方向揉按，力度由轻至重，以有酸胀感为宜。

时间： 1分钟。
频率： 50～100次/分钟。

2. 揉合谷

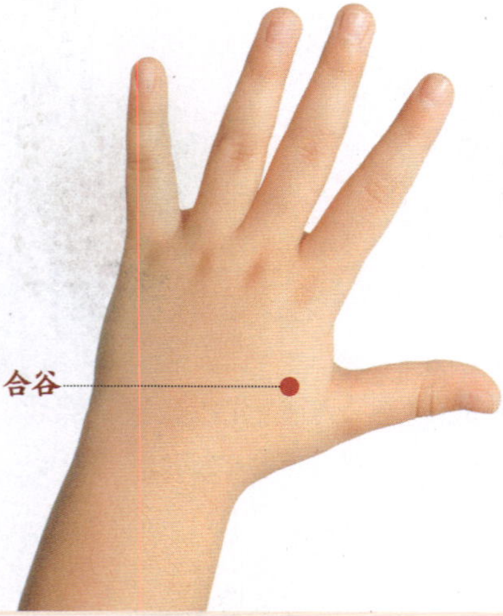

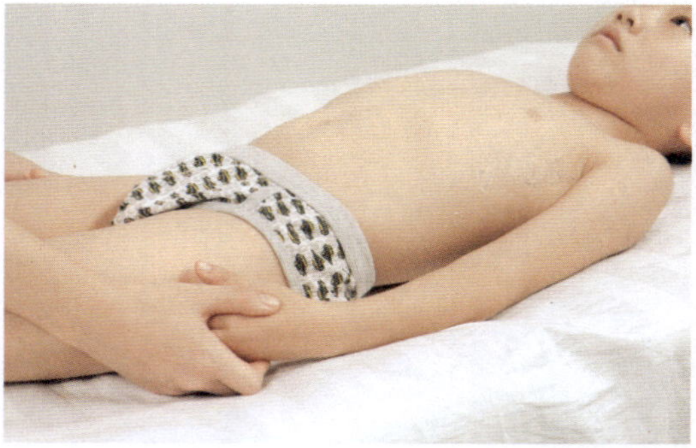

- 用拇指指腹点揉合谷穴，力度由轻至重，手法连贯，以有酸胀感为宜。

时间： 1分钟。
频率： 150～200次/分钟。

3. 按揉足三里

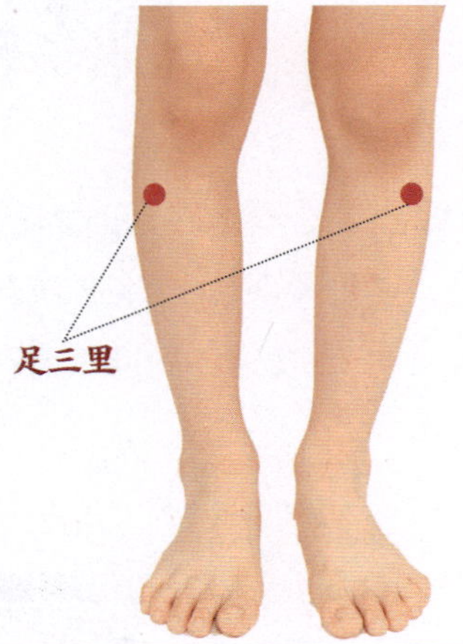

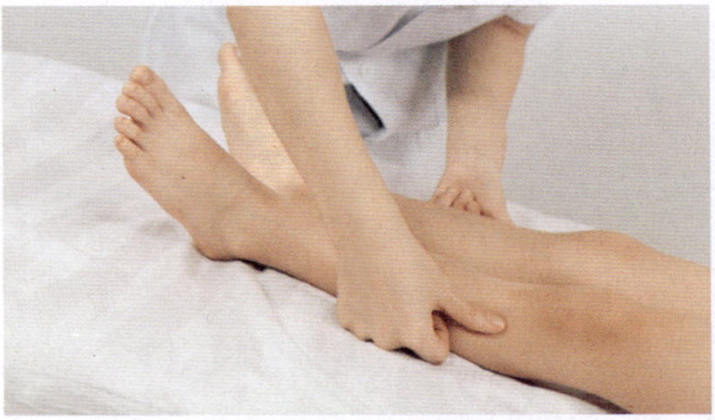

- 用拇指用力按压足三里穴1次，然后以顺时针方向揉按3次，称一按三揉，即1次。

时间： 1分钟。

频率： 30次/分钟。

4. 清大肠

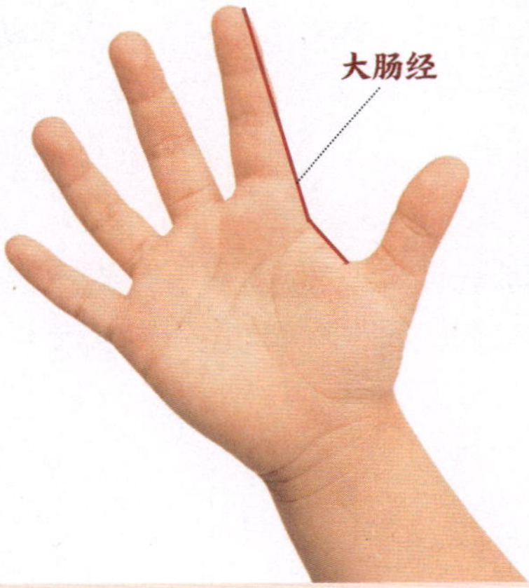

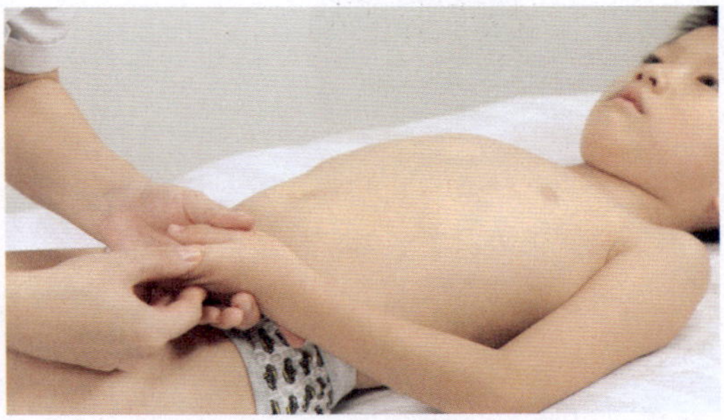

- 用一手拇指从小儿的虎口直线推向食指指尖为清，称清大肠。

次数： 10次。

频率： 150~200次/分钟。

5. 按揉大肠俞

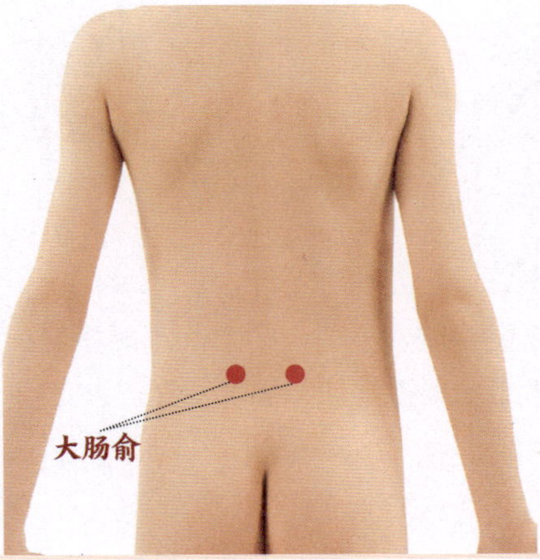

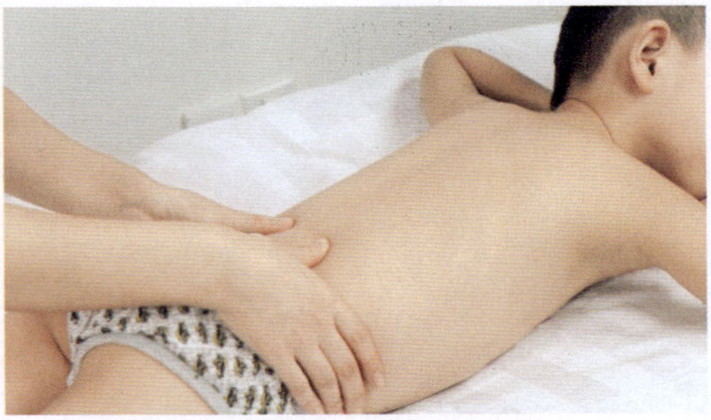

- 用拇指指端按压在大肠俞穴上，顺时针方向做回旋揉动，力度一般由轻至重。

时间： 1分钟。

频率： 80~100次/分钟。

小儿腹泻 肠鸣便稀免疫差

小儿腹泻是小儿常见病之一，多见于2岁以下的婴幼儿。本病可由饮食不当或肠道细菌感染或病毒感染引起，以大便次数增多、腹胀肠鸣、粪便酸腐臭秽，或粪质稀薄及出现黏液等为主要临床表现。严重者可导致身体脱水、酸中毒等现象。

1. 摩神阙

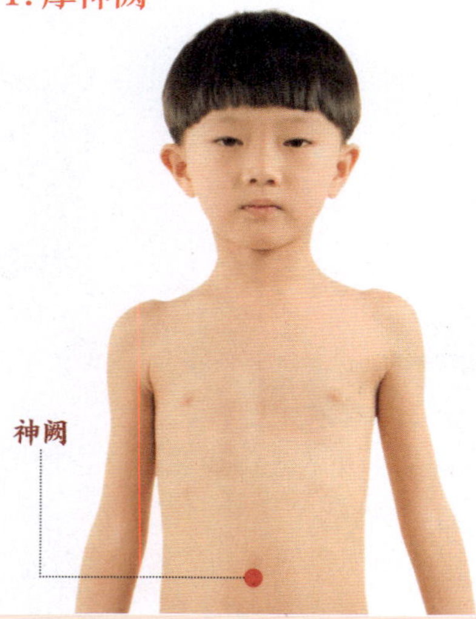

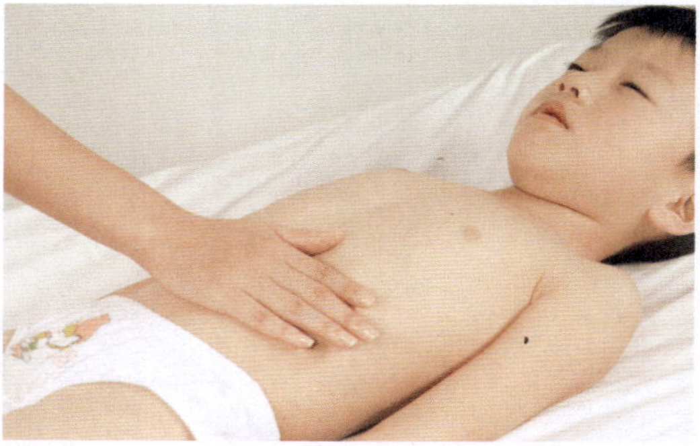

● 把手掌放在神阙穴上，手掌不要紧贴皮肤，在皮肤表面以顺时针方向做回旋摩动。

时间： 5分钟。

频率： 150～200次/分钟。

2. 按揉中脘

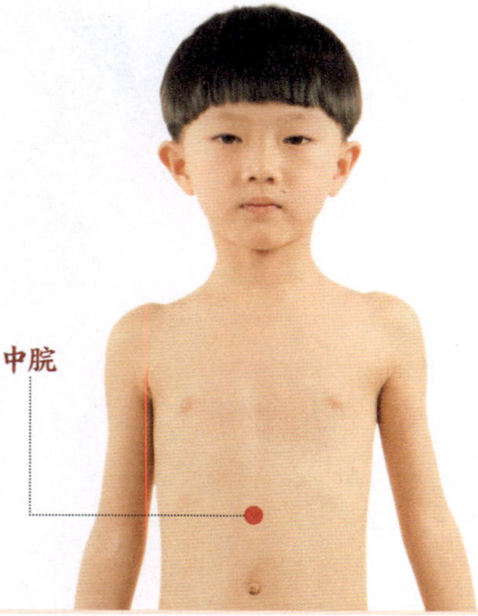

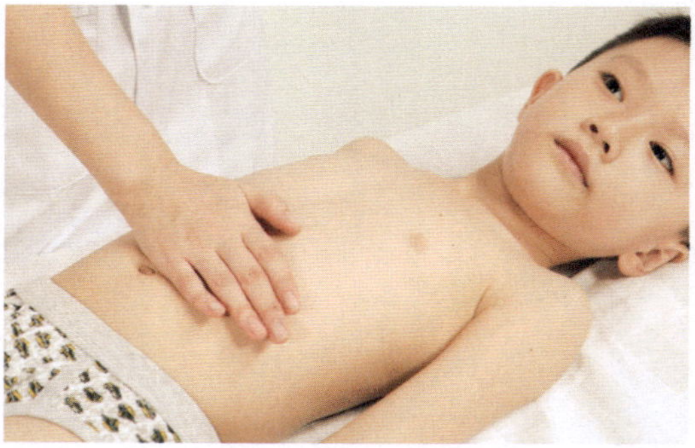

● 手掌紧贴中脘穴，与穴位之间不能移动，而皮下组织要被揉动，幅度逐渐扩大。

次数： 20～30次。

频率： 150～200次/分钟。

3. 揉天枢

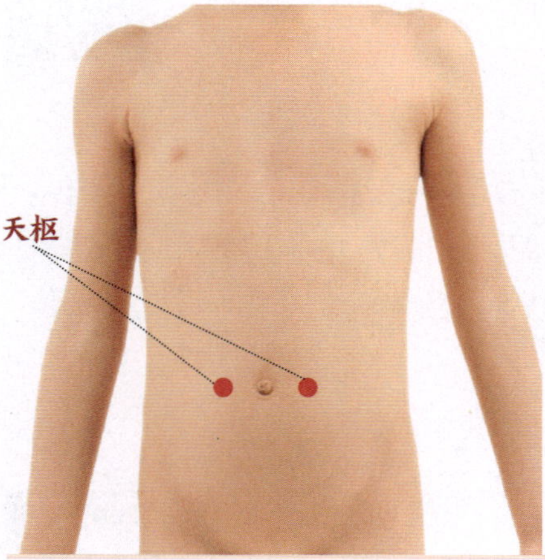

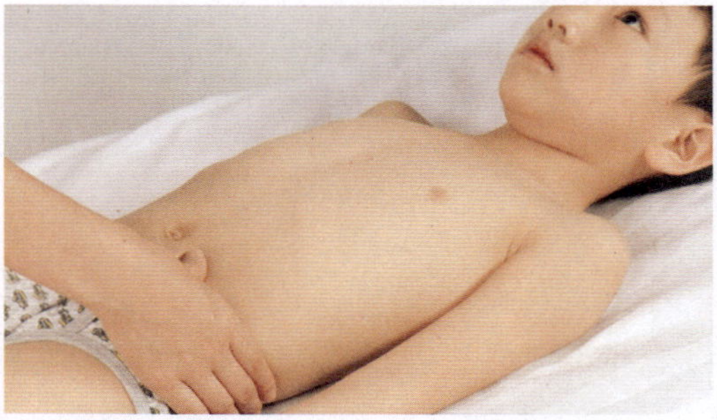

- 将拇指指腹按压在天枢穴上，以顺时针方向揉按，以有酸胀感为宜。

次数： 20～30次。
频率： 50～100次/分钟。

4. 按揉足三里

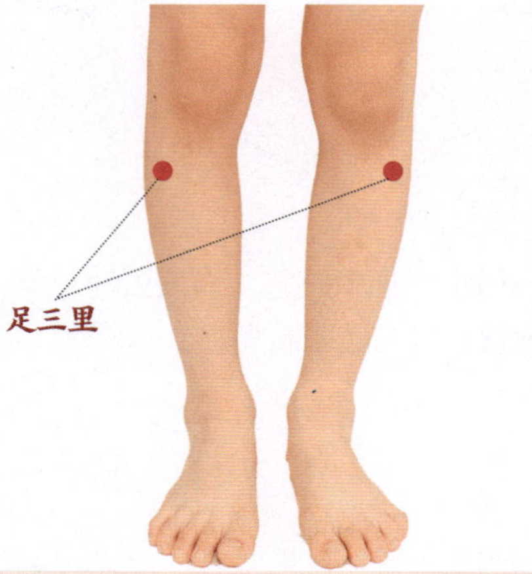

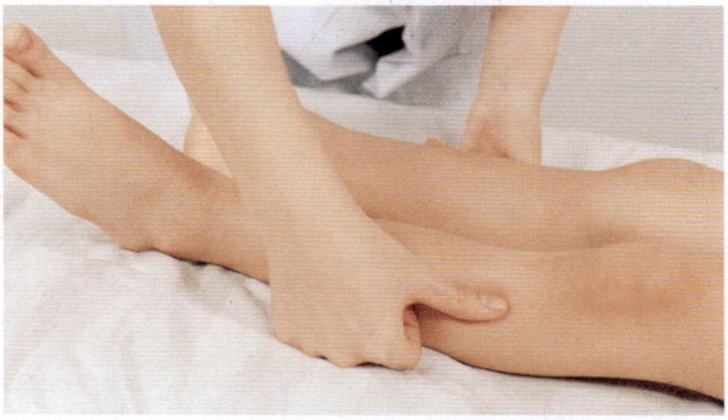

- 用拇指用力按压足三里穴1次，然后以顺时针方向揉按3次，称一按三揉，即1次。

次数： 20～30次。
频率： 30次/分钟。

5. 按揉脾俞

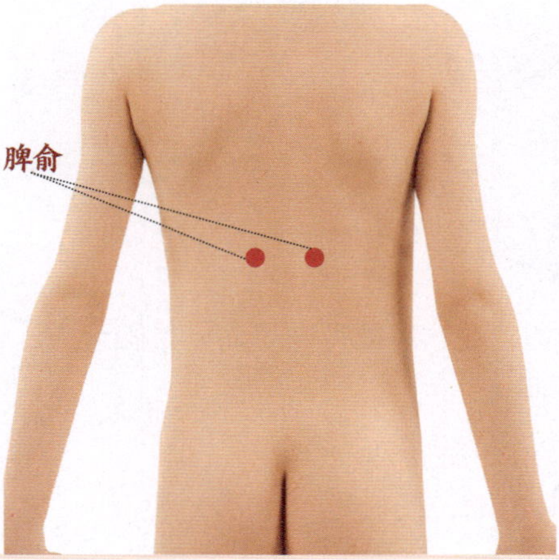

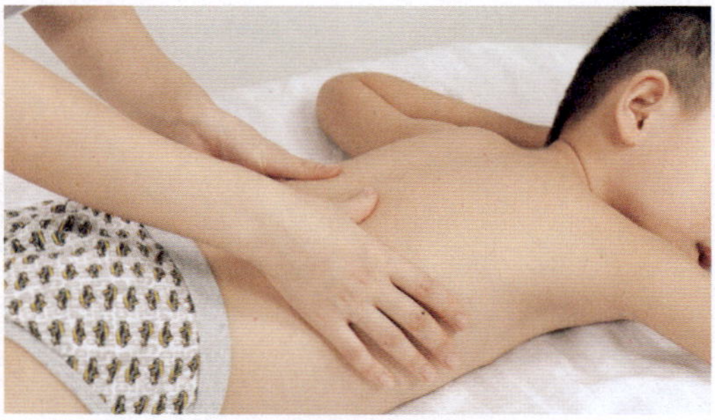

- 用拇指指端点按脾俞穴，顺时针、逆时针方向依次揉按，力度由轻至重再至轻。

时间： 5分钟。
频率： 50～100次/分钟。

小儿流涎症 口角流涎唾液多

小儿流涎症，俗称“流口水”，是一种唾液增多的症状。本病多见于6个月至1岁半的小儿，其原因有生理和病理两种。病理因素常见于口腔和咽部黏膜炎症、面神经麻痹、脑炎后遗症等，吞咽不利也可导致流涎。

1. 按揉中脘

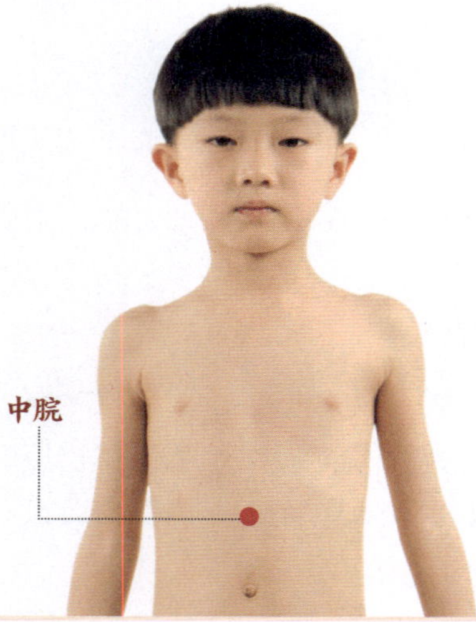

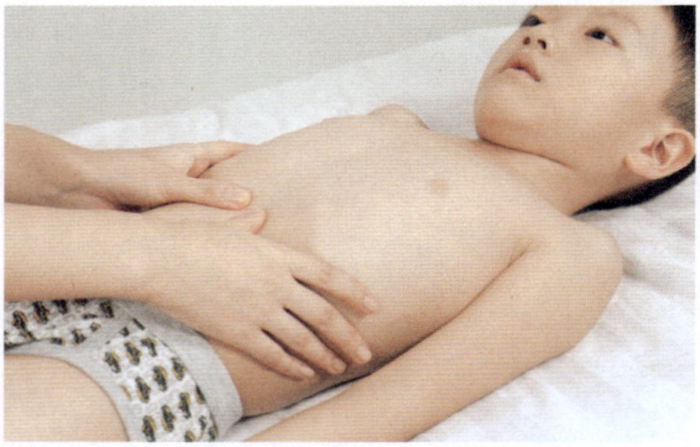

- 用拇指指腹按揉中脘穴，力度由轻至重，手法连贯，以有酸胀感为宜。

时间： 2~3分钟。

频率： 150~200次/分钟。

2. 推脾经

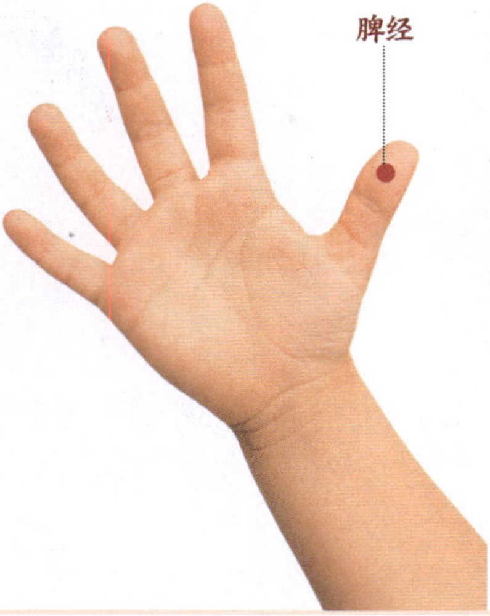

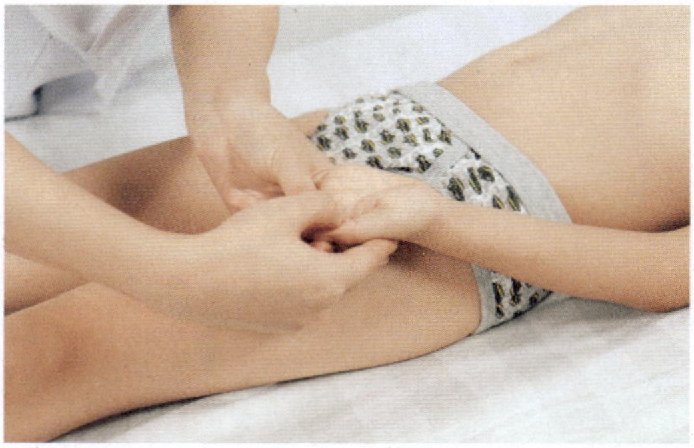

- 将拇指屈曲，沿拇指螺纹面旋推脾经穴，力度适中。

时间： 2~3分钟。

频率： 150~200次/分钟。

3. 揉板门

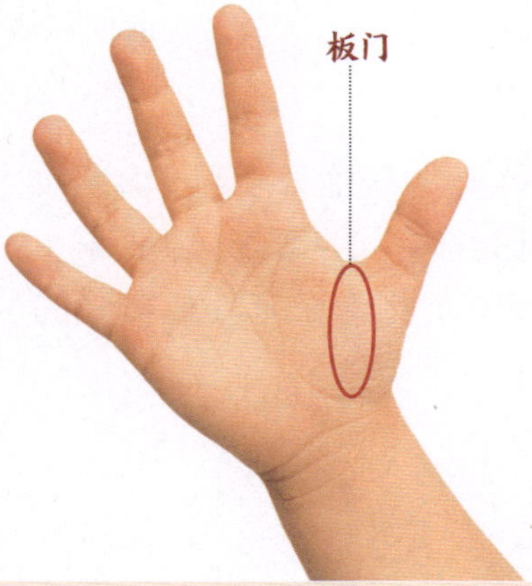

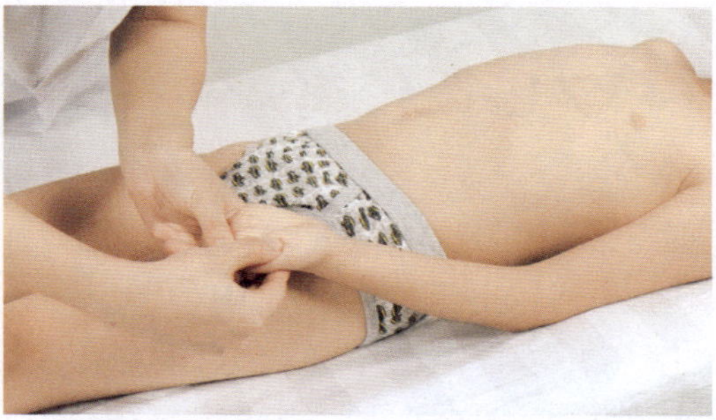

- 用拇指揉按大鱼际，称为揉板门，先顺时针方向揉，再自指根推向掌横纹。

时间： 2～3分钟。
频率： 150～200次/分钟。

4. 运外劳宫

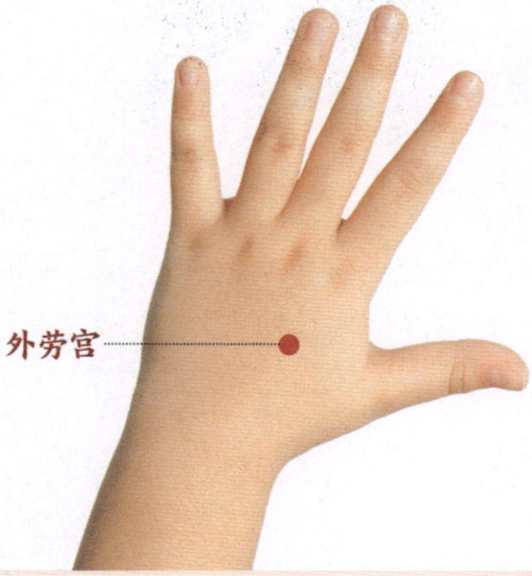

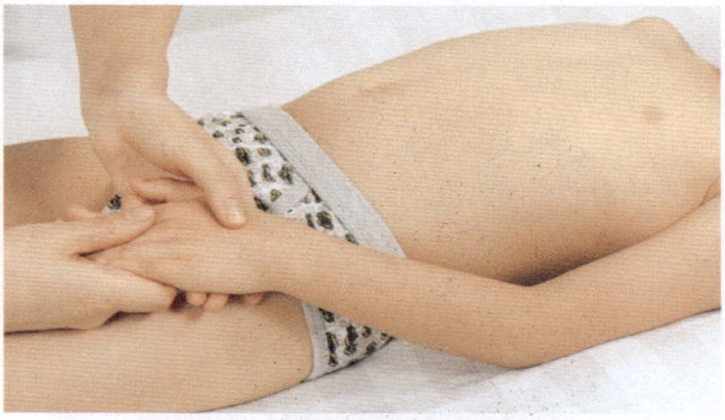

- 一手拇指顺时针方向揉按外劳宫穴，再用拇指指甲逐渐用力掐按外劳宫穴。

次数： 100次。
频率： 150～200次/分钟。

5. 推三关

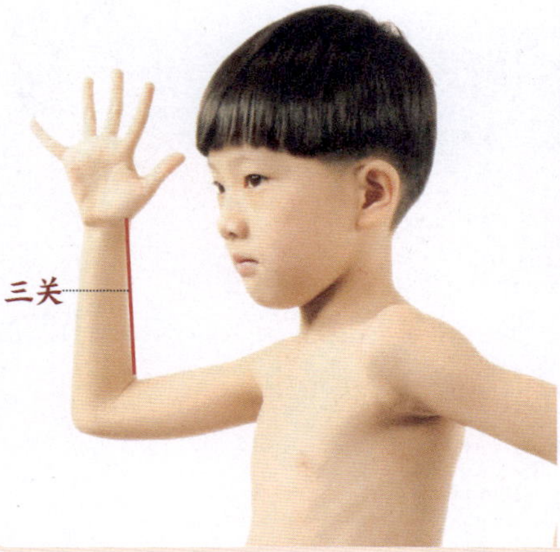

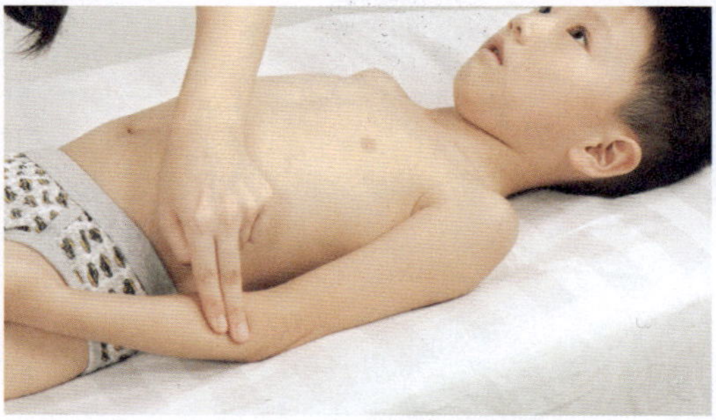

- 合并一手的食指、中指，用两指指腹从小儿手腕推向肘部。

次数： 100次。
频率： 150～200次/分钟。

小儿遗尿 先天不足常尿床

小儿遗尿是指小儿睡梦中小便自遗，醒后方觉的病症，多见于3岁以下的小儿。若3岁以上的小儿1个月内尿床次数达到3次以上，就属于不正常了，医学上称为“遗尿症”，一般男孩多于女孩。预防小儿遗尿应养成良好的卫生习惯。

1. 点按百会

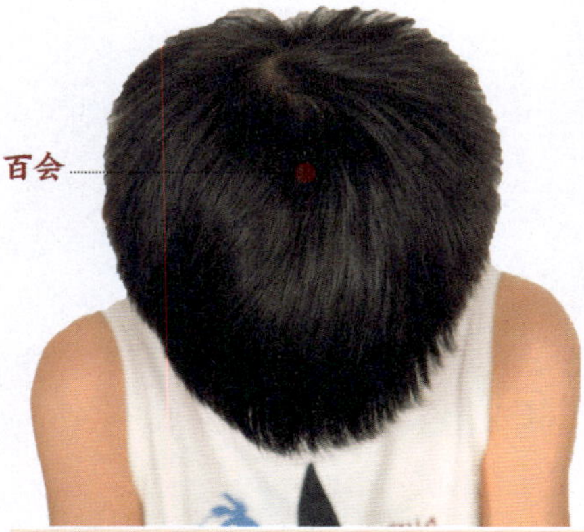

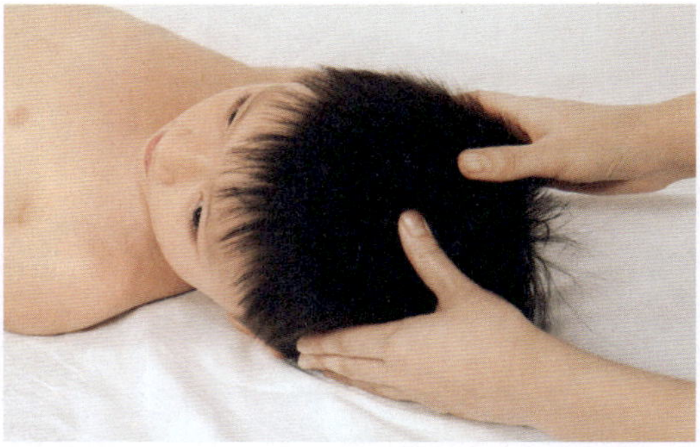

- 用拇指指腹按在头顶中央的百会穴，顺时针、逆时针方向依次揉按，每日2～3次。

时间： 2分钟。
频率： 80～100次/分钟。

2. 揉气海

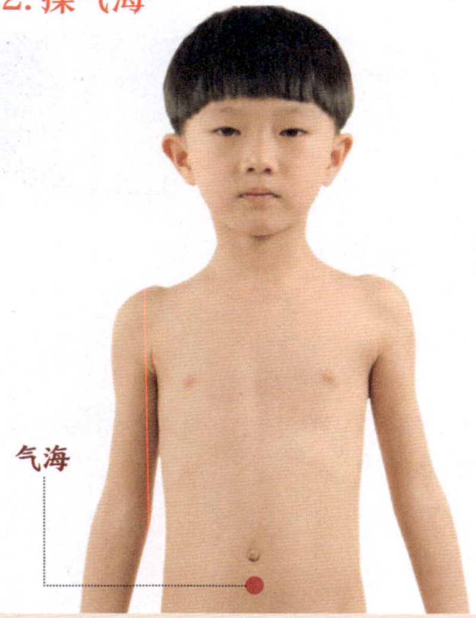

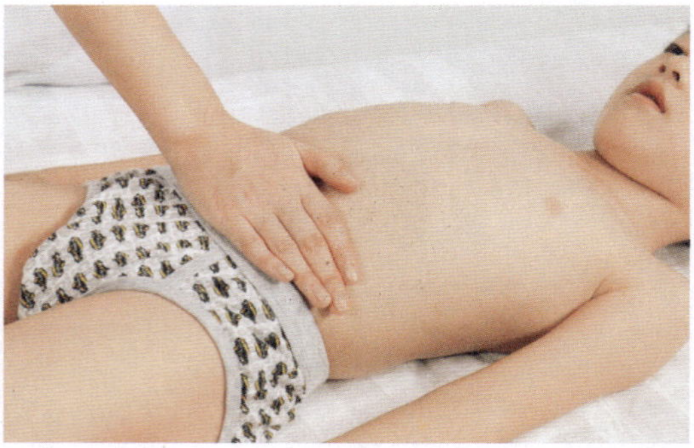

- 搓热手掌，将掌心按压在气海穴上，以顺时针方向揉按，力度适中。

次数： 50～80次。
频率： 80～100次/分钟。

3. 揉关元

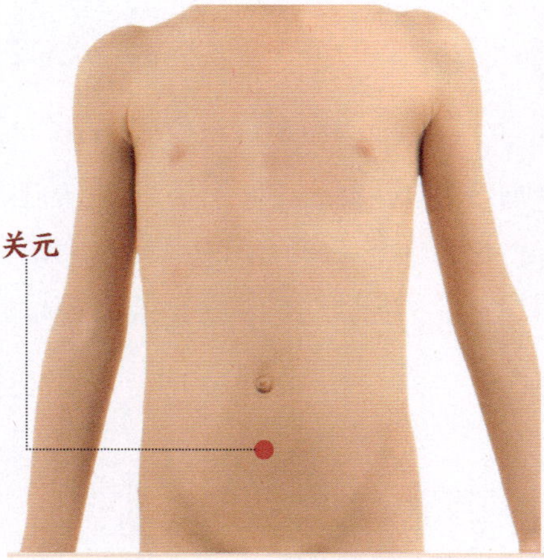

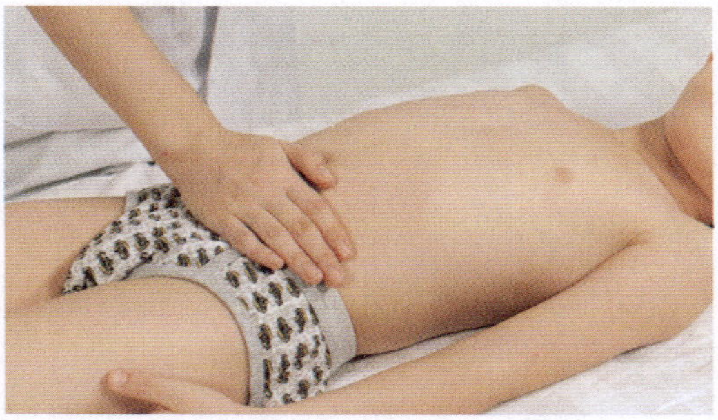

- 用手掌掌根处按压在关元穴上，以顺时针方向揉按，手法连贯。

次数： 50～80次。
频率： 80～100次/分钟。

4. 按揉脾俞

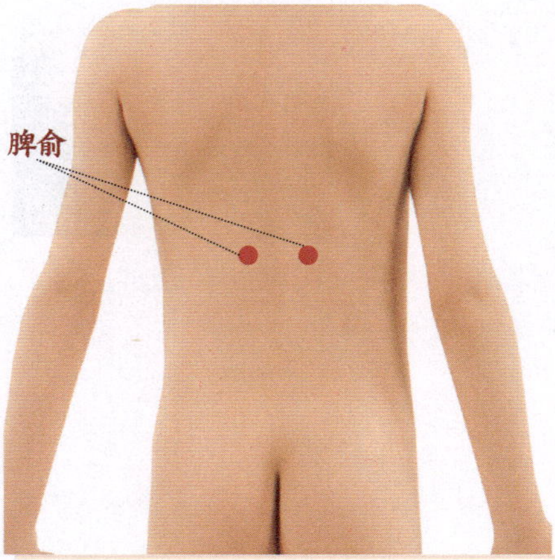

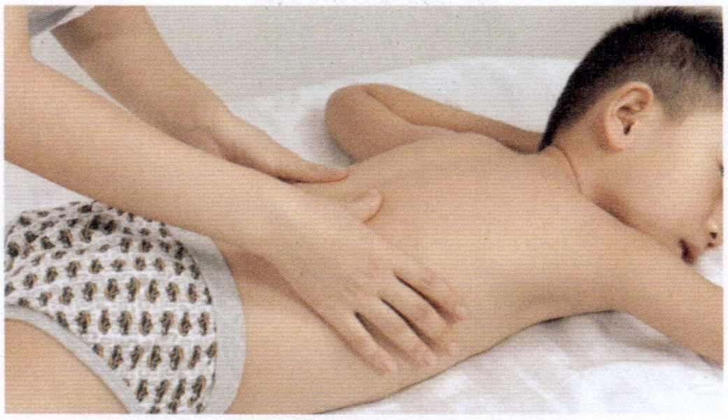

- 用拇指指端点按脾俞穴，顺时针、逆时针方向依次揉按，力度由轻至重再至轻。

时间： 1分钟。
频率： 50～100次/分钟。

5. 按揉肾俞

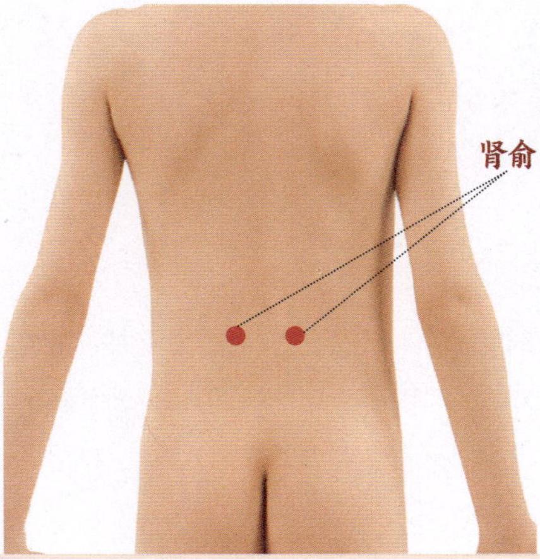

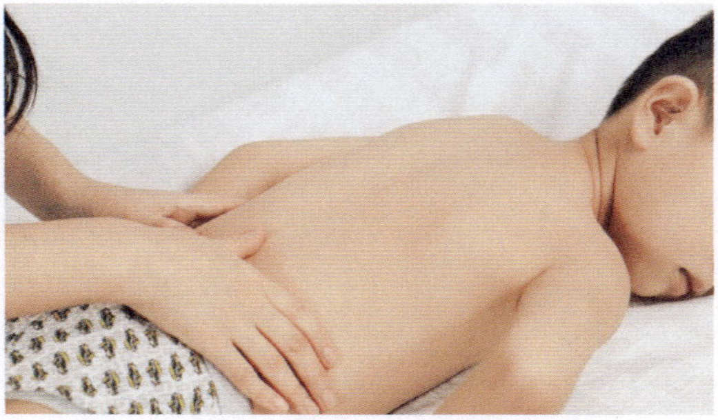

- 用拇指指端点按肾俞穴，顺时针、逆时针方向依次揉按，力度由轻至重再由重至轻。

时间： 1分钟。
频率： 50～100次/分钟。

小儿盗汗 自汗盗汗气阴虚

小儿盗汗是指小儿在睡熟时全身出汗，醒则汗止的病症。对于生理性盗汗一般不主张药物治疗，而是采取相应措施，去除生活中导致汗出的因素。中医认为，汗为心液，若盗汗长期不止，心肾元气耗伤将十分严重，多主张积极治疗其病的根源。

1. 清天河水

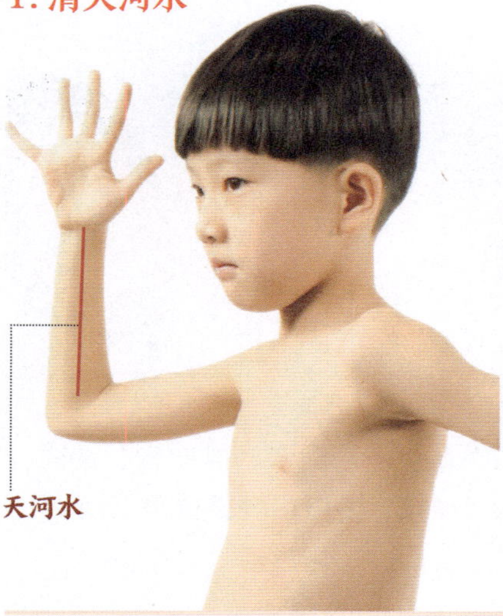

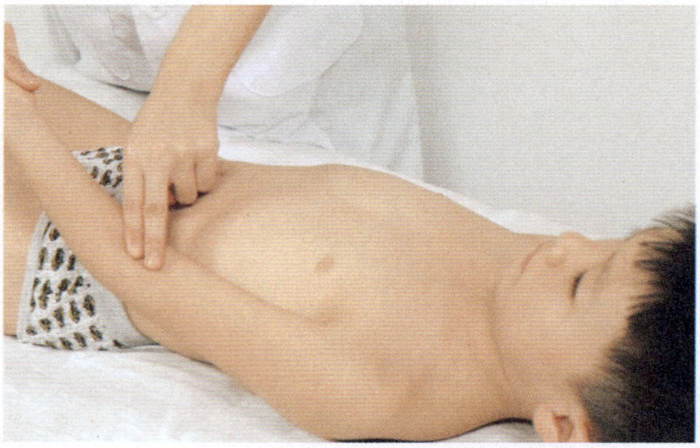

- 将食指和中指并拢，用指腹自腕推至肘，快速推摩天河水，力度适中。

次数： 200次。
频率： 150～200次/分钟。

2. 揉小天心

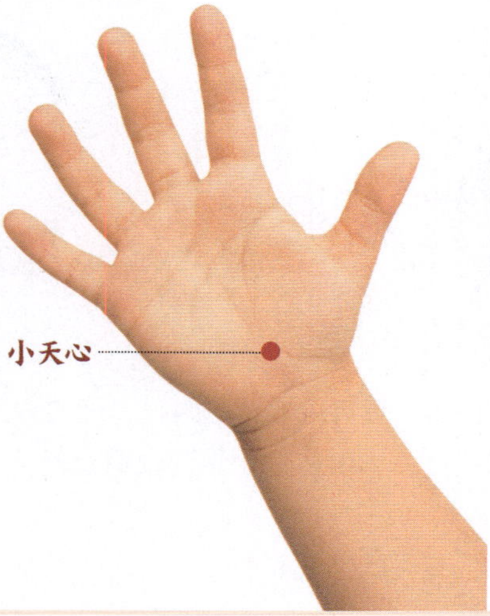

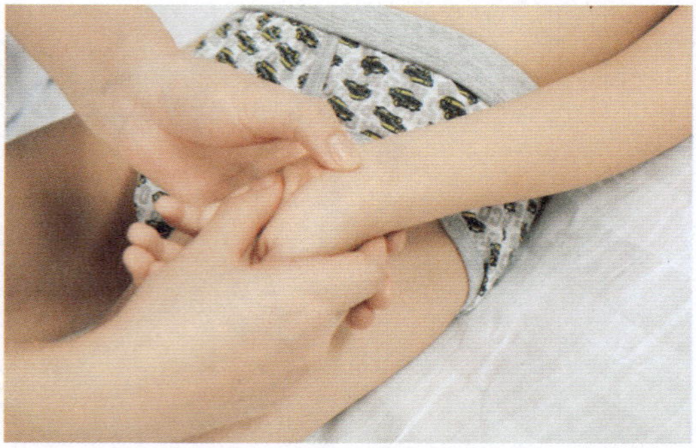

- 一手持小儿四指，用另一手的食指、中指指端揉按小天心，再用拇指指甲逐渐用力掐按。

次数： 100次。
频率： 50～100次/分钟。

3. 清肾经

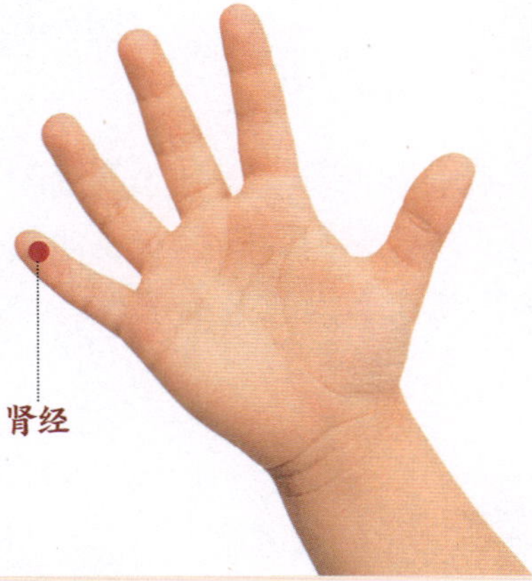

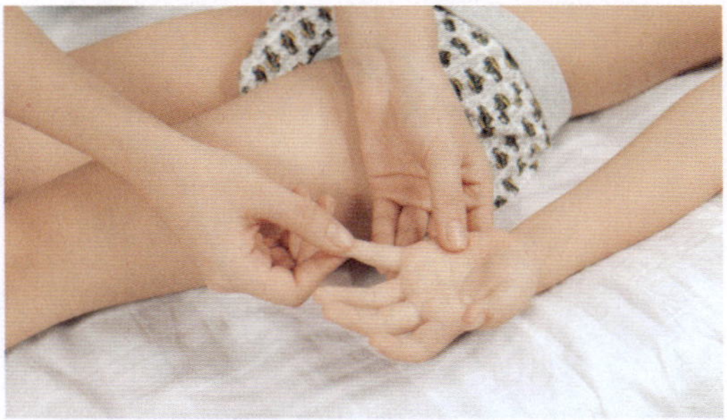

- 用拇指指腹自小儿小指指尖推到指根，力度由轻至重再至轻。

次数：200次。

频率：150～200次/分钟。

4. 推脾经

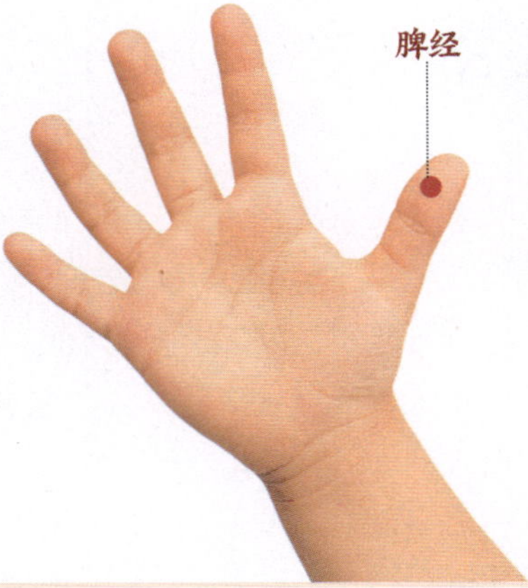

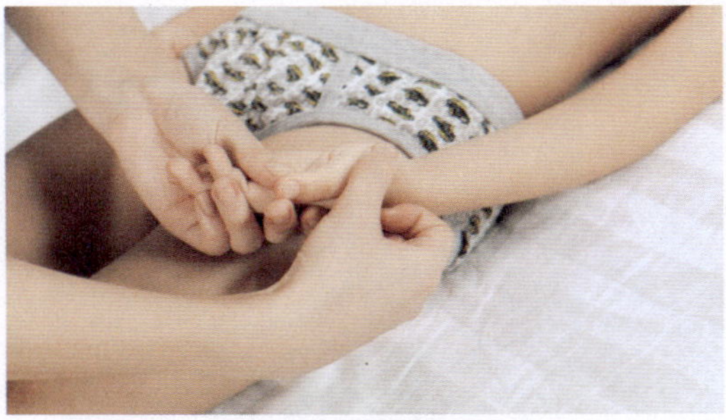

- 将拇指屈曲，循拇指桡侧缘由小儿的指尖向指根方向直推，力度适中。

次数：100次。

频率：150～200次/分钟。

5. 揉按神门

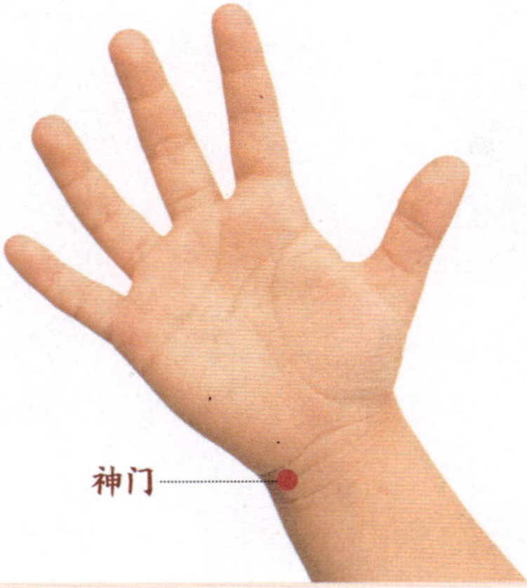

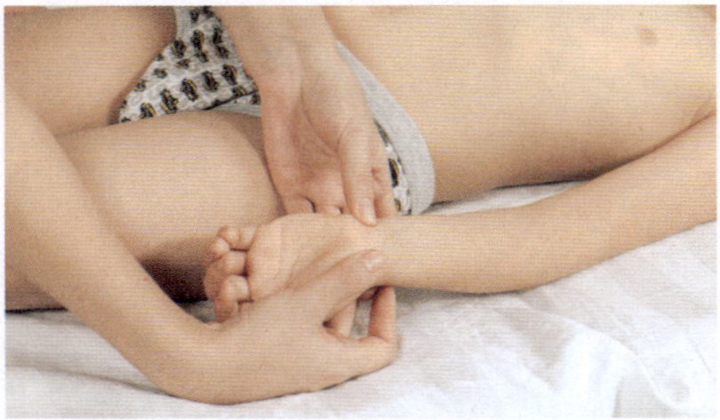

- 用拇指沿顺时针方向揉按神门穴，力度适中，手法连贯，以有酸胀感为宜。

次数：100次。

频率：50～100次/分钟。

小儿失眠 睡眠不安易惊醒

小儿失眠是指小儿经常性睡眠不安或难以入睡、易醒等，导致小儿睡眠不足的病症。患儿常伴有精神状况不佳、反应迟钝、疲劳乏力等问题。婴幼儿失眠的原因一般是饥饿或过饱、睡前过度兴奋或环境嘈杂、因与亲密抚养者分离而产生焦虑等。

1. 按压内关

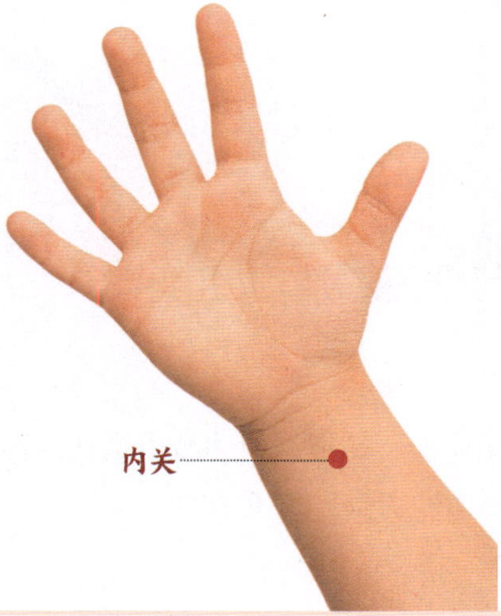

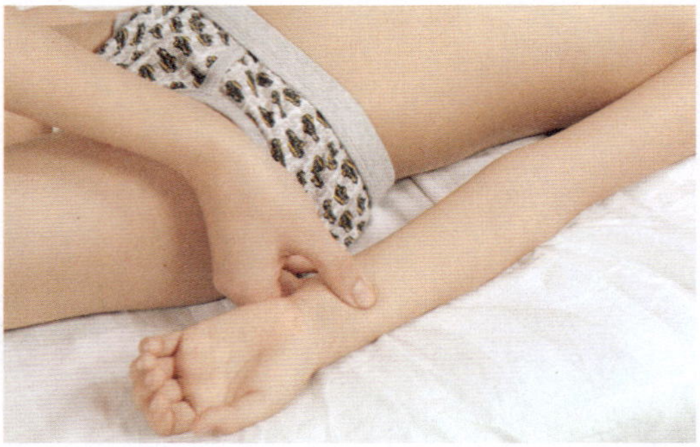

- 将拇指指腹放在内关穴上，用力按压，双手交替进行，手法连贯，以有酸胀感为宜。

时间： 2～3分钟。
频率： 150～200次/分钟。

2. 揉按神门

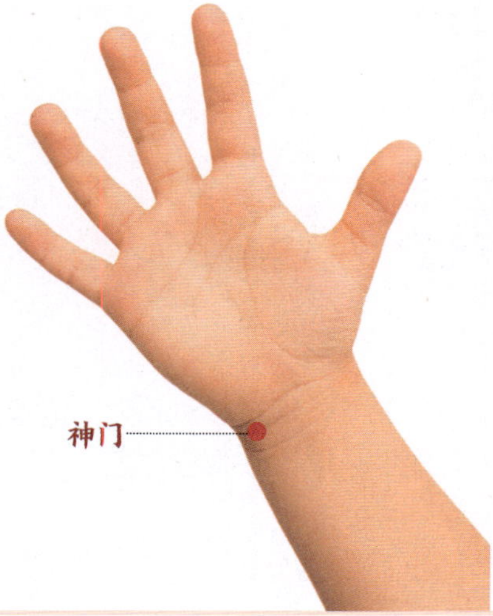

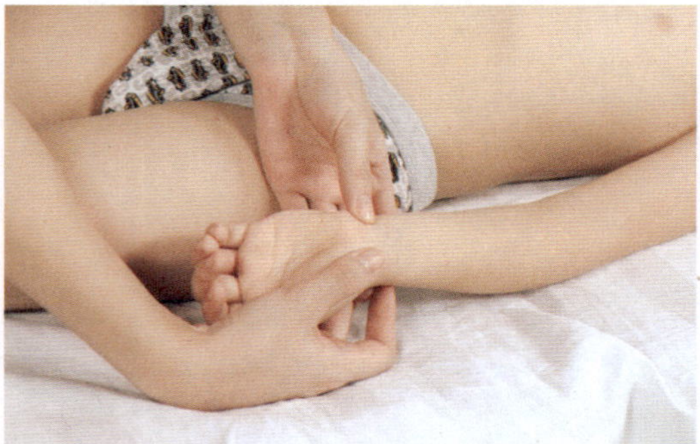

- 用拇指沿顺时针方向揉按神门穴，力度由轻至重，手法连贯，以有酸胀感为宜。

时间： 1分钟。
频率： 50～100次/分钟。

3. 按揉太冲

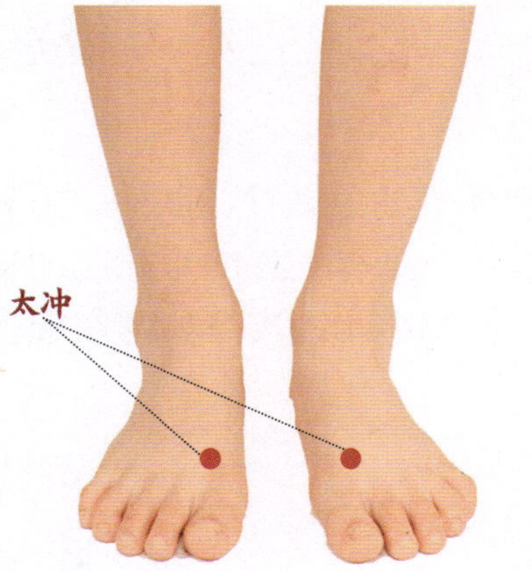

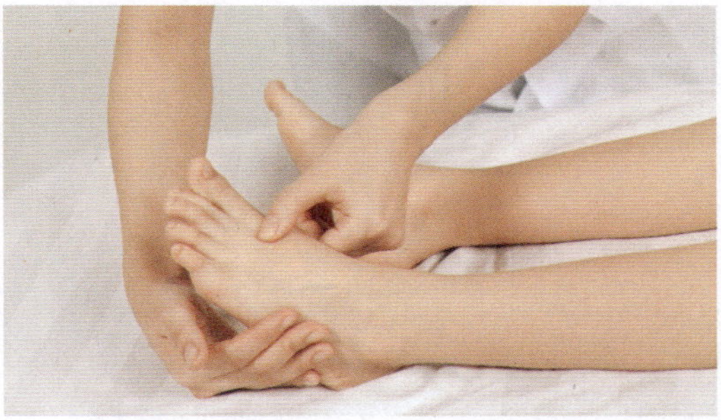

- 先以拇指指腹按揉太冲穴，再用拇指指腹推揉太冲穴。

时间： 3分钟。
频率： 150～200次/分钟。

4. 按压太溪

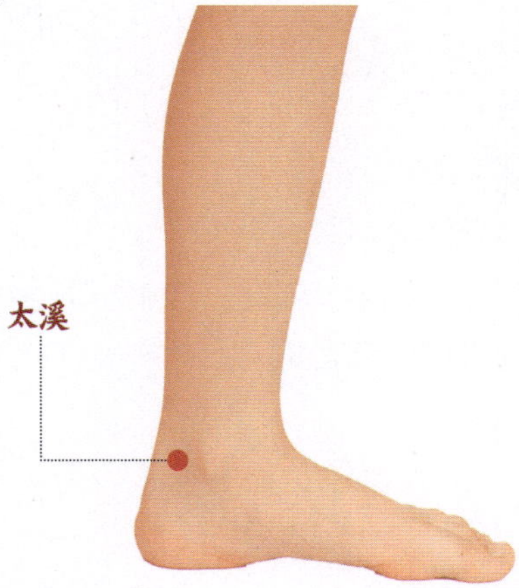

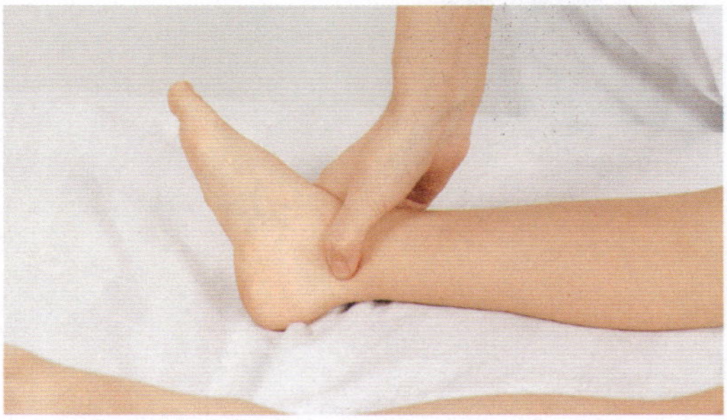

- 将拇指指腹放于太溪穴上，微用力按压，以局部有酸胀感为宜。

时间： 3分钟。
频率： 150～200次/分钟。

5. 顶按失眠点

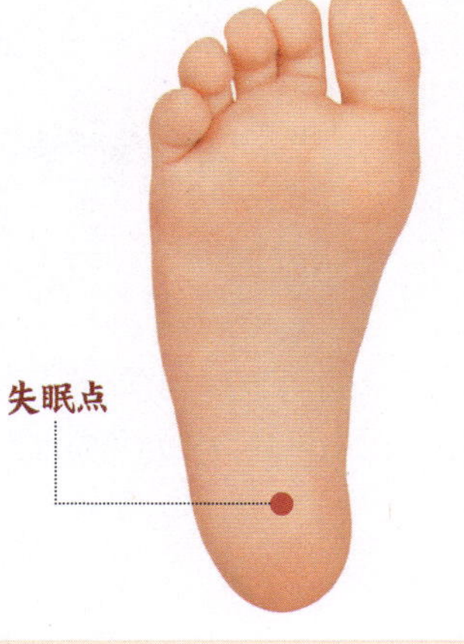

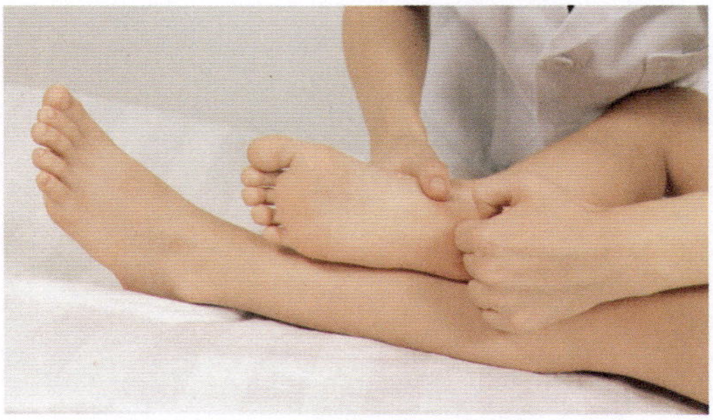

- 手握成拳头，用力顶按失眠点，力度由轻至重，手法连贯，以有酸胀感为宜。

次数： 50次。
频率： 50～100次/分钟。

小儿湿疹 皮肤出疹多湿热

小儿湿疹是一种变态反应性皮肤病，即平常说的过敏性皮肤病，主要是对食入物、吸入物或接触物不耐受或过敏所致。患有湿疹的小儿起初皮肤发红出现皮疹，继之皮肤变得粗糙、脱屑，抚摸小儿的皮肤如同在触摸砂纸一样。

1. 按揉曲池

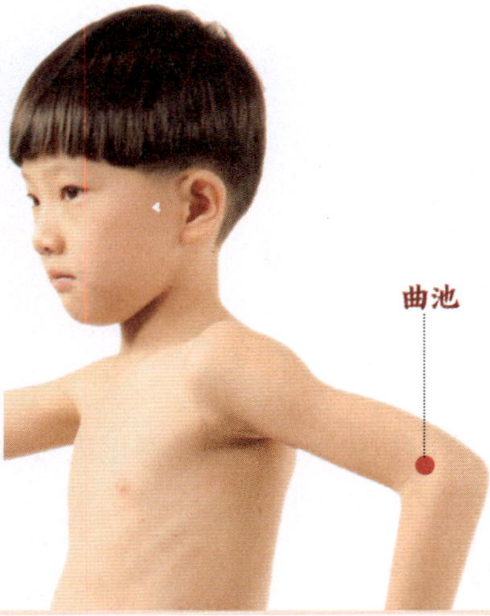

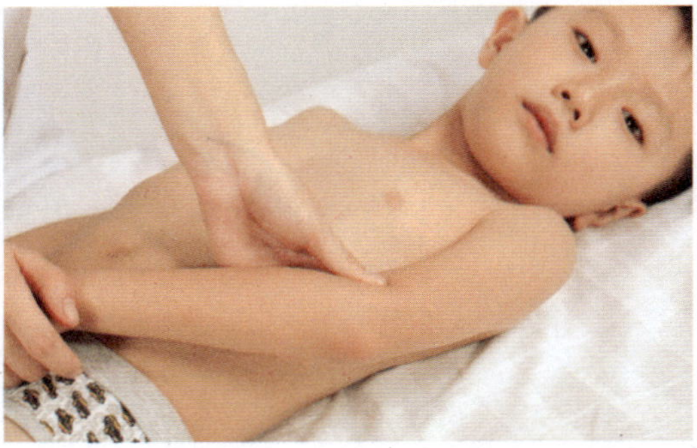

- 一手抬起小儿的手，用另一手拇指指腹按揉曲池穴，力度由轻至重，以有酸胀感为宜。

时间： 3分钟。
频率： 150～200次/分钟。

2. 揉板门

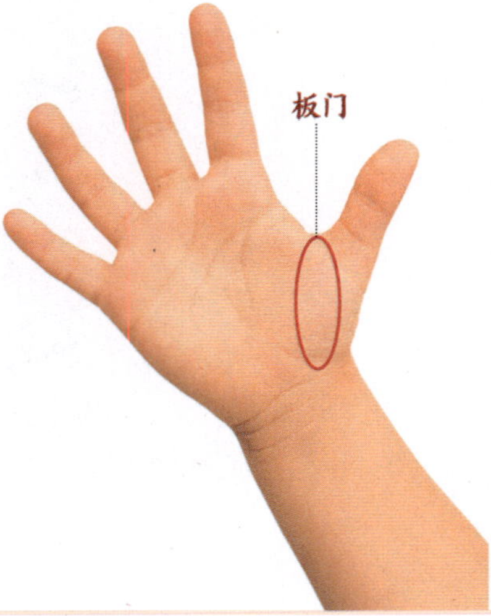

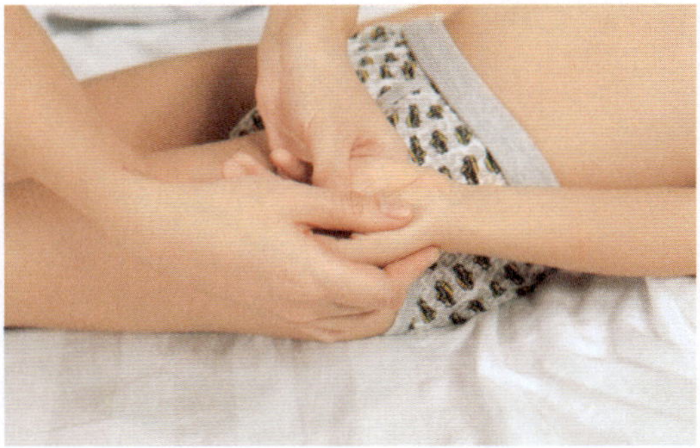

- 用拇指揉按小儿大鱼际，称为揉板门，先以顺时针方向揉，再用推法自指根推向横纹。

时间： 3分钟。
频率： 150～200次/分钟。

3. 按揉脾俞

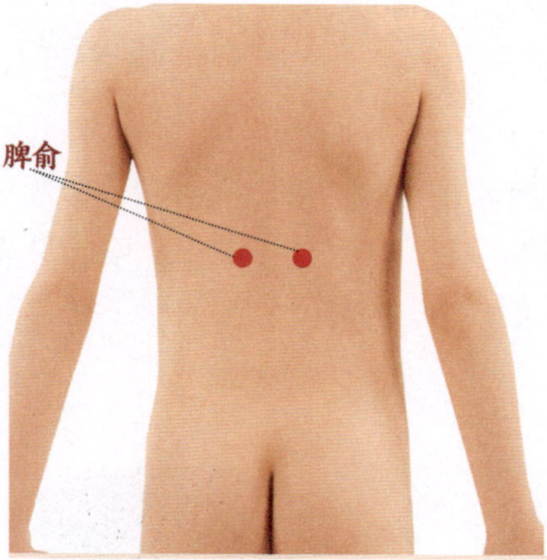

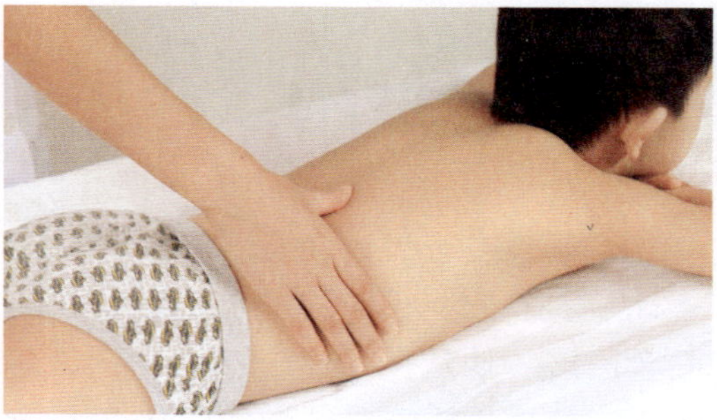

- 用拇指指端点按脾俞穴，顺时针、逆时针方向依次揉按，力度由轻至重再至轻。

次数：10～20次。

频率：50～100次/分钟。

4. 按揉足三里

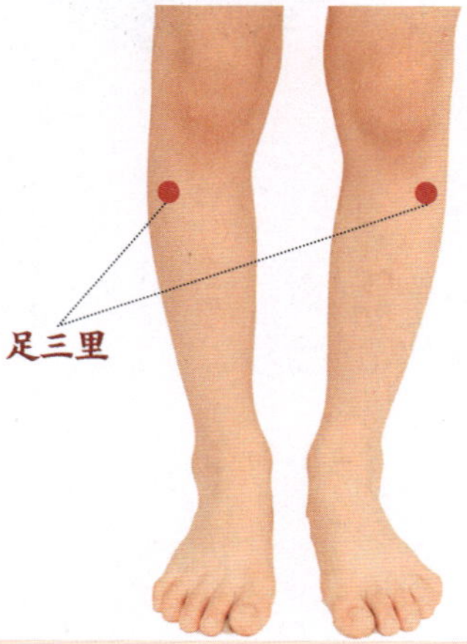

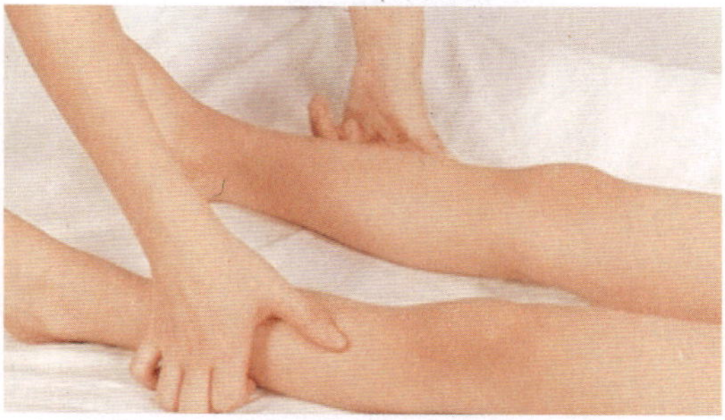

- 用拇指用力按压足三里穴1次，然后以顺时针方向揉按3次，称一按三揉，即1次。

时间：3分钟。

频率：30次/分钟。

5. 按揉胃俞

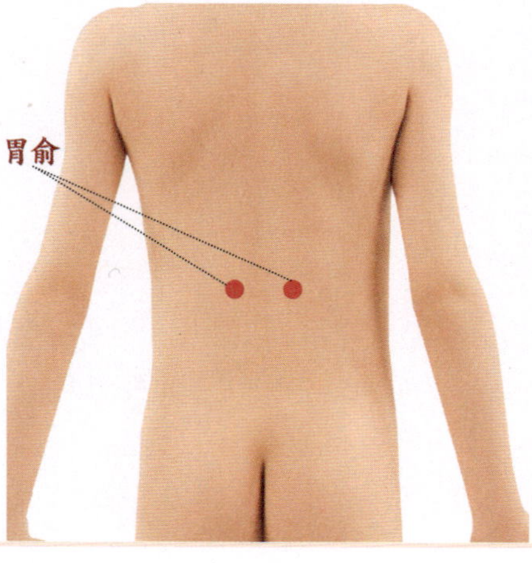

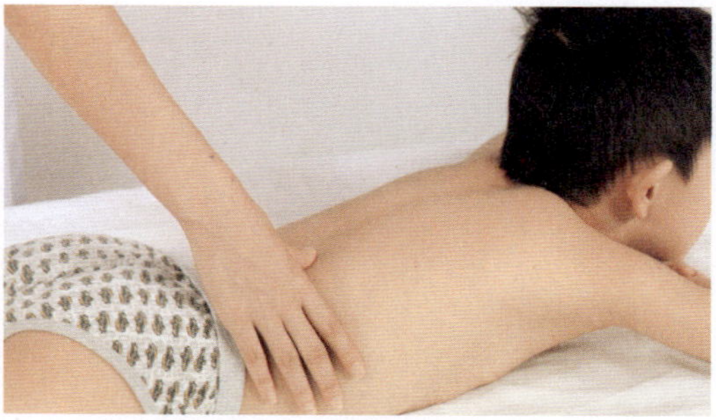

- 用拇指指端按压在胃俞穴上，做顺时针方向的回旋揉动。

时间：1分钟。

频率：50～100次/分钟。

小儿荨麻疹 红色斑块伴瘙痒

小儿荨麻疹是一种常见的过敏性皮肤病，患儿在接触过敏原的时候，其皮肤表面会出现一块块形状、大小不一的红色斑块，并伴有明显的瘙痒。引起荨麻疹的原因很多，花粉、灰尘，甚至一些食物都能成为过敏原。

1. 点揉风池

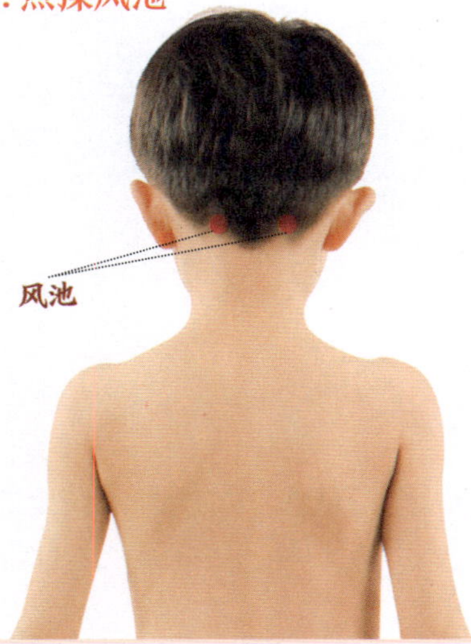

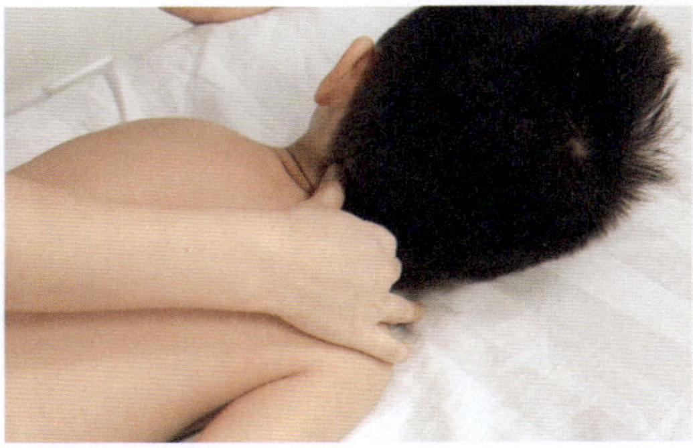

- 用拇指指腹点揉风池穴，力度由轻至重，手法连贯，以有酸胀感为宜。

时间： 2～3分钟。
频率： 50～100次/分钟。

2. 揉捏血海

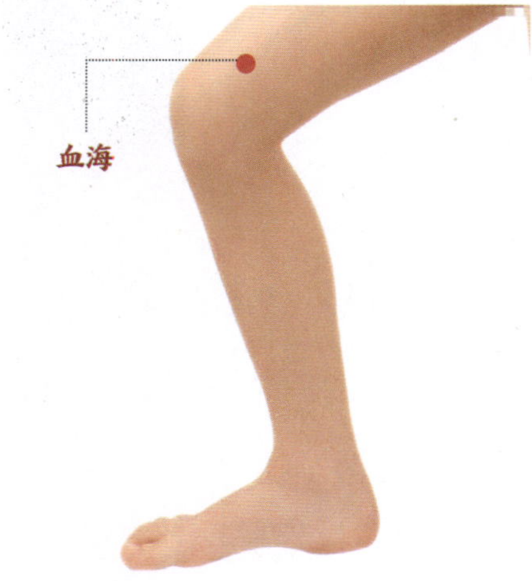

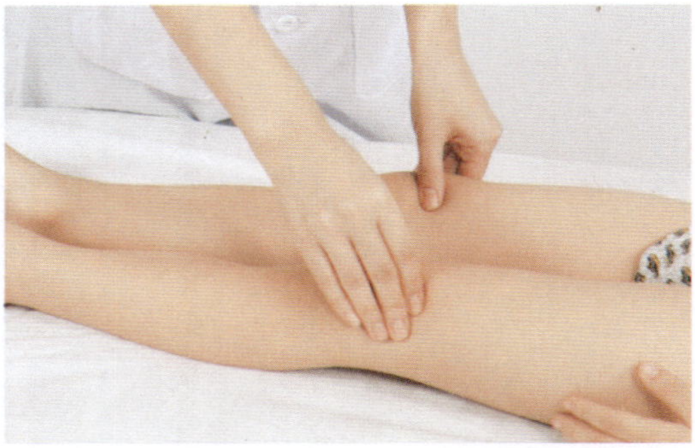

- 将拇指与食指、中指相对呈钳形，一紧一放揉捏血海穴，力度由轻至重，以有酸胀感为宜。

次数： 5～10次。
频率： 50～100次/分钟。

3. 按揉足三里

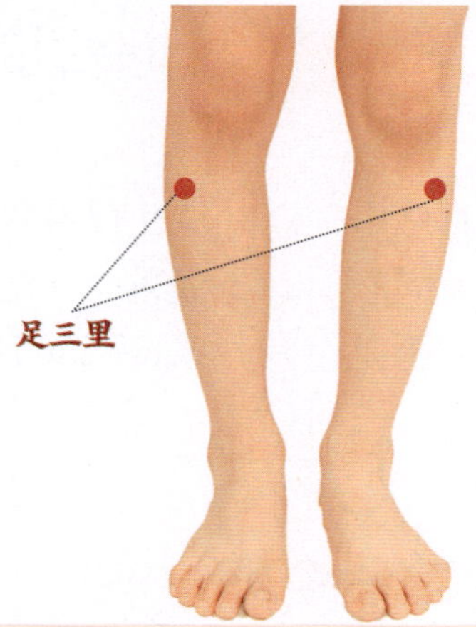

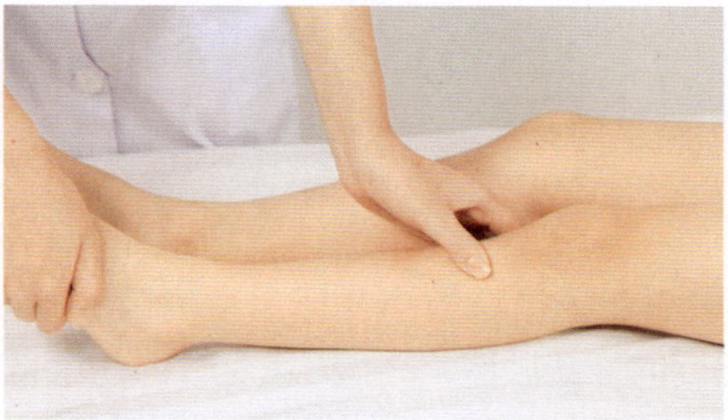

- 用拇指用力按压足三里穴1次，然后以顺时针方向揉按3次，称一按三揉，即1次。

次数： 50～100次。
频率： 30次/分钟。

4. 推脾经

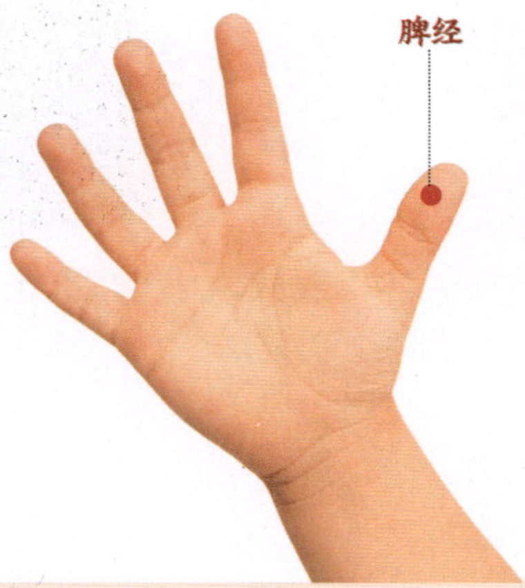

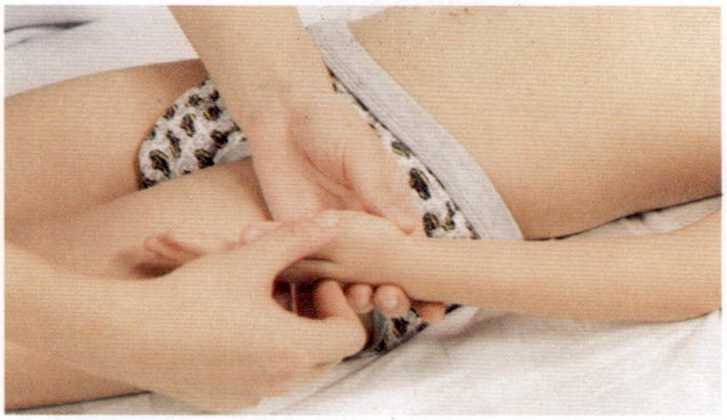

- 循拇指桡侧缘由小儿的指尖向指根方向直推，力度由轻至重。

时间： 3分钟。
频率： 150～200次/分钟。

5. 清大肠

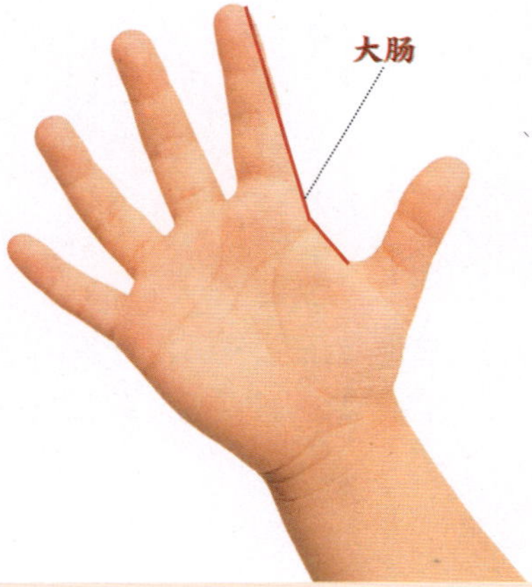

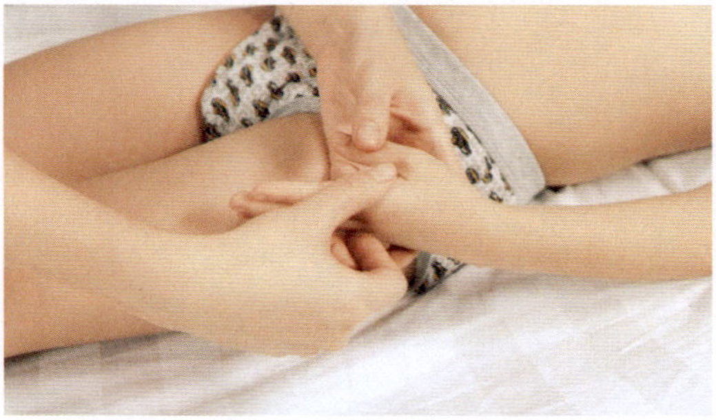

- 一手拇指螺纹面从小儿的虎口直推向食指指尖，称清大肠。

时间： 3分钟。
频率： 150～200次/分钟。

小儿牙痛 牙龈肿痛胃火盛

小儿牙痛是指小儿牙齿由内因或外因而引起的疼痛，痛时往往伴有不同程度的牙龈肿胀，一般6岁左右的儿童患病较多，因为乳牙开始脱落。一般来说，牙痛和龋齿有很大关系，而龋齿产生的主要原因是没有养成良好的卫生习惯。

1. 揉按缺盆

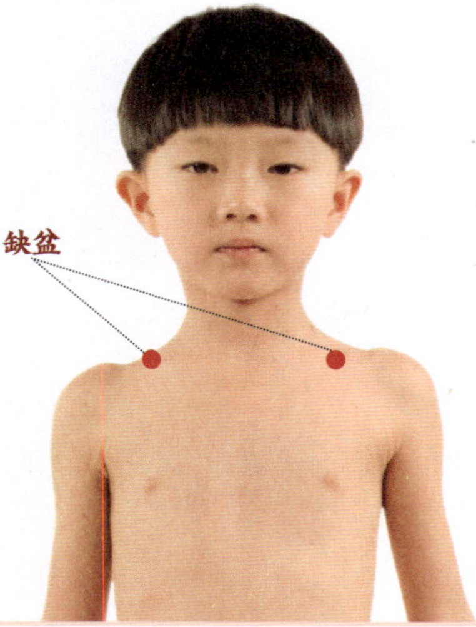

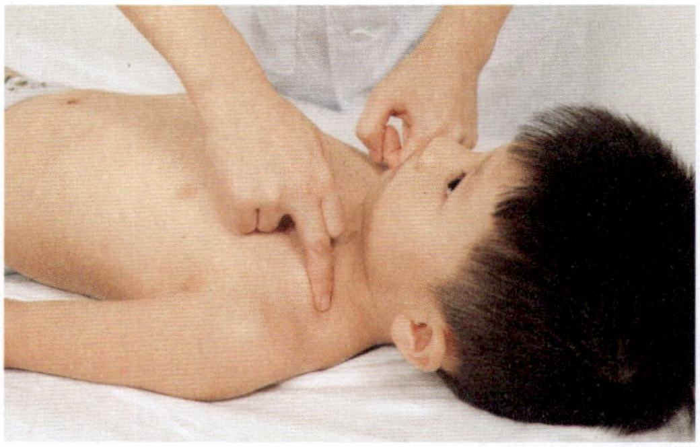

- 用中指指腹揉按缺盆穴，力度适中，手法连贯，以有酸胀感为宜。

时间： 1分钟。
频率： 60次/分钟。

2. 按揉足三里

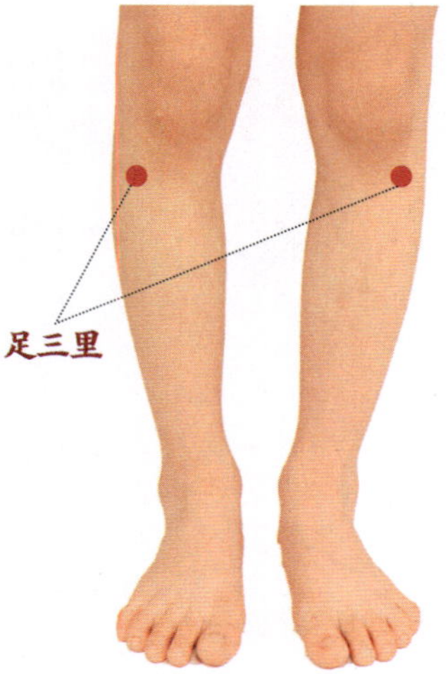

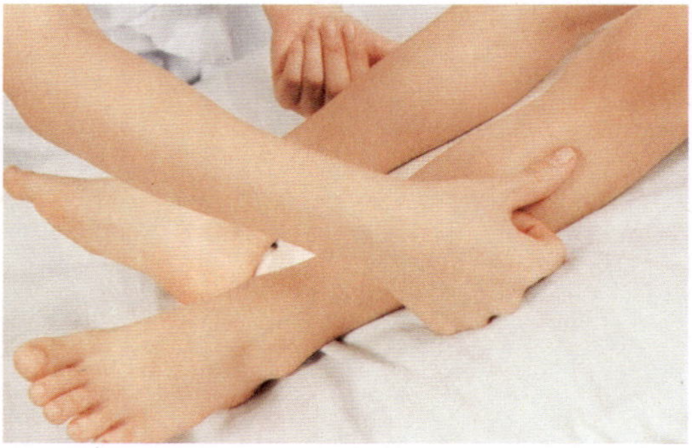

- 用拇指用力按压足三里穴1次，然后以顺时针方向揉按3次，称一按三揉，即1次。

时间： 3~5分钟。
频率： 30次/分钟。

3. 拿捏肩井

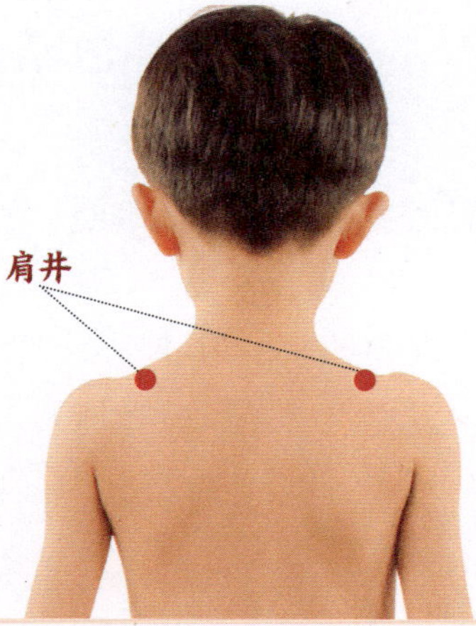

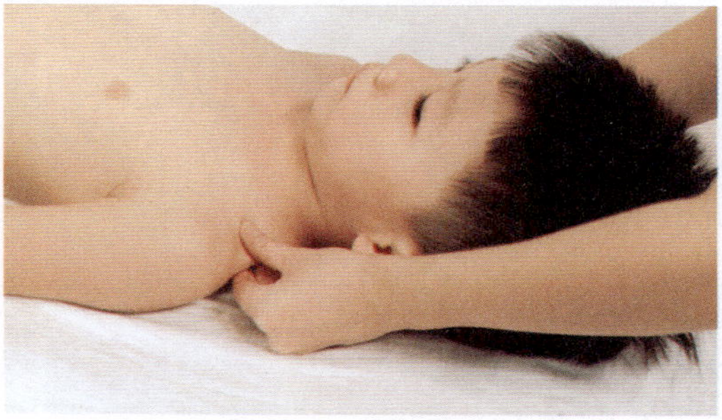

- 将拇指、食指、中指相对呈钳状，捏揉肩井穴，以有酸胀感为宜。

时间： 2~3分钟。
频率： 60次/分钟。

4. 揉合谷

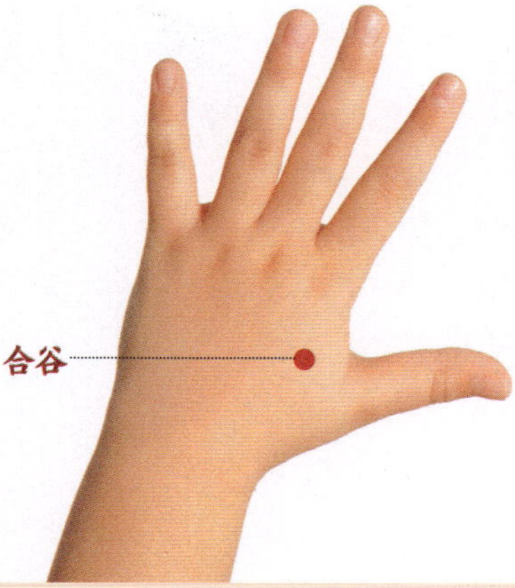

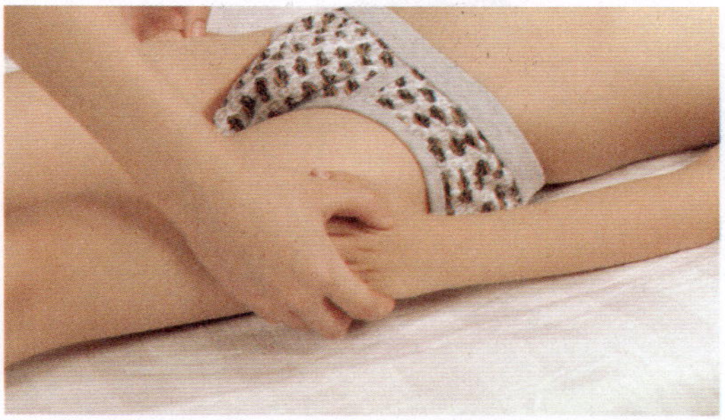

- 用拇指指腹点揉合谷穴，力度由轻至重，手法连贯，以有酸胀感为宜。

时间： 2~3分钟。
频率： 150~200次/分钟。

5. 掐按太溪

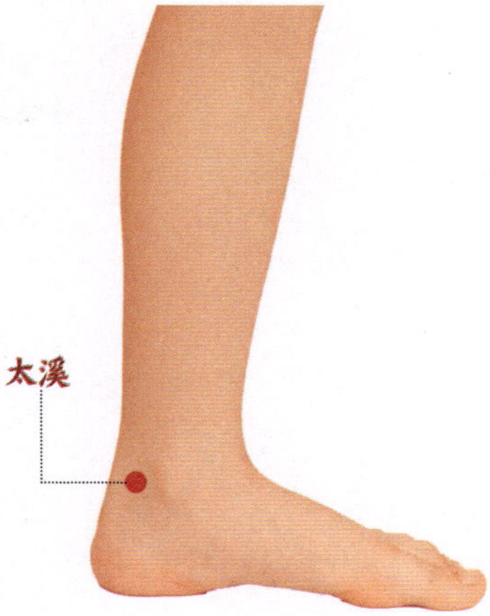

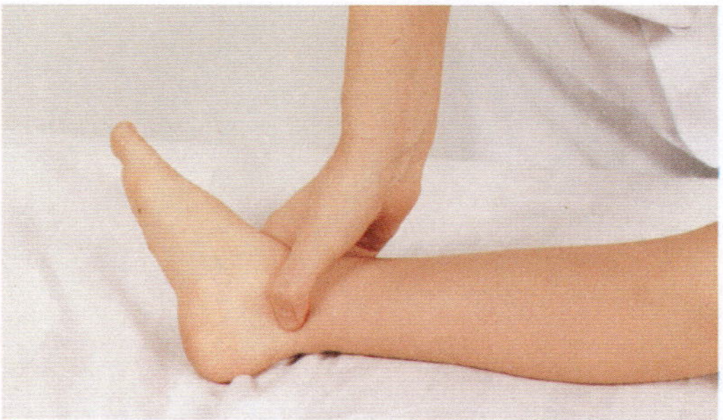

- 用拇指指尖掐按太溪穴，力度由轻至重，手法连贯，以有酸胀感为宜。

时间： 3~5分钟。
频率： 40次/分钟。

小儿流鼻血 鼻腔干燥内火旺

小儿流鼻血是儿科常见的临床症状之一，鼻腔黏膜中的微细血管分布较为浓密，且敏感而脆弱，容易破裂导致出血。引起偶尔流鼻血的原因有上火、心情焦虑，或被异物撞击、人为殴打等。流鼻血也可由鼻腔本身疾病引起。

1. 按揉迎香

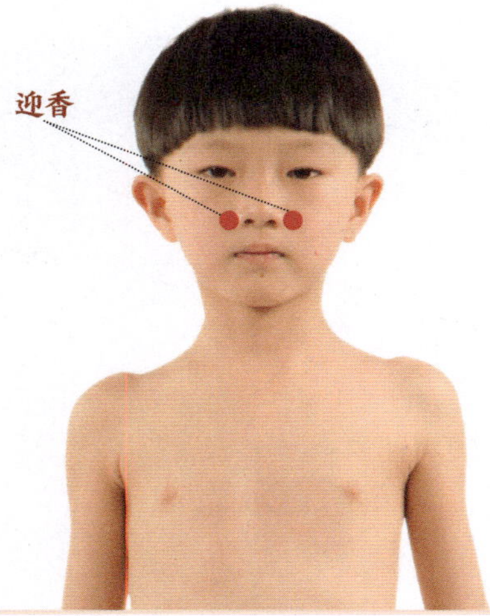

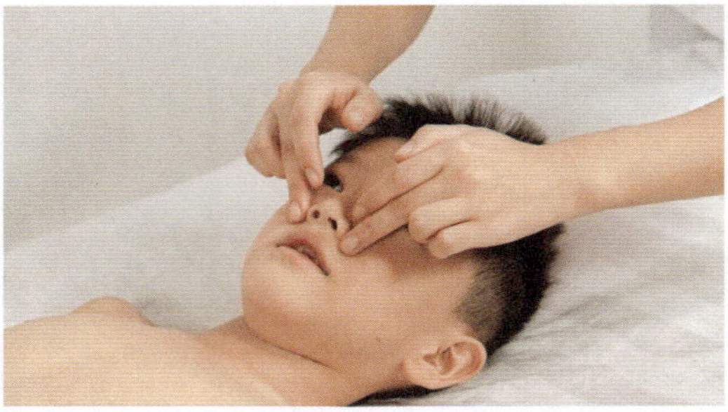

- 用中指指腹直接垂直按压在迎香穴上，顺时针、逆时针方向依次揉按，力度由轻至重，每天2次。

时间： 1～3分钟。
频率： 150～200次/分钟。

2. 揉合谷

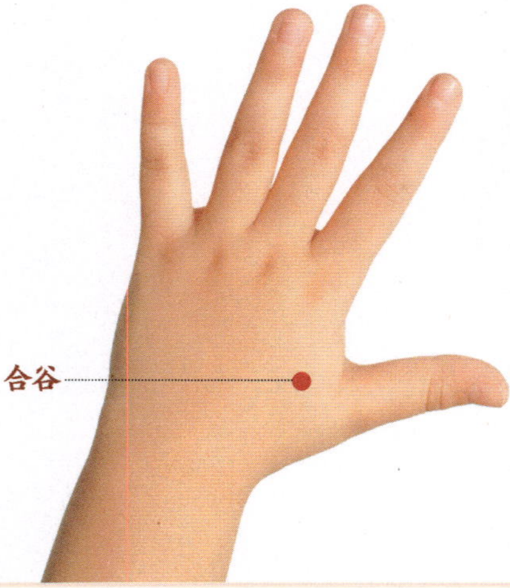

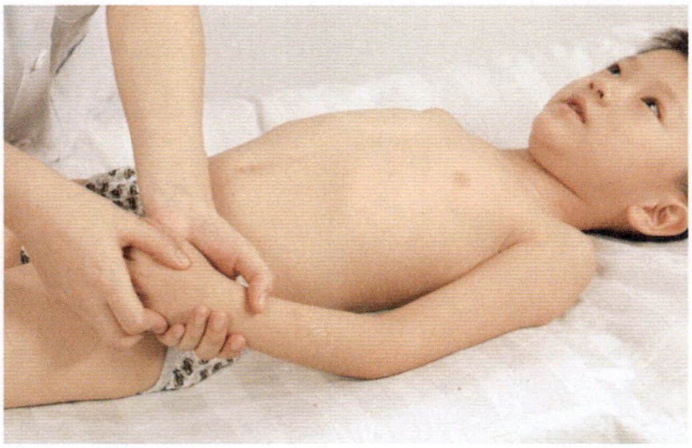

- 用拇指指腹点揉合谷穴，力度由轻至重，手法连贯，以有酸胀感为宜。

时间： 1～3分钟。
频率： 150～200次/分钟。

3. 按揉太冲

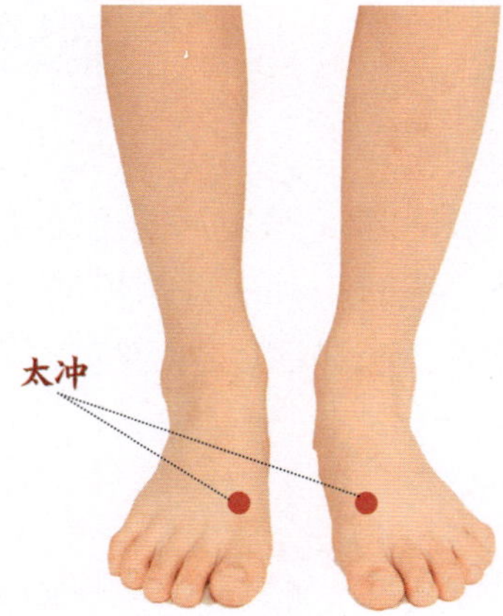

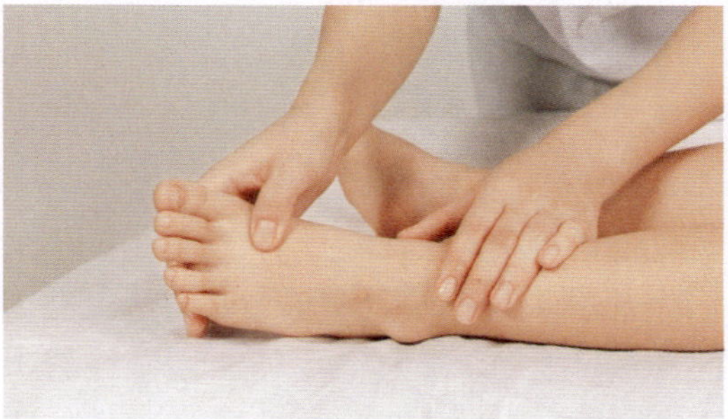

- 先用拇指指腹按揉太冲穴，再用拇指指腹推揉太冲穴。

时间： 1~3分钟。
频率： 150~200次/分钟。

4. 按压大敦

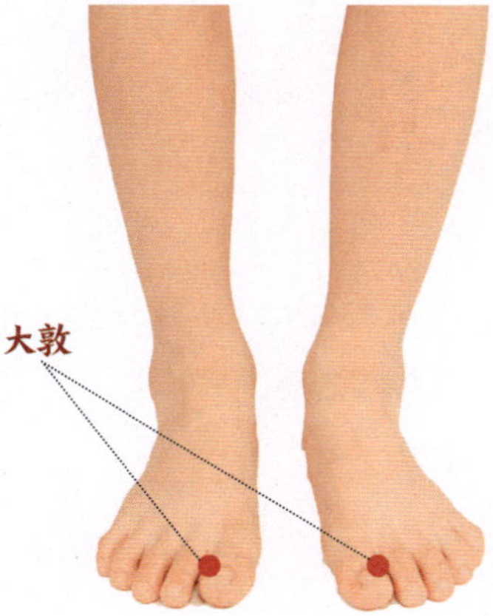

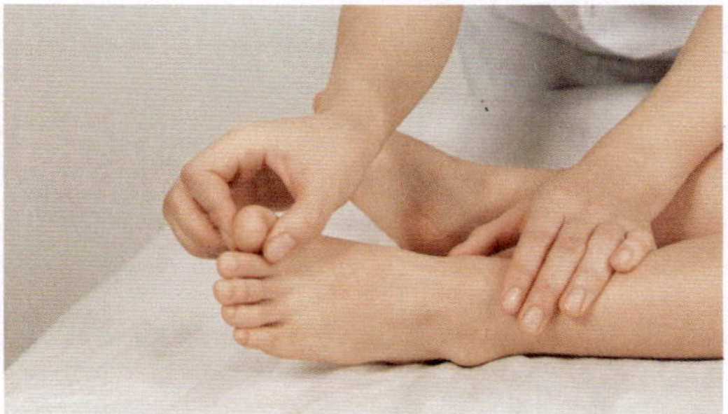

- 用拇指指腹按揉大敦穴，力度由轻到重，手法连贯，以有酸胀感为宜。

时间： 1~3分钟。
频率： 150~200次/分钟。

5. 清肺经

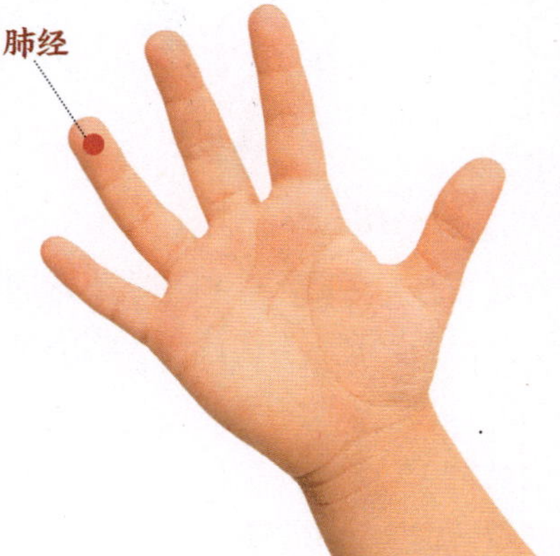

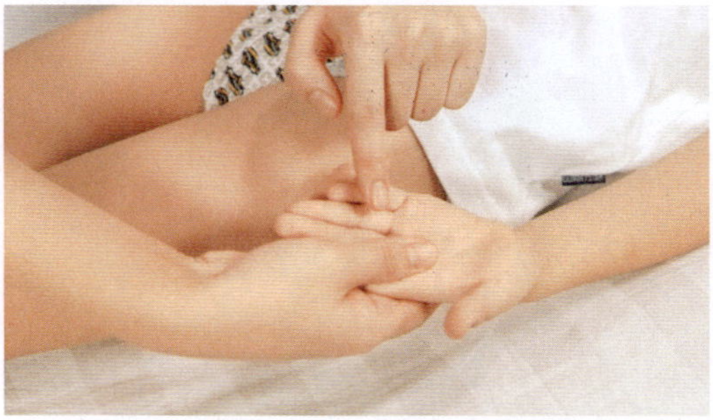

- 用食指指腹由小儿无名指指尖推到指根，反复操作，以有酸胀感为宜。

次数： 300~500次。
频率： 150~200次/分钟。

小儿鼻炎 鼻塞鼻痒流鼻涕

小儿鼻炎是指小儿鼻腔黏膜和黏膜下组织出现的炎症，从发病的急缓及病程的长短来说，可分为急性鼻炎和慢性鼻炎。另外，还有一种十分常见的与外界环境有关的鼻炎，即过敏性鼻炎。本病临床以鼻塞、流鼻涕、遇冷空气打喷嚏为主要症状。

1. 揉合谷

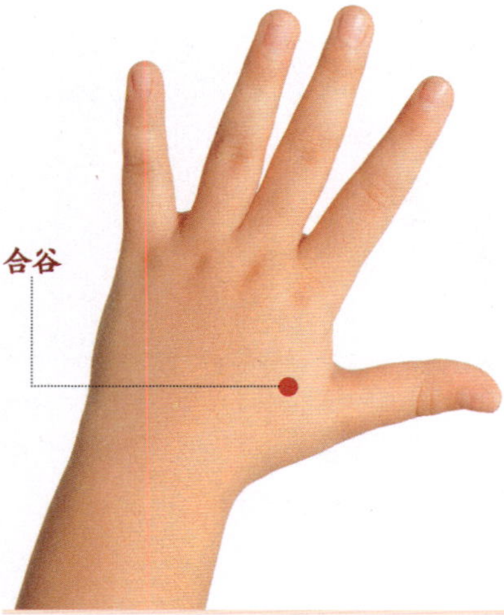

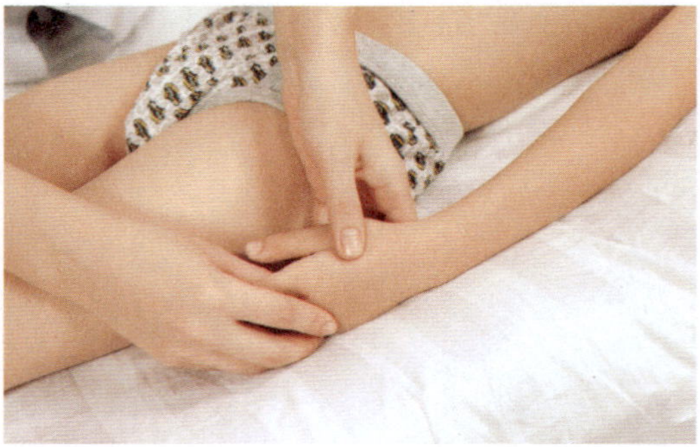

- 用拇指指腹点揉合谷穴，力度由轻至重，手法连贯，以有酸胀感为宜。

时间： 1～3分钟。
频率： 150～200次/分钟。

2. 按揉攒竹

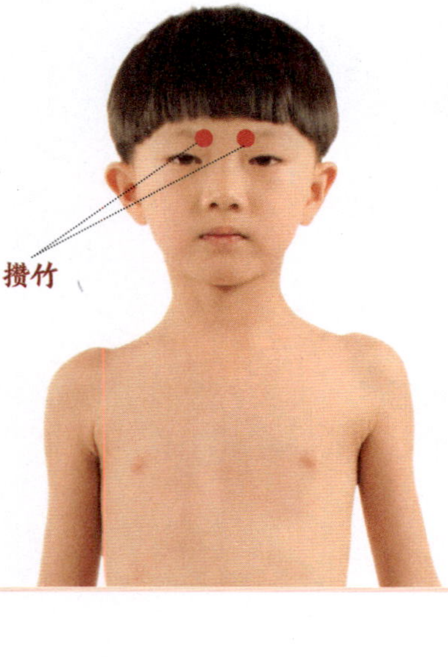

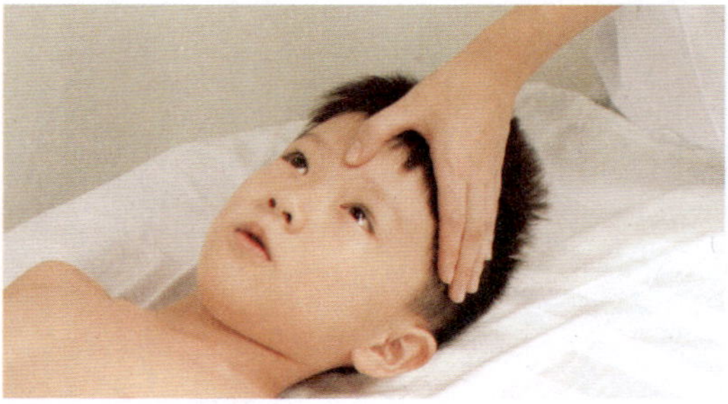

- 用拇指指腹按压攒竹穴，顺时针方向揉按，力度由轻至重，手法连贯，以有酸胀感为宜。

时间： 1分钟。
频率： 150～200次/分钟。

3. 点揉风池

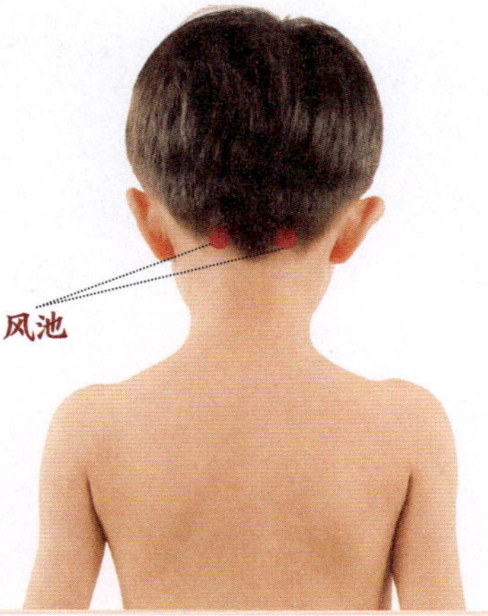

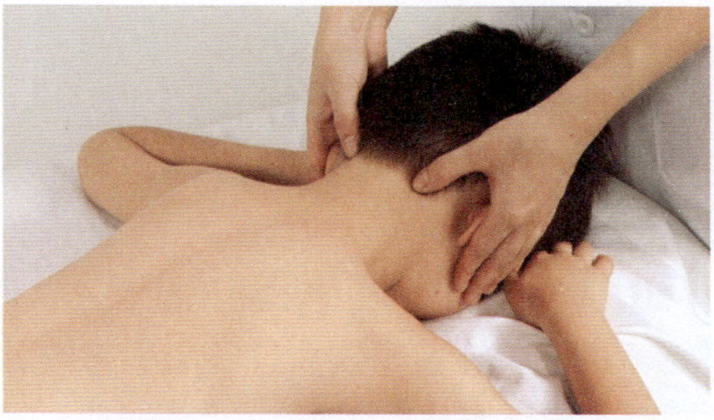

- 用拇指指腹稍用力点揉风池穴，力度由轻至重，手法连贯，以有酸胀感为宜。

次数： 50～80次。
频率： 50～100次/分钟。

4. 推脾经

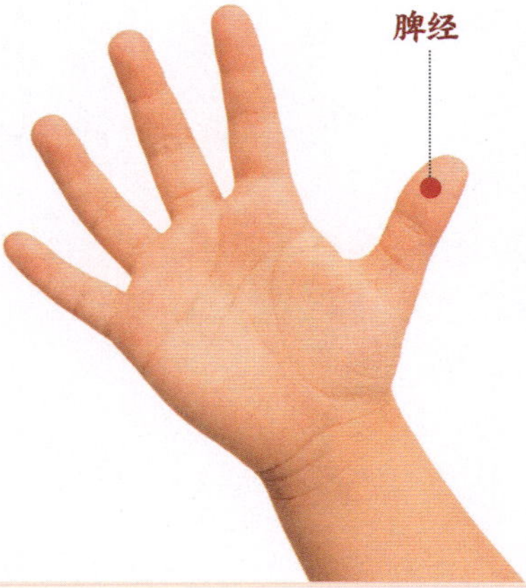

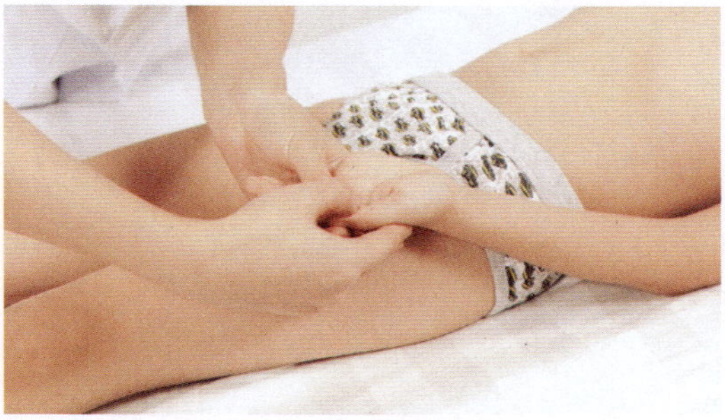

- 将拇指屈曲，循拇指桡侧缘由小儿的指尖向指根方向直推，手法连贯。

次数： 100次。
频率： 150～200次/分钟。

5. 清肺经

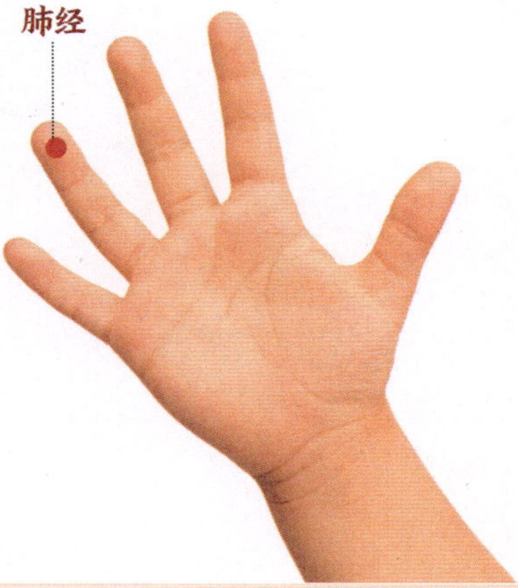

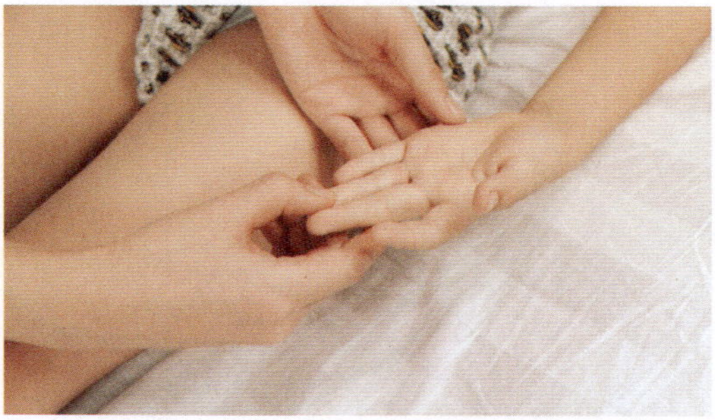

- 用拇指指腹由小儿无名指指尖推到指根，反复操作，以有酸胀感为宜。

次数： 100次。
频率： 150～200次/分钟。

小儿肥胖 营养过剩体质差

小儿肥胖是指小儿体重超过同性别、同年龄健康儿或同身高健康儿的平均水平，多见于单纯由于饮食过多所引起的肥胖，是一种常见的营养失衡现象。小儿肥胖与生活方式密切相关，主要与营养过剩、缺乏运动有关。

1. 按揉足三里

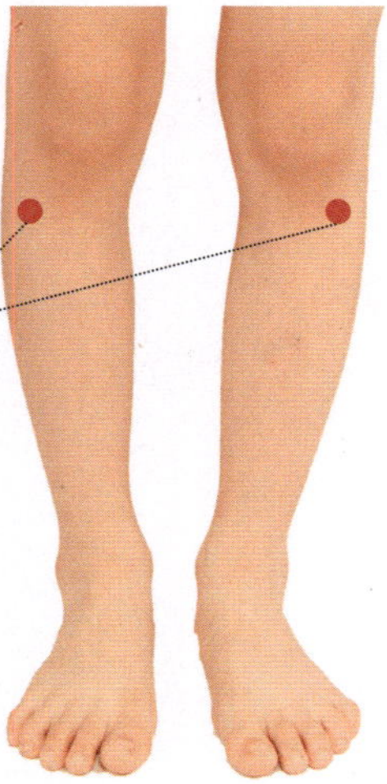

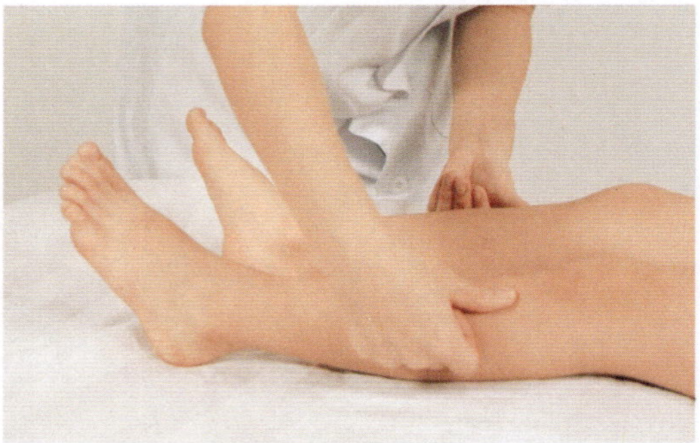

- 用拇指用力按压足三里穴1次，然后以顺时针方向揉按3次，称一按三揉，即1次。

时间： 5分钟。

频率： 30次/分钟。

2. 揉关元

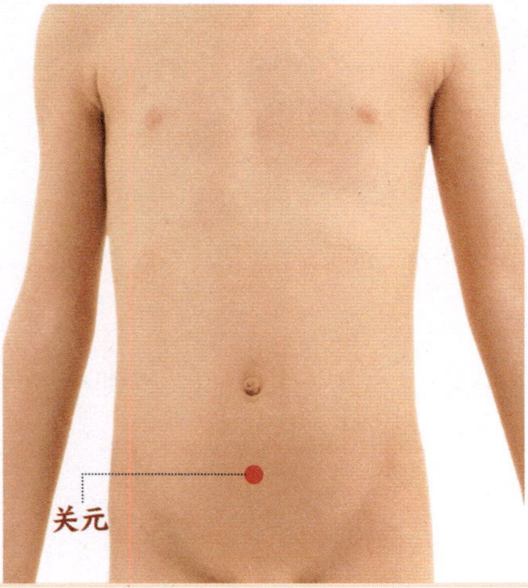

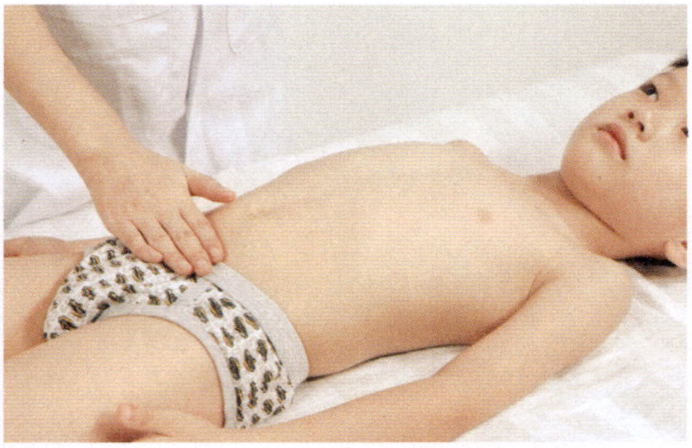

- 用食指、中指、无名指三指指腹按压在关元穴上，以顺时针方向揉按，力度适中。

时间： 6分钟。

频率： 80～100次/分钟。

3. 按揉脾俞

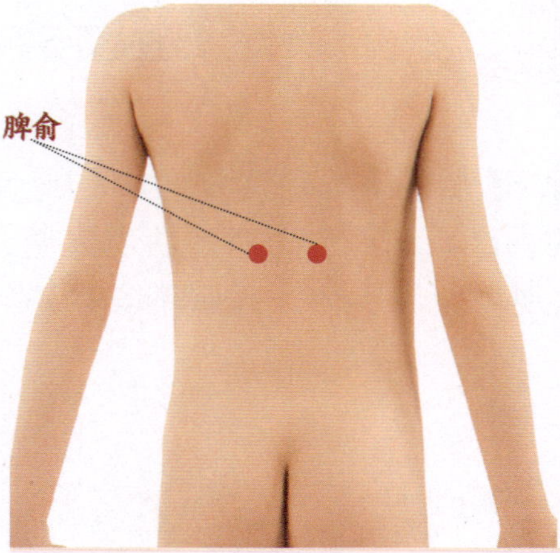

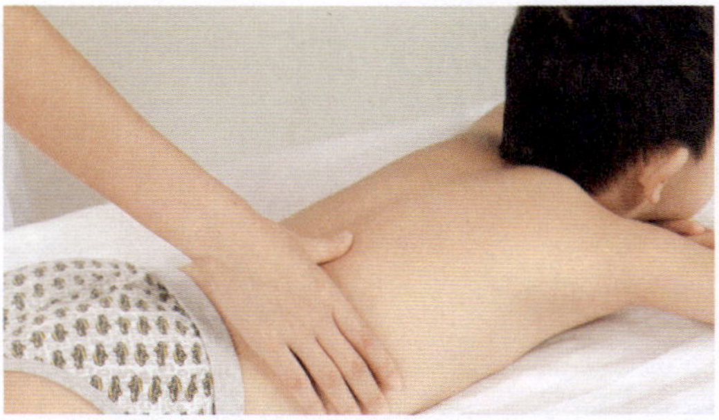

- 用拇指指端点按脾俞穴，先顺时针方向揉按，再逆时针方向揉按。

时间： 1分钟。
频率： 50～100次/分钟。

4. 推脾经

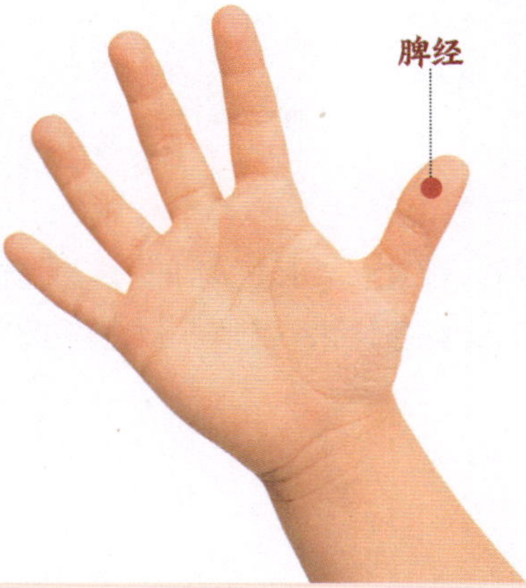

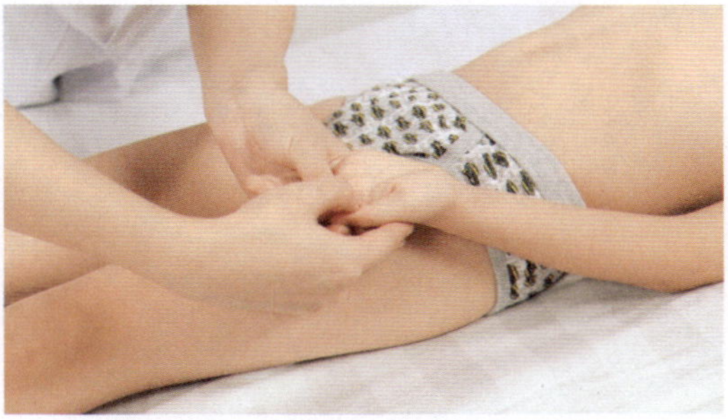

- 循拇指桡侧缘由小儿的指尖向指根方向直推，以有酸胀感为宜。

时间： 2～3分钟。
频率： 150～200次/分钟。

5. 按揉胃俞

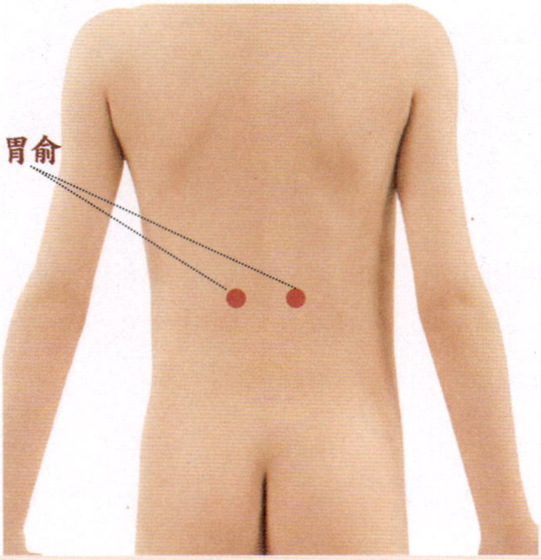

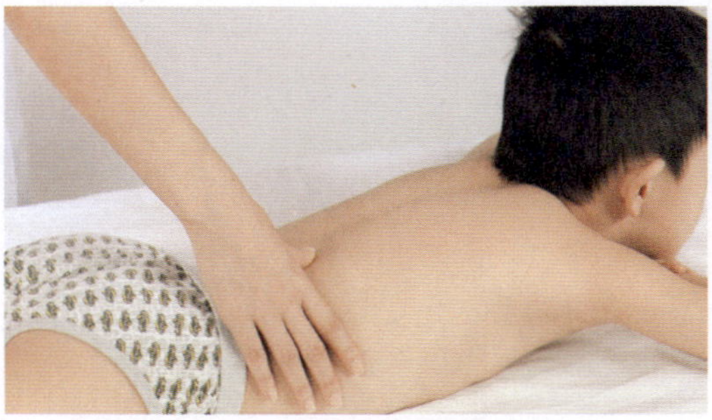

- 用拇指指端按压在胃俞穴上，做顺时针方向的回旋揉动。

时间： 1分钟。
频率： 50～100次/分钟。

小儿惊吓 心虚胆怯易受惊

小儿神经系统尚未发育完全，对外界突然出现的强烈刺激，如强噪声、强光等因素不能充分适应，使小儿的神经系统产生暂时性功能失调，导致精神方面出现一些异常症状，主要表现为哭闹不休、睡眠不安、不思饮食等。

1. 揉小天心

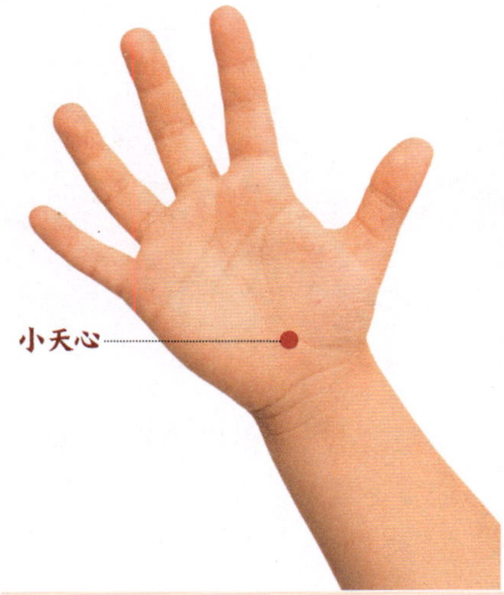

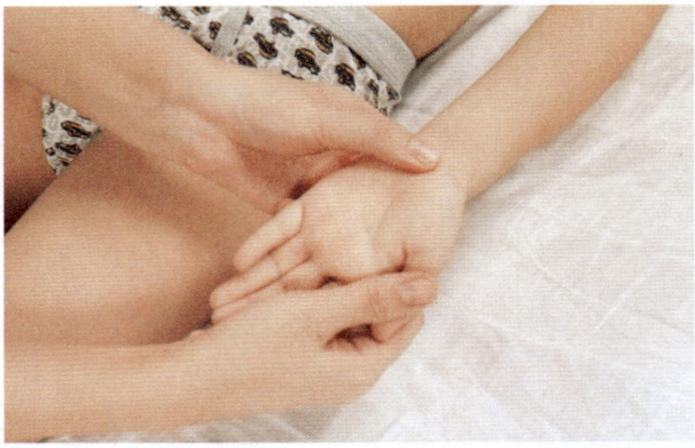

- 一手持小儿四指，用另一手的拇指指腹揉按小天心，再用拇指指尖逐渐用力掐按此穴。

次数： 60～100次。
频率： 50～100次/分钟。

2. 清心经

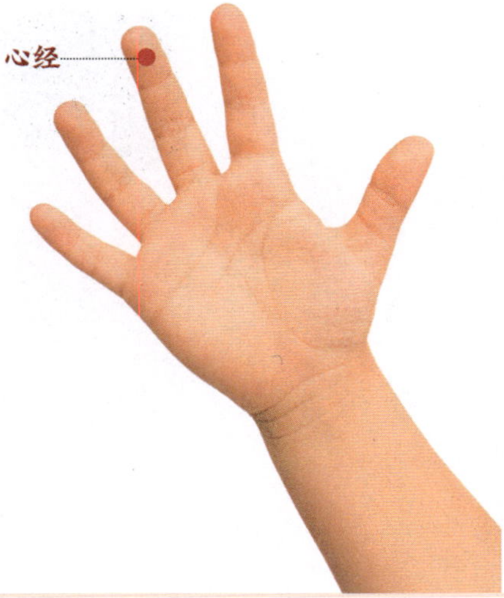

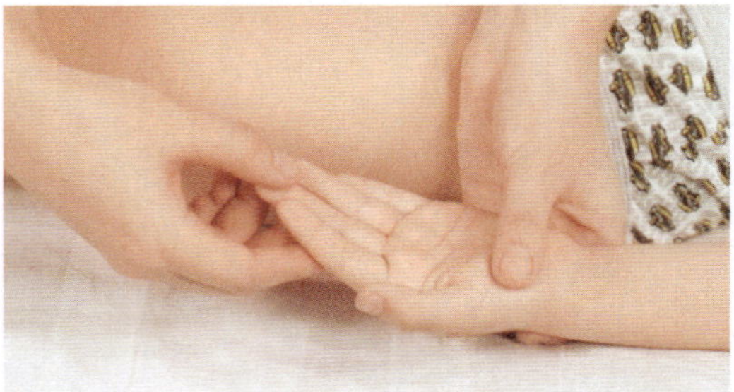

- 一手托住小儿的手掌，用另一手拇指指腹沿中指桡侧直推心经穴，手法连贯，以有酸胀感为度。

次数： 100次。
频率： 150～200次/分钟。

3. 推肝经

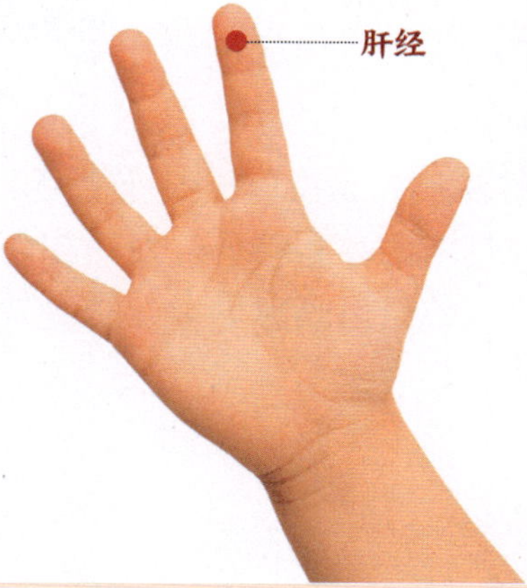

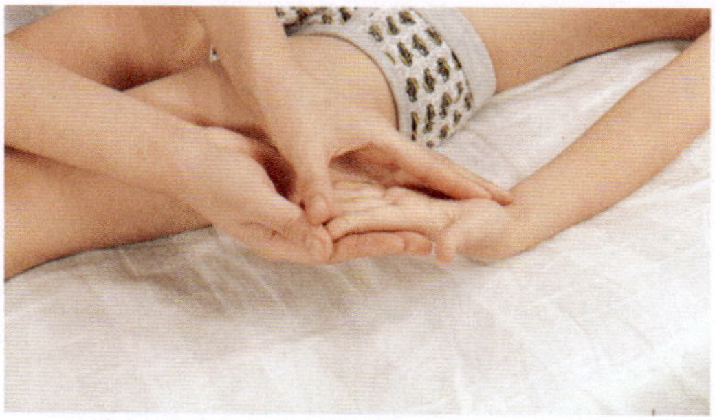

- 顺时针方向旋推食指掌面为补，由食指掌面末节推向指尖为清，二者统称推肝经。

次数： 100次。
频率： 150～200次/分钟。

4. 运内八卦

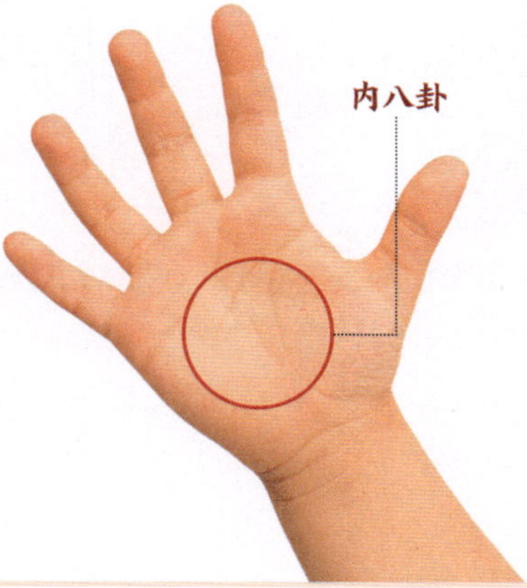

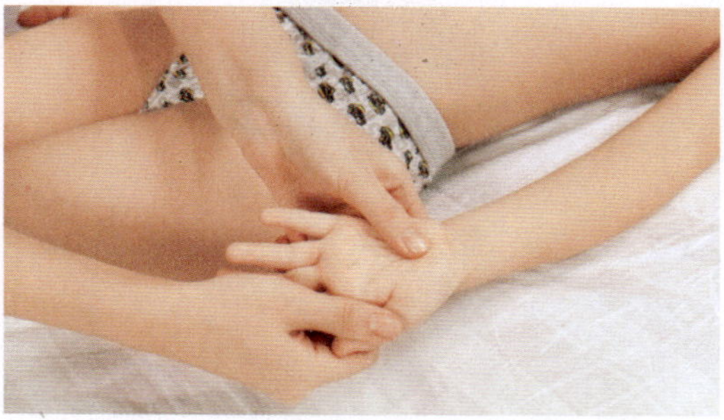

- 用拇指指腹按压在掌心上，以顺时针方向运揉内八卦。

次数： 100次。
频率： 150～200次/分钟。

5. 推大横纹

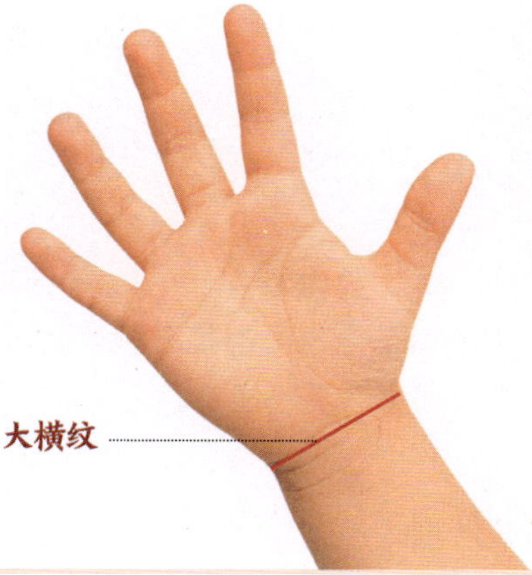

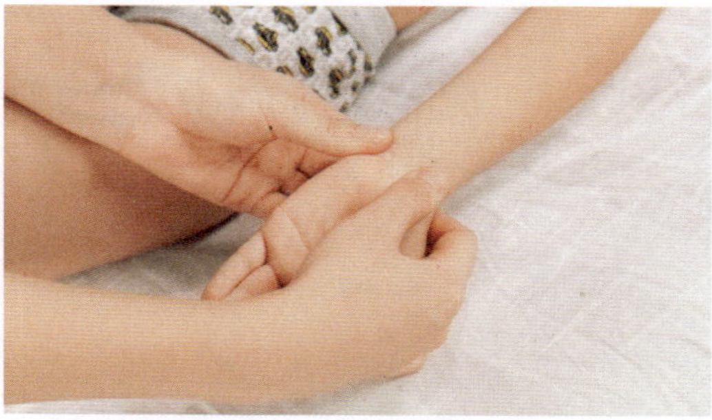

- 用双手拇指从小儿总筋向两旁推，称分阴阳，反之，称合阴阳，二者统称推阴阳。

时间： 2～3分钟。
频率： 150～200次/分钟。

小儿百日咳 咳嗽尾音如鸡鸣

小儿百日咳是小儿常见的一种呼吸道传染性疾病，是由百日咳杆菌引起，以阵发性痉挛咳嗽，伴有鸡鸣样吸气声或吸气样吼声为主要特征。发病初期，患儿有流鼻涕、打喷嚏、低热、轻微咳嗽等症状，数日后咳嗽加重，转变为阵咳或剧烈咳嗽。

1. 推六腑

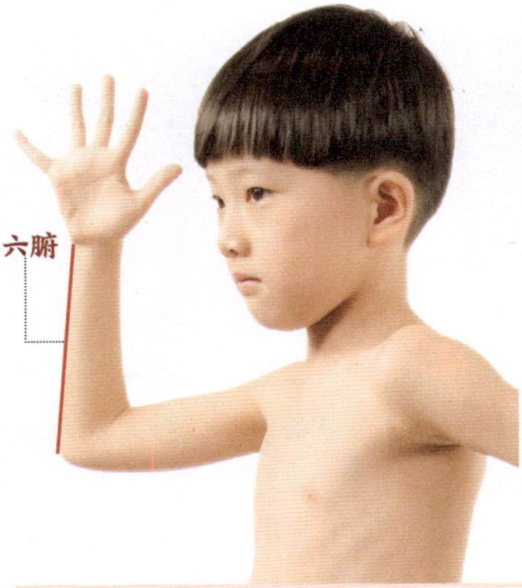

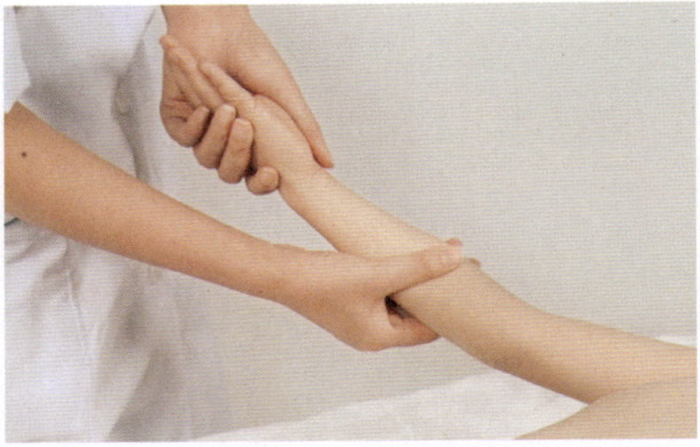

- 用拇指指腹自肘而下推摩六腑，力度由轻至重，手法轻快连贯。

次数：200次。
频率：150～200次/分钟。

2. 清天河水

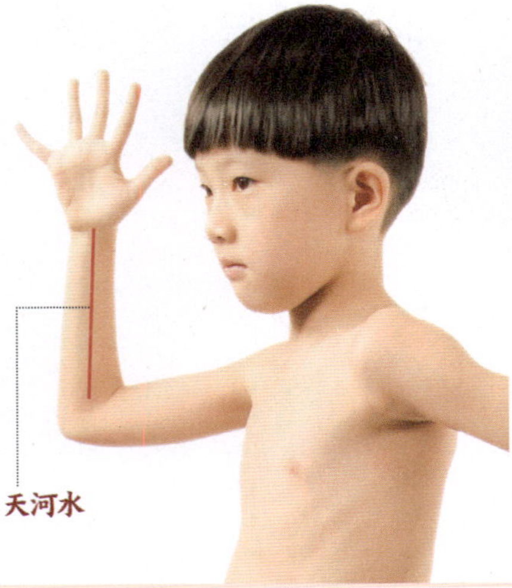

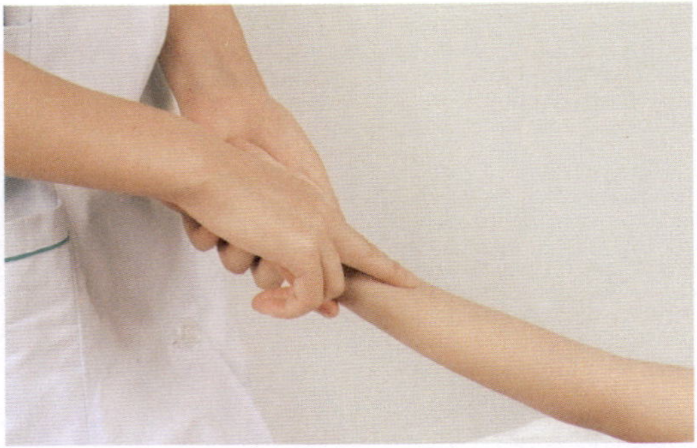

- 将食指和中指并拢，用指腹自腕推至肘，快速推摩天河水，手法连贯。

次数：100次。
频率：150～200次/分钟。

3. 揉膻中

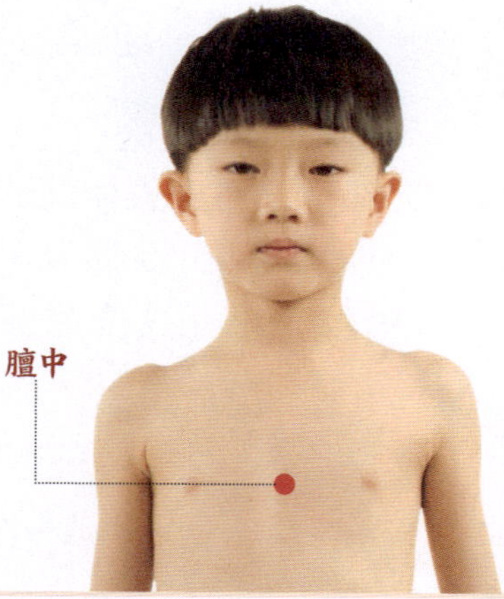

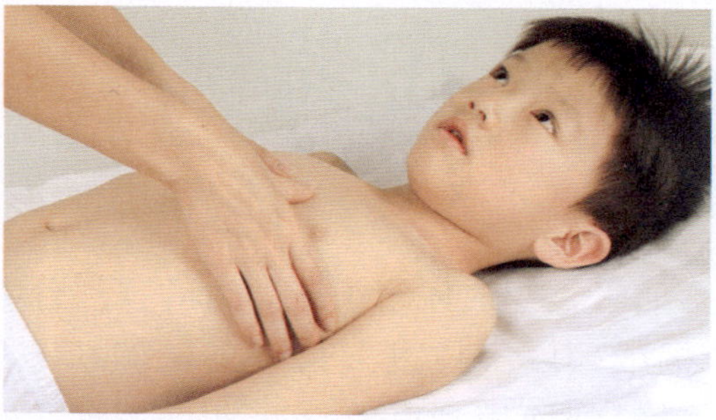

- 用拇指指腹稍用力旋转按揉膻中穴，力度轻柔，以有酸胀感为宜。

时间：1～2分钟。
频率：150～200次/分钟。

4. 揉按天突

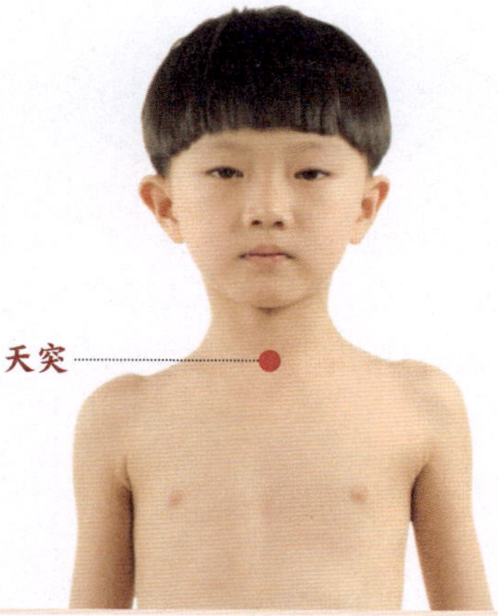

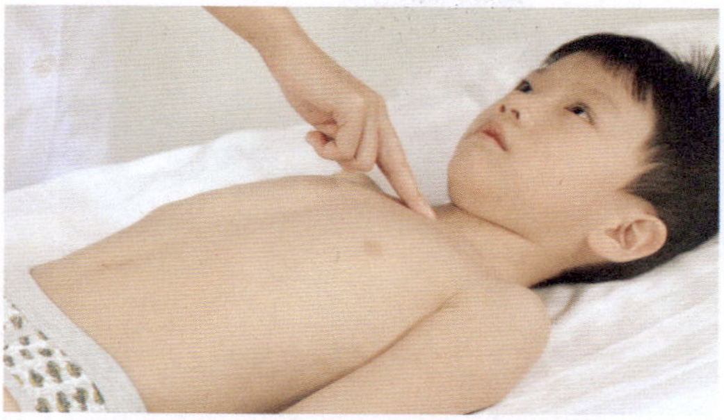

- 将食指、中指合并，以两指指腹以顺时针方向揉按天突穴，力度轻柔。

时间：1～2分钟。
频率：150～200次/分钟。

5. 清肺经

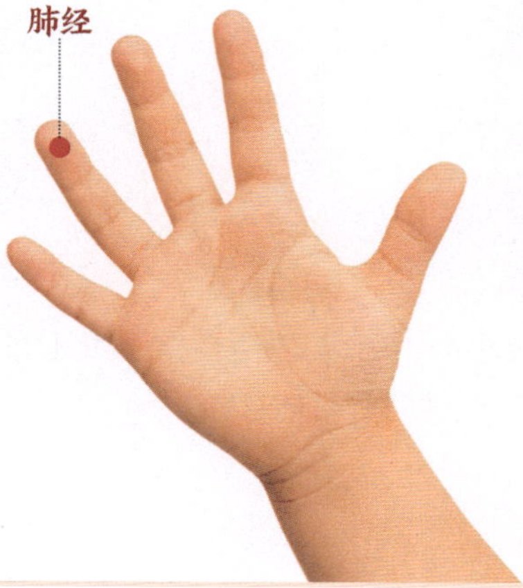

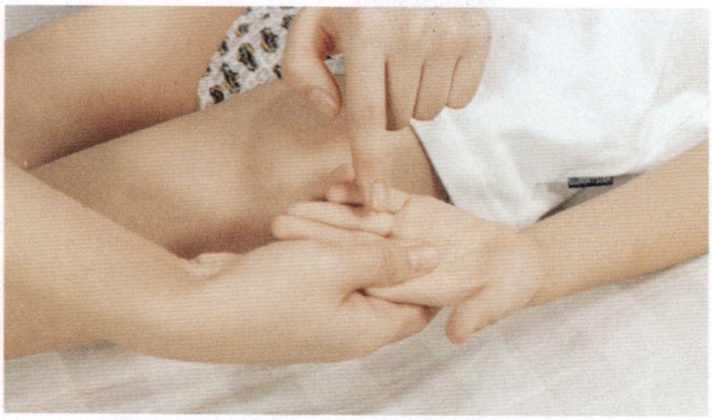

- 用拇指指腹由小儿无名指指尖推到指根，反复操作，力度轻柔，手法连贯。

次数：300～500次。
频率：150～200次/分钟。

小儿疝气 肿块下陷腹股沟

疝气，即人体组织或器官的一部分离开了原来的部位，通过人体间隙、缺损或薄弱部位进入另一部位的状态。小儿疝气主要出现在腹股沟区，可以看到或摸到肿块。小儿疝气多是由咳嗽、打喷嚏、小儿过度啼哭等引起的。

1. 揉天枢

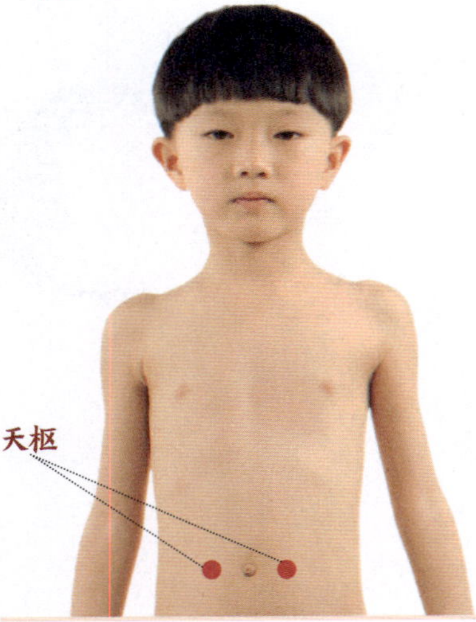

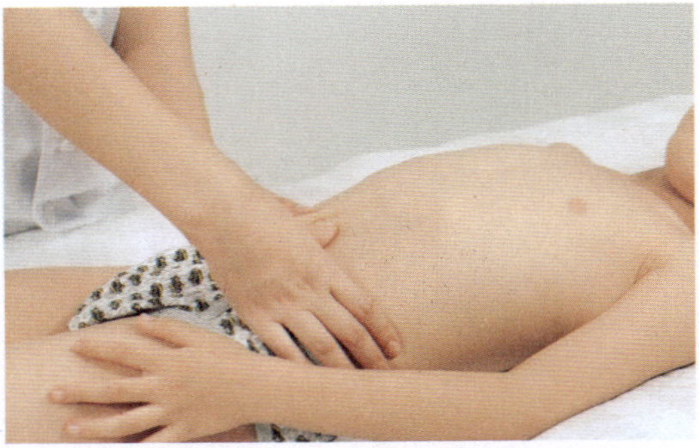

- 将拇指指腹按压在天枢穴上，以顺时针方向揉按，力度由轻至重，以有酸胀感为宜。

时间： 1分钟。
频率： 50～100次/分钟。

2. 揉气海

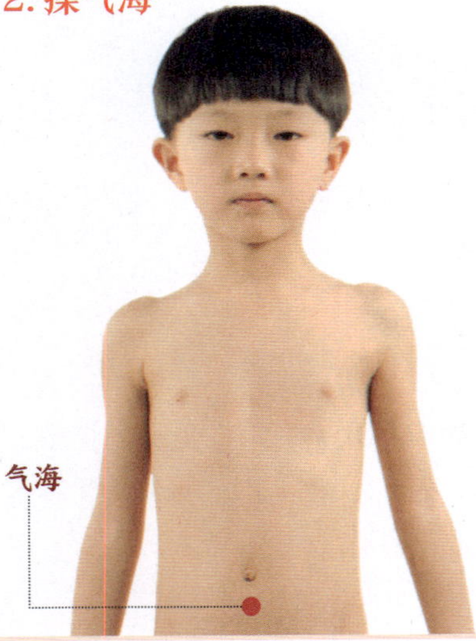

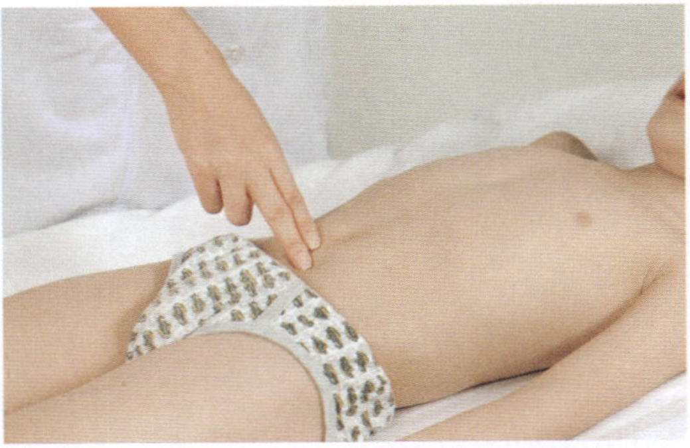

- 合并食指、中指，以两指指腹按压在气海穴上，以顺时针方向揉按。

时间： 1分钟。
频率： 80～100次/分钟。

3. 按压气冲

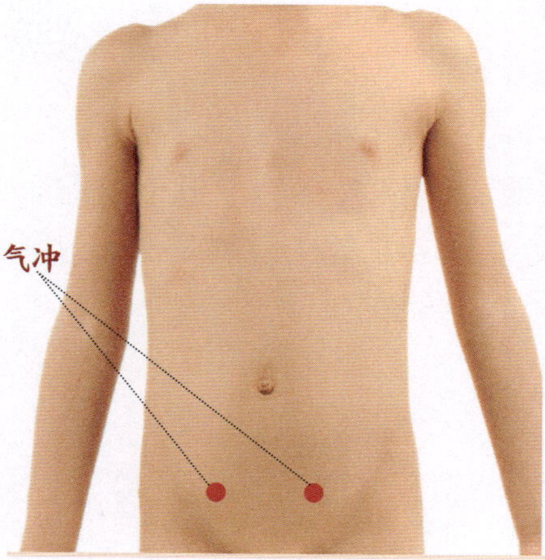

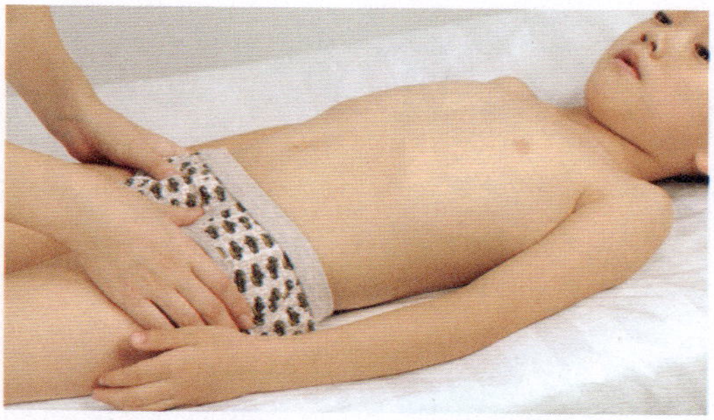

- 用手指指腹按压气冲穴，力度由轻至重，手法连贯，以有酸胀感为宜。

时间：1分钟。
频率：80～100次/分钟。

4. 按压归来

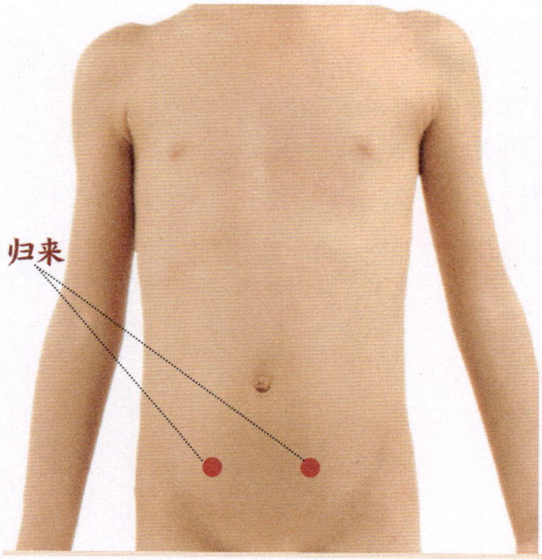

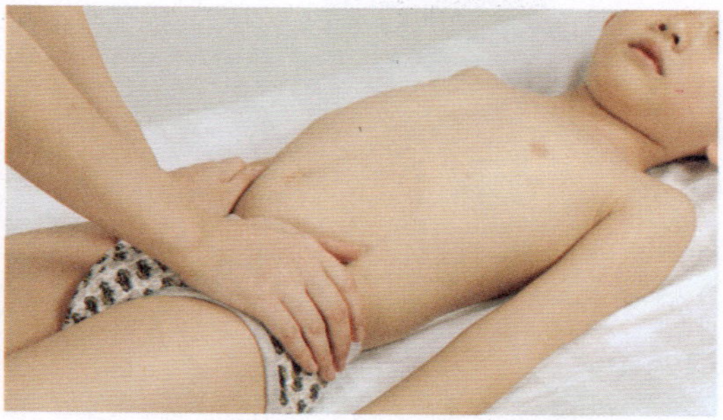

- 用掌心按压归来穴，力度由轻至重再至轻，手法连贯，以有酸胀感为宜。

时间：1分钟。
频率：80～100次/分钟。

5. 揉关元

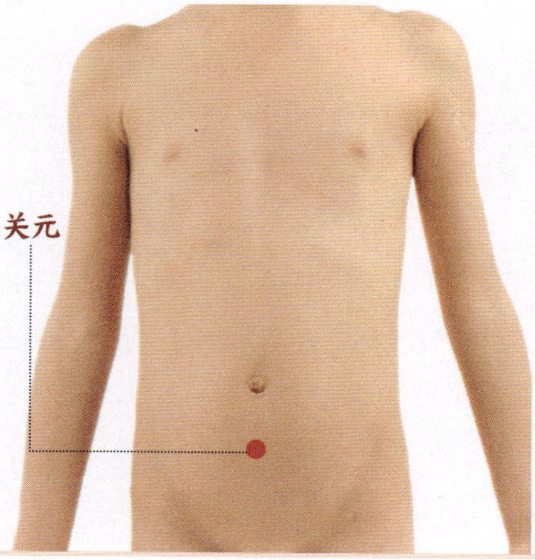

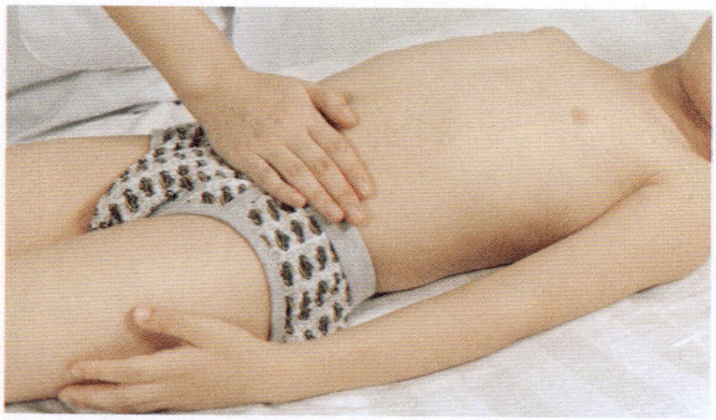

- 用手掌掌面按压在关元穴上，以顺时针方向揉按，力度由轻至重。

时间：1分钟。
频率：80～100次/分钟。

小儿贫血 气血两虚面苍白

小儿贫血一般是由缺铁所致，临床多表现为烦躁不安、哭闹、厌食、腹胀、营养不良和易感冒，严重者甚至影响智力。小儿脾胃功能未发育完全，饱餐或过饥均会损伤脾胃，使水谷精华无法运化成气血，导致贫血。

1. 按揉中脘

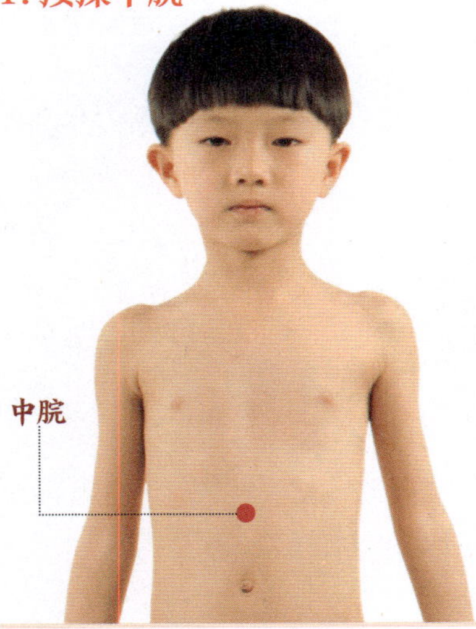

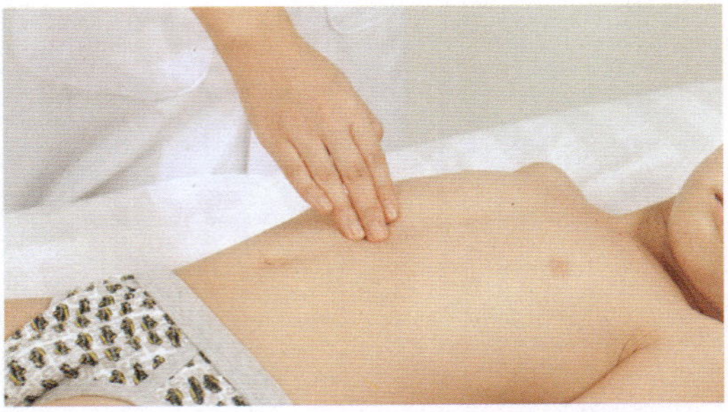

- 用食指、中指、无名指三指指腹紧贴中脘穴，顺时针方向揉动，幅度逐渐扩大，力度适中。

时间： 1分钟。
频率： 150~200次/分钟。

2. 按揉足三里

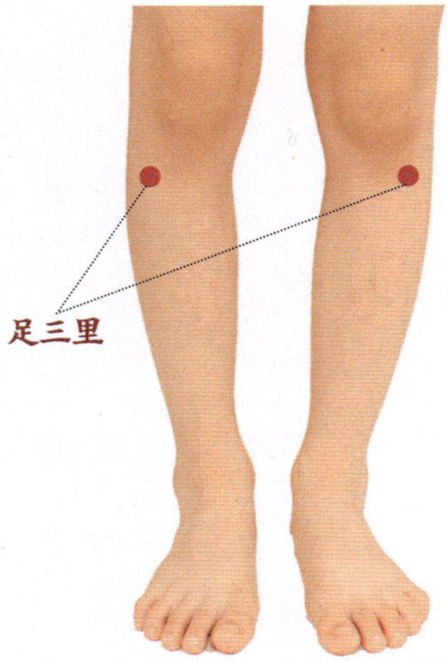

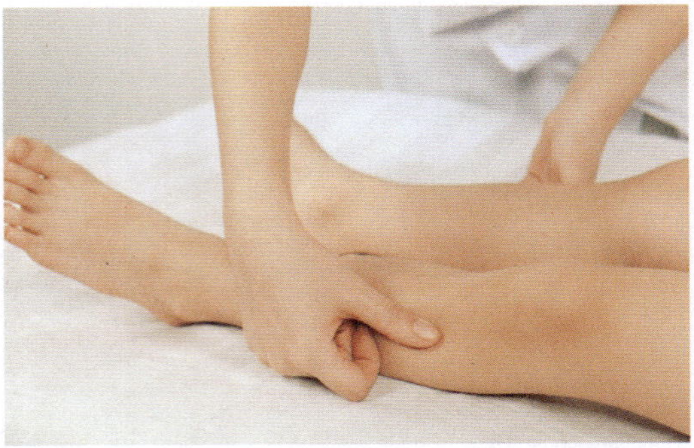

- 用拇指用力按压足三里穴1次，然后以顺时针方向揉按3次，称一按三揉，即1次。

时间： 1分钟。
频率： 30次/分钟。

3. 点按三阴交

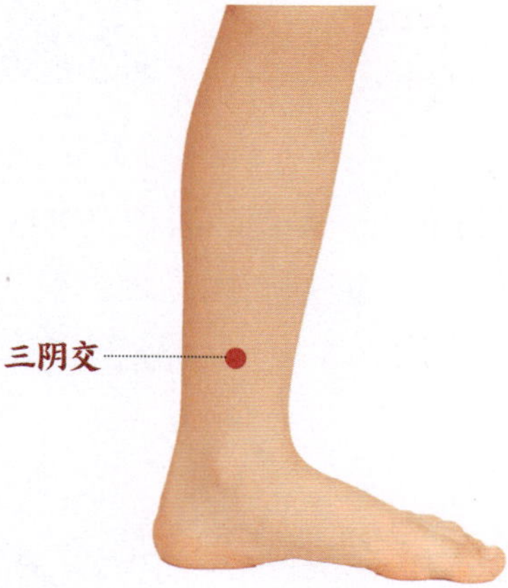

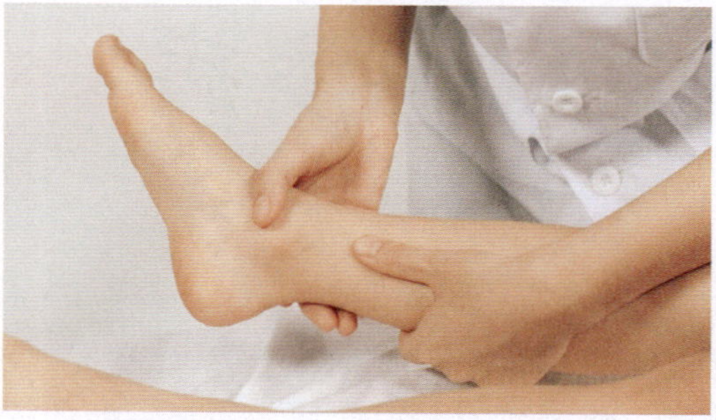

- 用拇指指腹点按三阴交穴，力度由轻至重，手法连贯，以有酸胀感为宜。

时间： 1分钟。
频率： 150～200次/分钟。

4. 推脾经

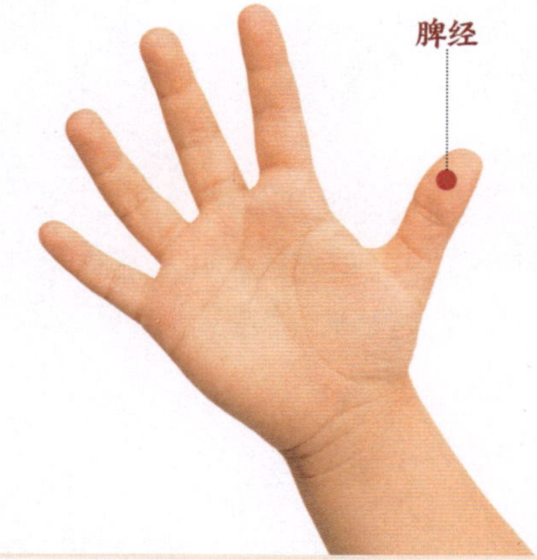

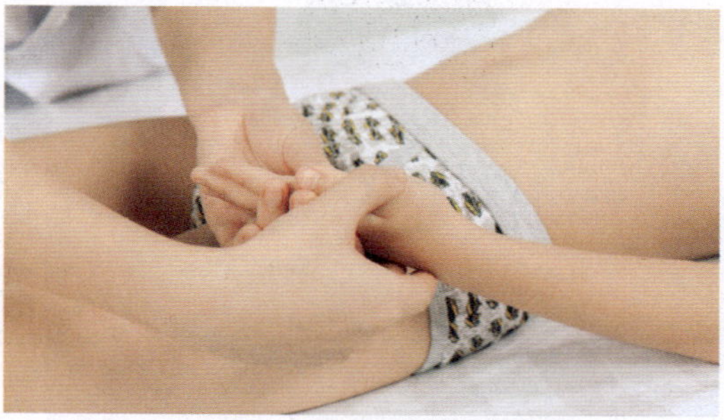

- 将拇指屈曲，循拇指螺纹面顺时针方向旋推，力度适中，手法连贯。

次数： 100次。
频率： 150～200次/分钟。

5. 按揉脾俞

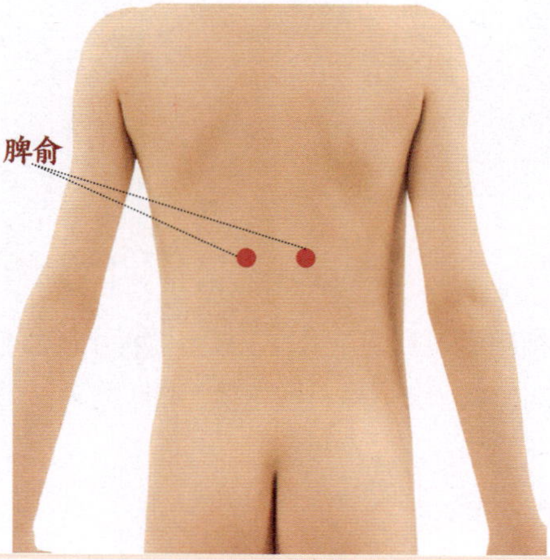

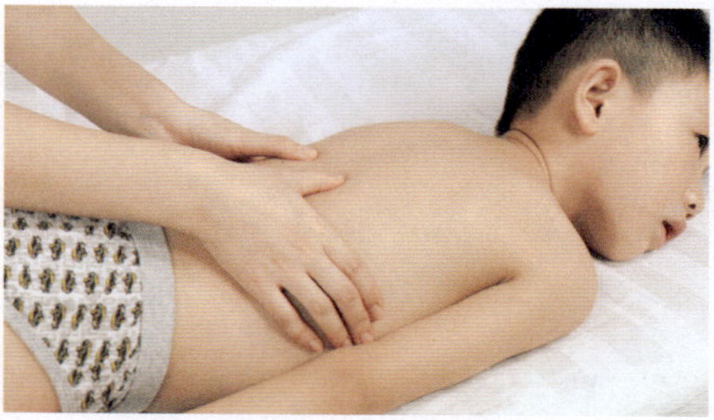

- 用拇指指端点按脾俞穴，顺时针、逆时针方向依次揉按，力度由轻至重再至轻。

次数： 10～15次。
频率： 50～100次/分钟。

小儿佝偻病 发育障碍缺营养

小儿佝偻病，民间俗称“软骨病”，是一种以骨骼生长发育障碍和肌肉松弛为主要特征的慢性营养缺乏疾病，3岁以下的小儿多见。发病原因是维生素D缺乏等，临床多表现为精神、神经方面的症状，如烦躁不安、哭闹、夜间易惊醒和多汗。

1. 按揉中脘

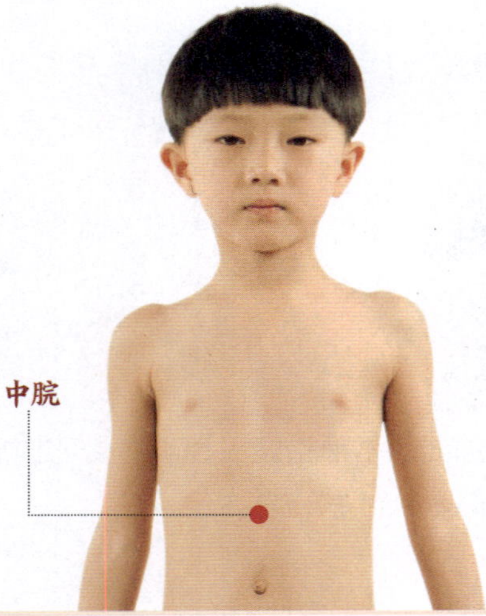

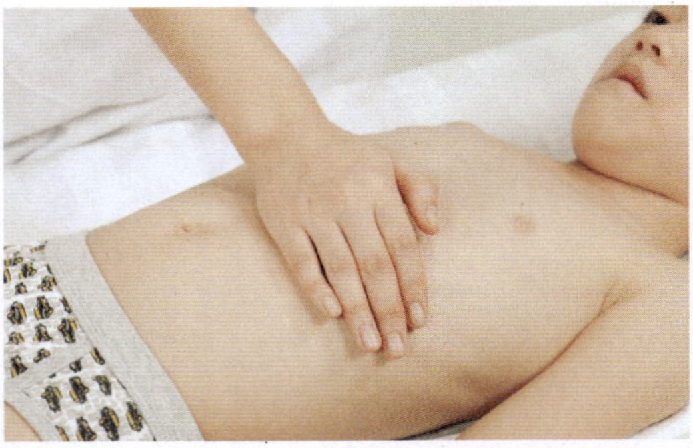

- 手掌紧贴中脘穴，与穴位之间不能移动，而皮下组织要被揉动，幅度逐渐扩大。

时间： 3分钟。
频率： 150~200次/分钟。

2. 按揉足三里

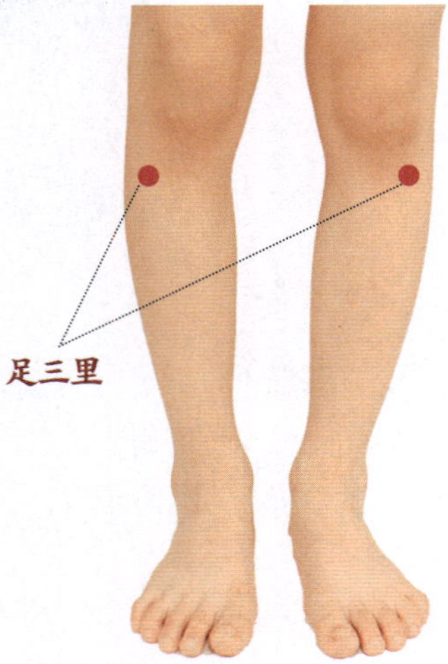

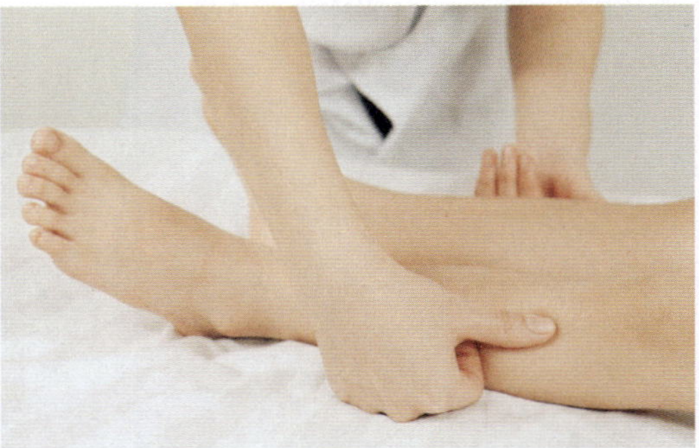

- 用拇指用力按压足三里穴1次，然后以顺时针方向揉按3次，称一按三揉，即1次。

时间： 1分钟。
频率： 30次/分钟。

3. 点按三阴交

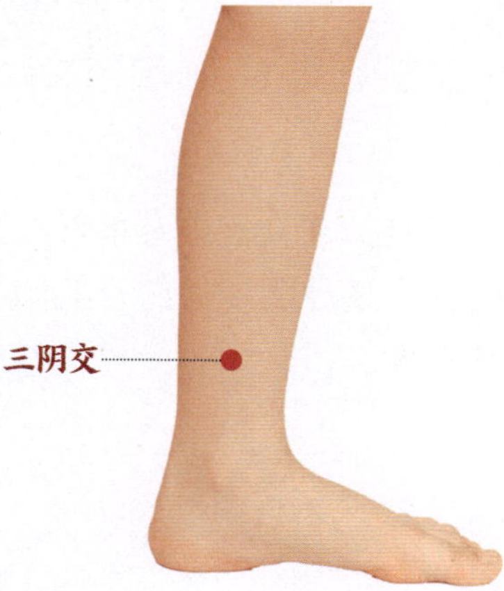

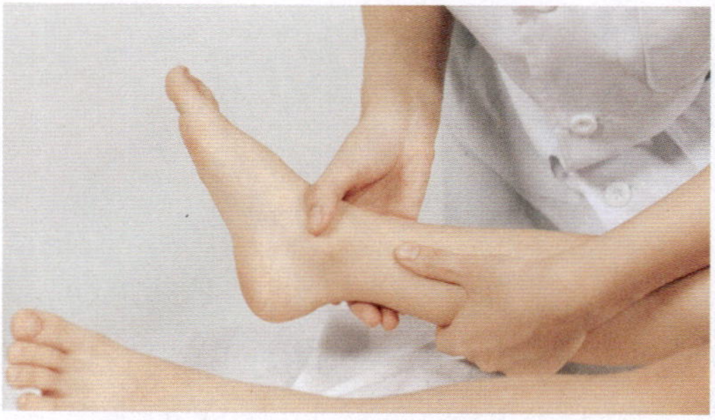

- 用拇指指腹点按三阴交穴，力度由轻至重，手法连贯，以有酸胀感为宜。

时间： 1分钟。
频率： 150～200次/分钟。

4. 推脾经

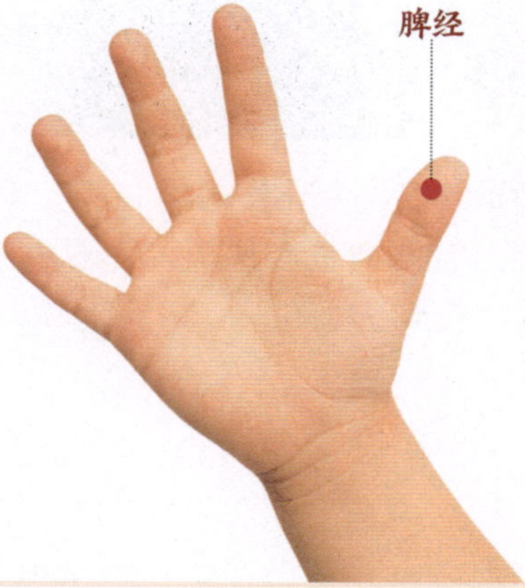

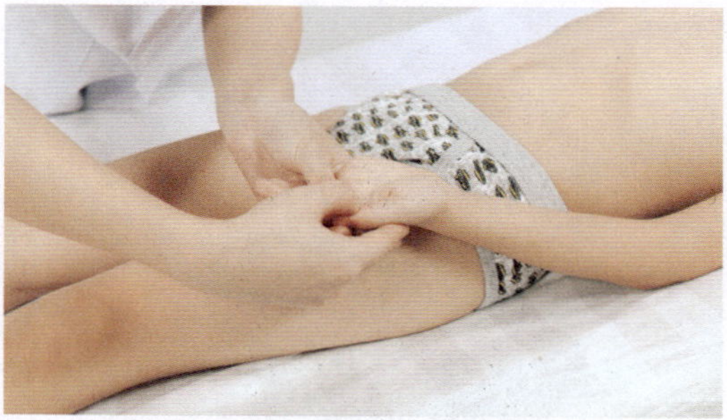

- 将拇指屈曲，循拇指桡侧缘由小儿的指尖向指根方向直推，力度适中。

次数： 100次。
频率： 150～200次/分钟。

5. 清肾经

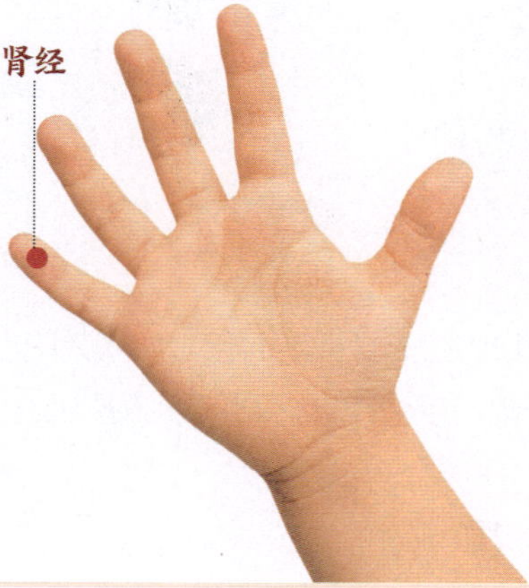

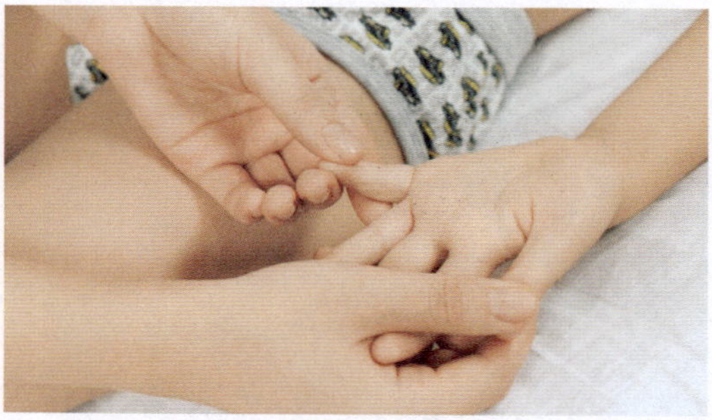

- 用拇指指腹稍用力自小儿小指指尖推到指根，手法连贯，以有酸胀感为宜。

次数： 100次。
频率： 150～200次/分钟。

小儿多动症 多动爱跑学习差

小儿多动症即注意力缺陷多动障碍，与同龄儿童相比，患儿有明显的注意力不集中、易受干扰、活动过度等特征。小儿多动症是儿童时期常见的行为障碍之一，通常于6岁前起病，很多小儿症状可持续到青春期。

1. 点按百会

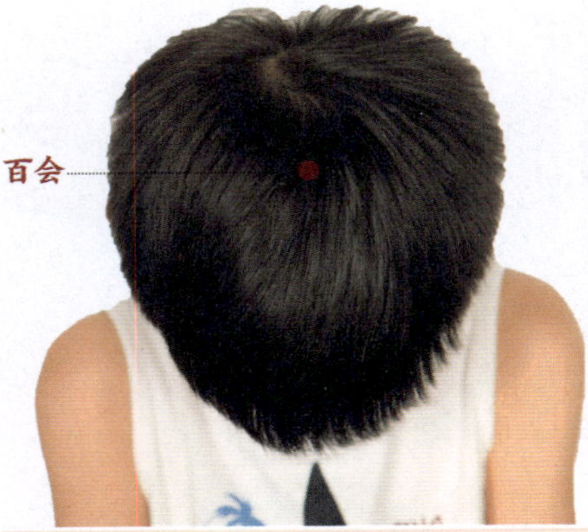

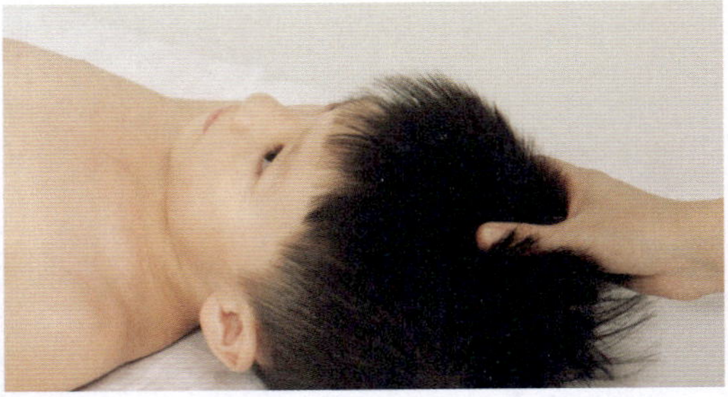

- 将拇指指腹按在头顶中央的百会穴，顺时针、逆时针方向依次揉按，力度由轻至重，以有酸胀感为宜。

时间： 2分钟。
频率： 80～100次/分钟。

2. 按揉太阳

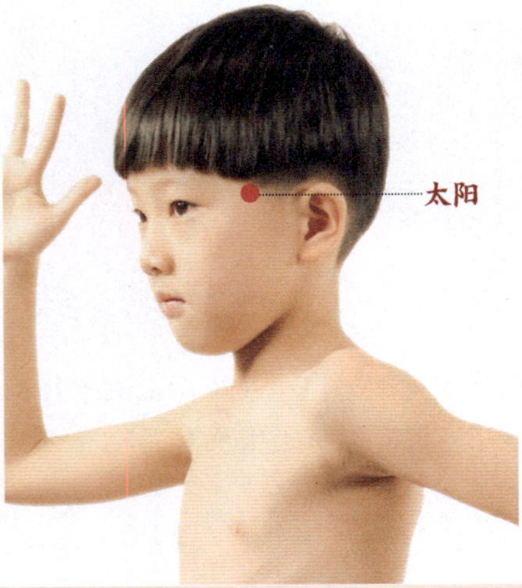

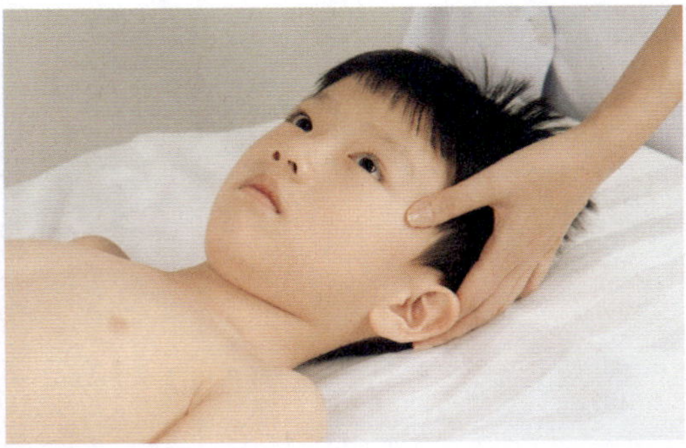

- 用拇指指腹顺时针或逆时针方向揉太阳穴，力度轻柔，手法连贯，以有酸胀感为宜。

时间： 2分钟。
频率： 150～200次/分钟。

3. 按压内关

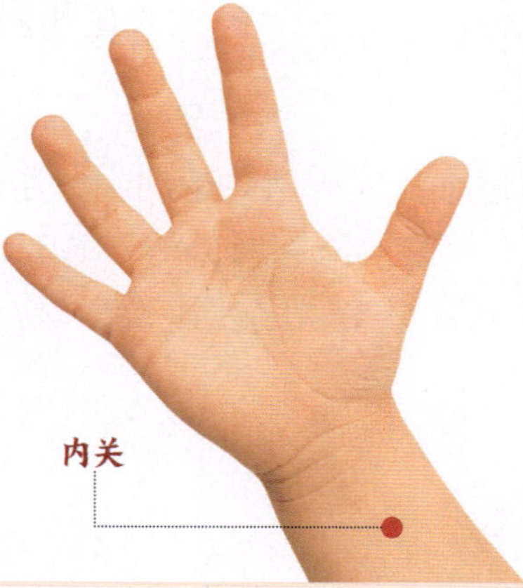

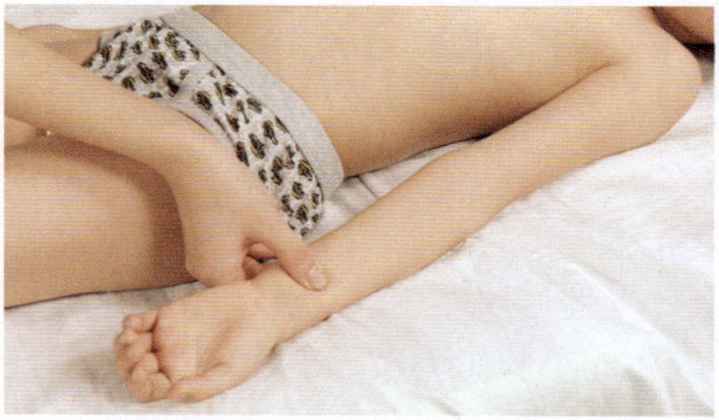

- 将拇指指尖放在内关穴上，用力按压，双手交替进行，以有酸胀感为宜。

时间：2分钟。

频率：150~200次/分钟。

4. 揉按神门

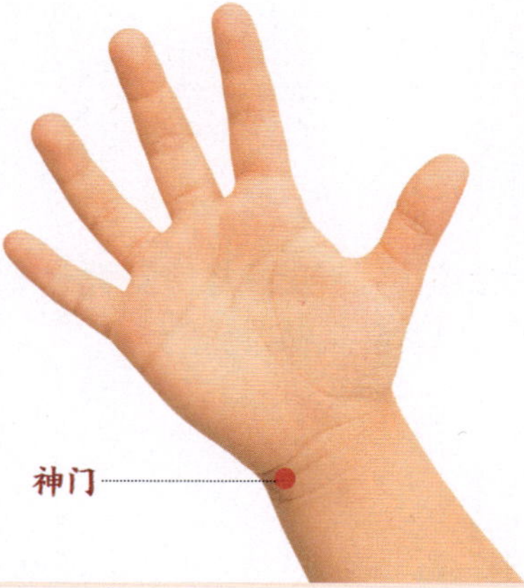

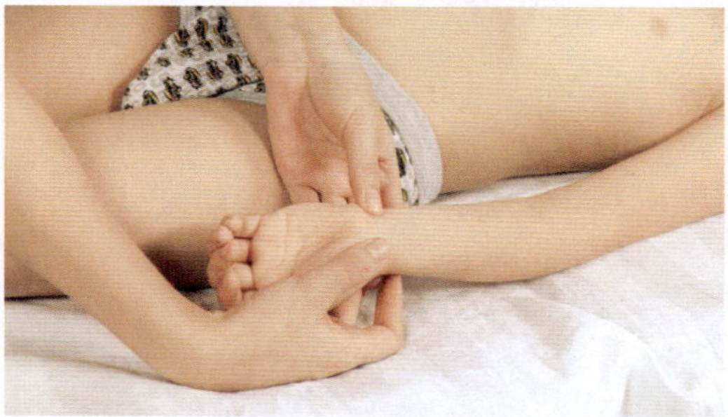

- 用拇指沿顺时针方向揉按神门穴，力度由轻至重，手法连贯，以有酸胀感为宜。

时间：2分钟。

频率：50~100次/分钟。

5. 按揉足三里

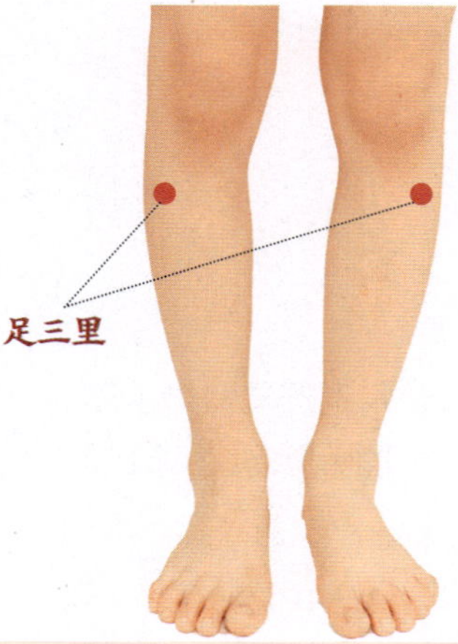

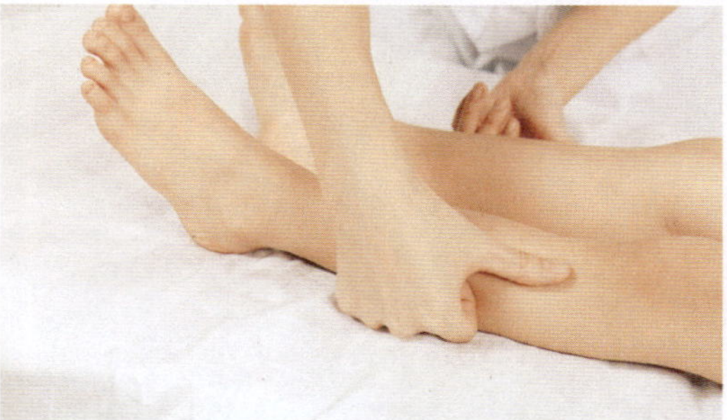

- 用拇指用力按压足三里穴1次，然后以顺时针方向揉按3次，称一按三揉，即1次。

时间：2~3分钟。

频率：30次/分钟。

小儿腓肠肌痉挛 小腿抽筋多缺钙

小儿腓肠肌痉挛，又称“小腿抽筋”，是指小儿在剧烈的运动中或游泳时所发生的小腿肌肉突然的收缩、抽筋等症状。其主要原因有外界环境影响、过度疲劳、全身脱水失盐、缺钙、动脉硬化等。中医把本病归属“痹证”范畴。

1. 按揉承山

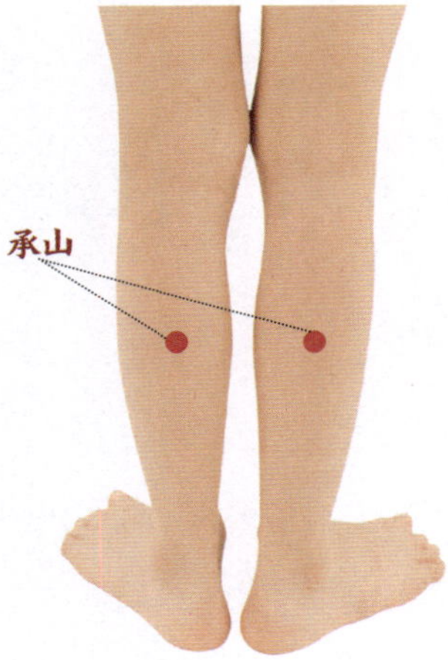

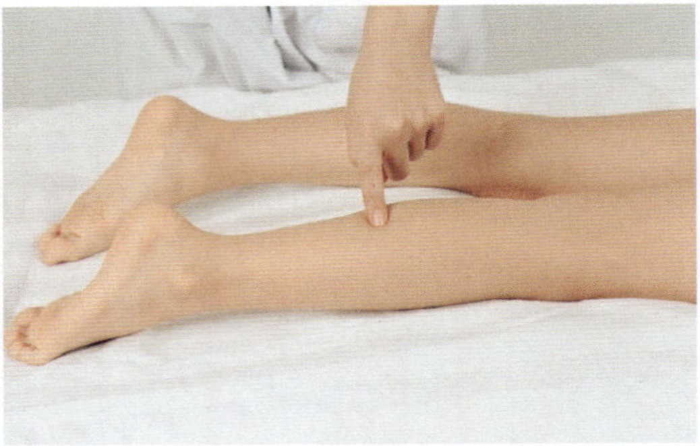

- 用食指指腹由轻到重按揉两侧承山穴，手法连贯，以有酸胀感为宜。

时间： 1～3分钟。
频率： 150～200次/分钟。

2. 按揉承筋

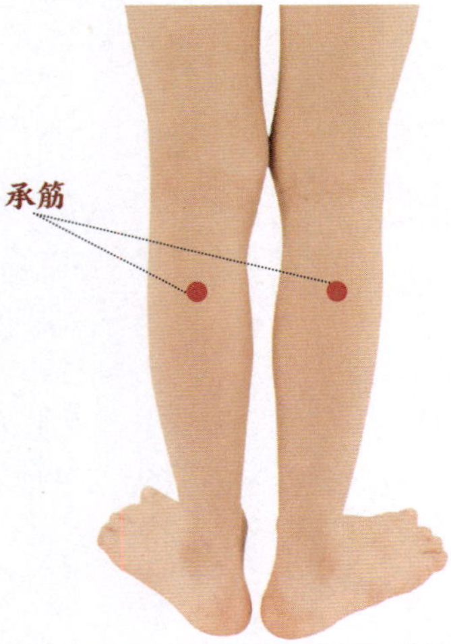

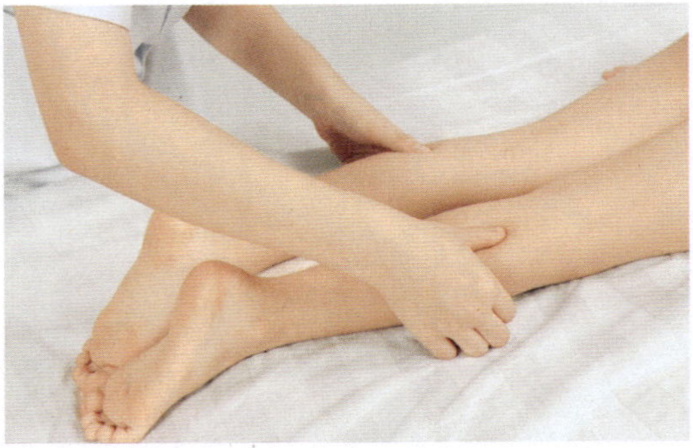

- 用拇指指腹由轻到重按揉两侧承筋穴，手法连贯，以有酸胀感为宜。

时间： 1～3分钟。
频率： 150～200次/分钟。

3. 弹拨阳陵泉

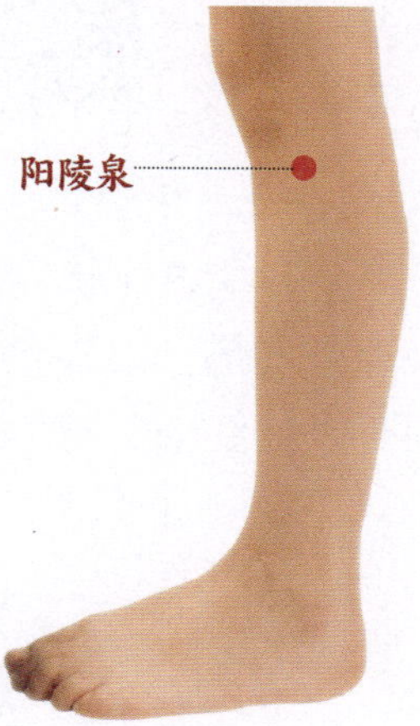

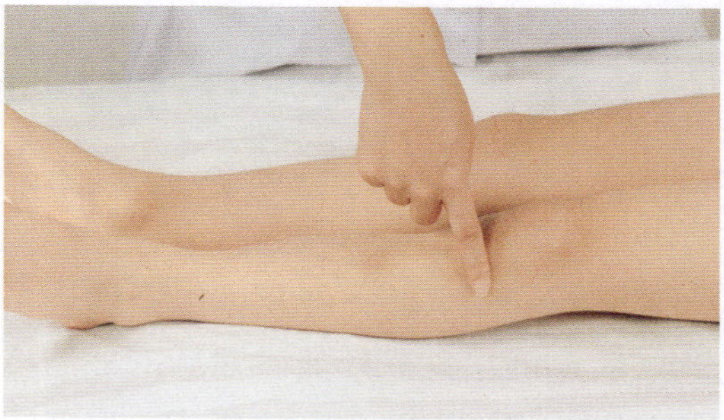

- 用手指由轻至重弹拨阳陵泉穴，手法连贯，以有酸胀感为宜。

次数：5~10次。
频率：150~200次/分钟。

4. 拍打足三里

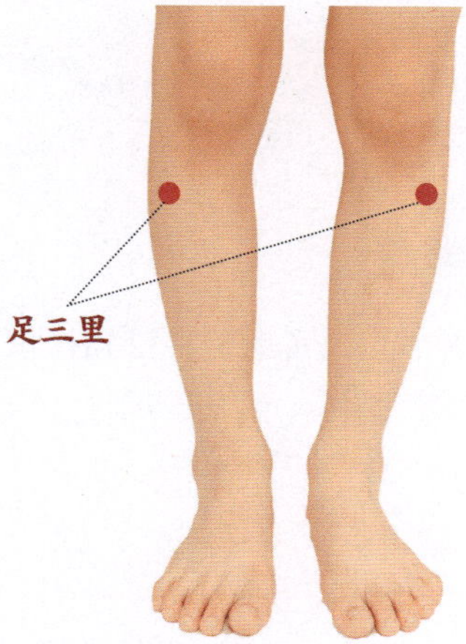

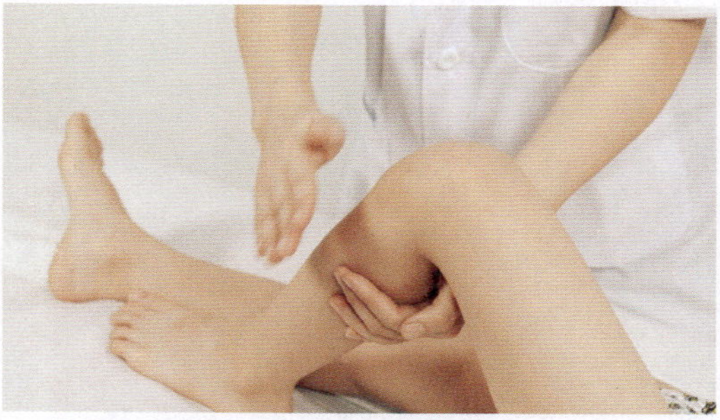

- 用手掌拍打足三里穴，然后以顺时针方向揉按，以有酸胀感为宜。

时间：2~3分钟。
频率：150~200次/分钟。

5. 按揉阿是穴

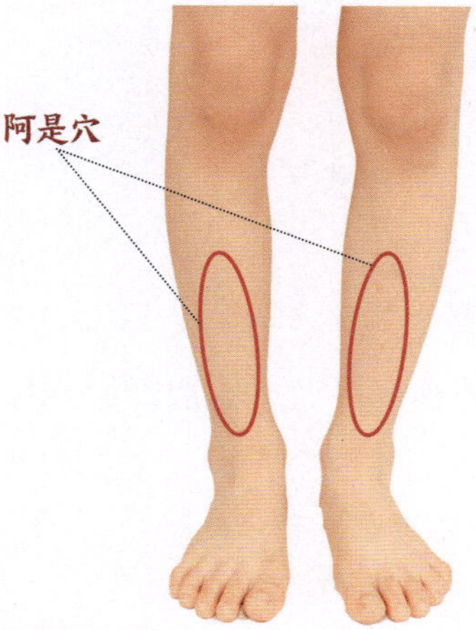

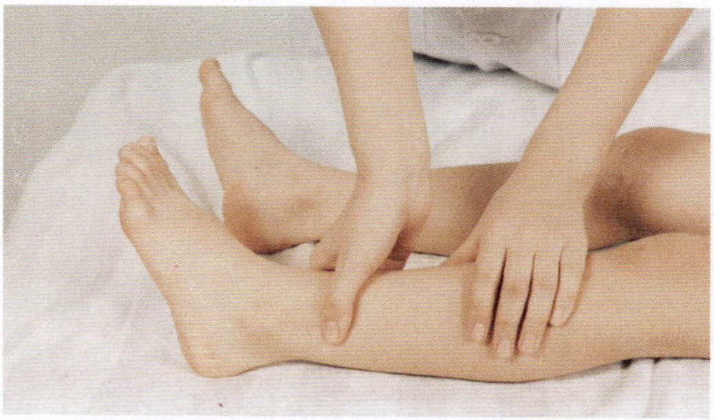

- 用拇指指腹点按阿是穴，力度由轻至重，手法连贯，以有酸胀感为宜。

时间：2~3分钟。
频率：150~200次/分钟。

小儿手足口病 疱疹溃破疼痛甚

小儿手足口病是一种儿童传染病，多见于5岁以下儿童，主要症状为手、足和口腔黏膜出现疱疹或破溃后形成溃疡。本病常见表现有发热，口腔黏膜、手掌或脚掌出现米粒大小的疱疹，疼痛明显，疱疹周围有炎性红晕，疱内液体较少。

1. 清肺经

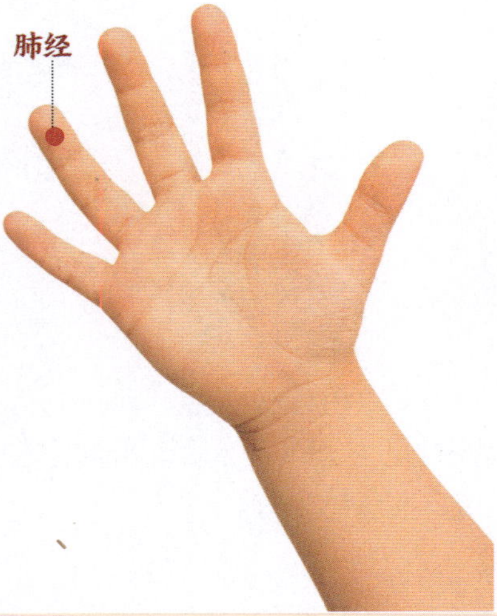

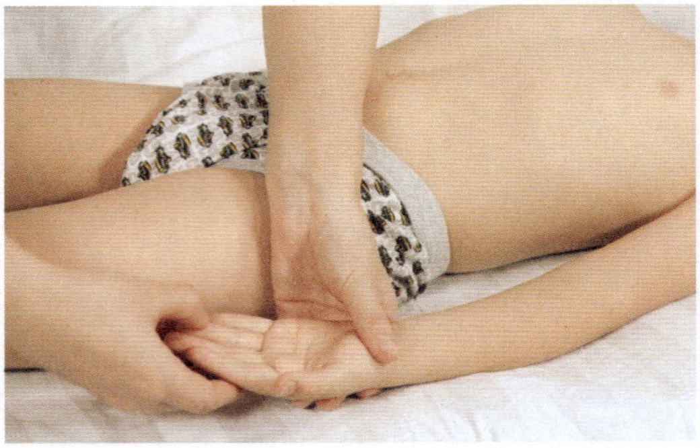

- 用拇指指腹由小儿无名指指尖推到指根，反复操作，力度适中，手法连贯。

次数：100次。
频率：150～200次/分钟。

2. 按揉合谷

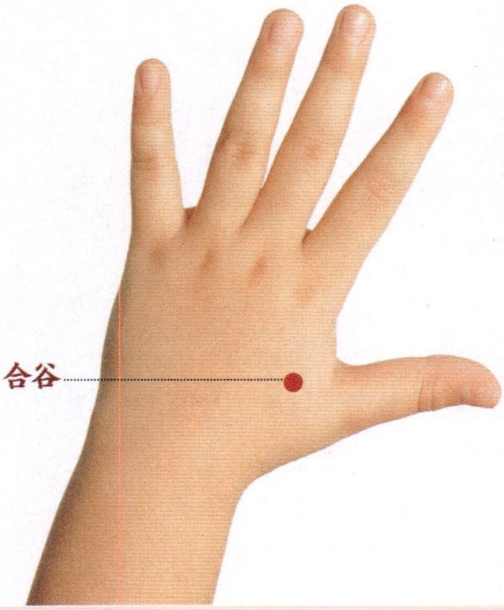

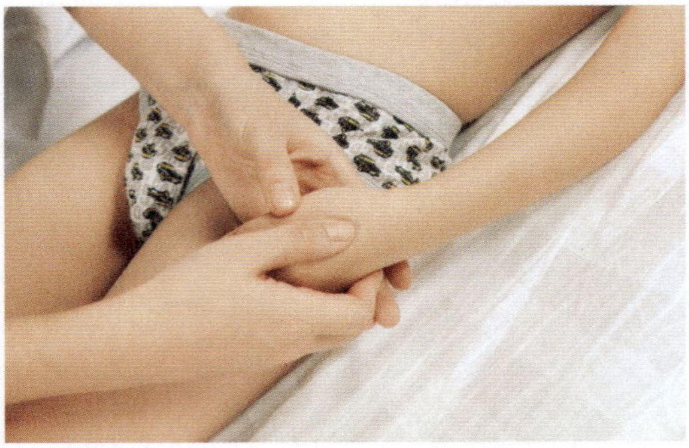

- 用拇指指腹按揉合谷穴，力度由轻至重，手法连贯。

次数：100～200次。
频率：150～200次/分钟。

3. 揉小天心

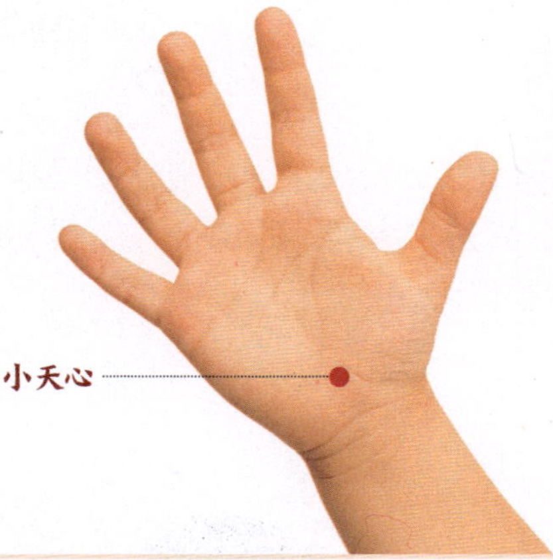

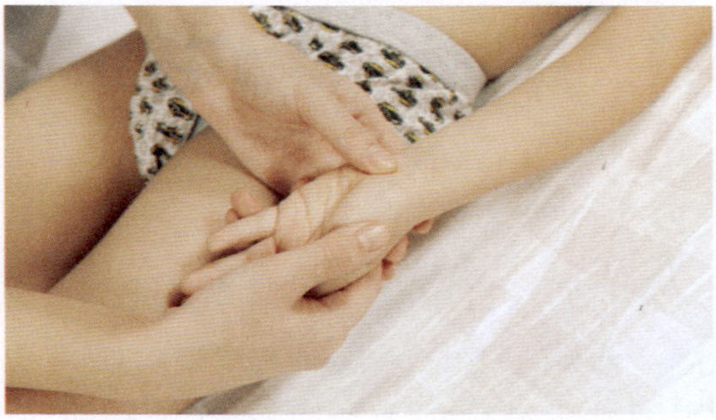

- 一手的食指、中指揉按小天心，再用拇指指甲逐渐用力掐按此穴。

次数： 100～200次。
频率： 50～100次/分钟。

4. 清天河水

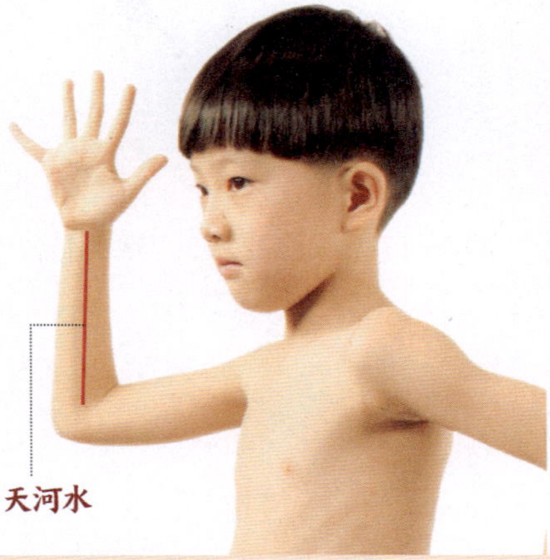

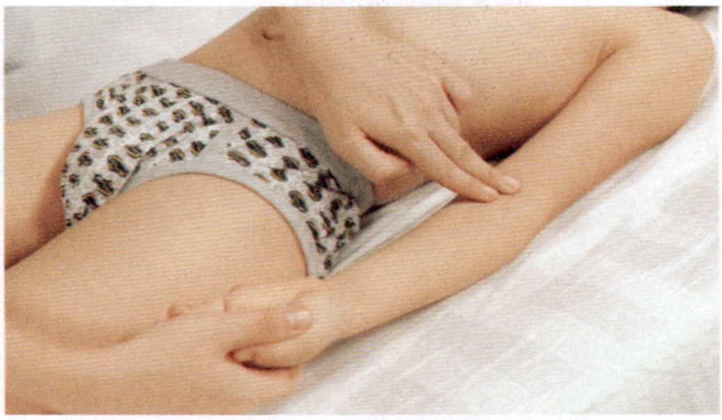

- 将食指和中指并拢，用指腹自腕推至肘，快速推摩天河水。

次数： 100～200次。
频率： 150～200次/分钟。

5. 推肝经

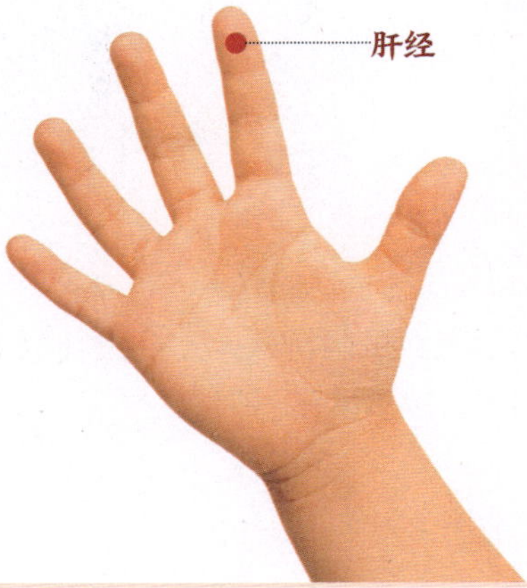

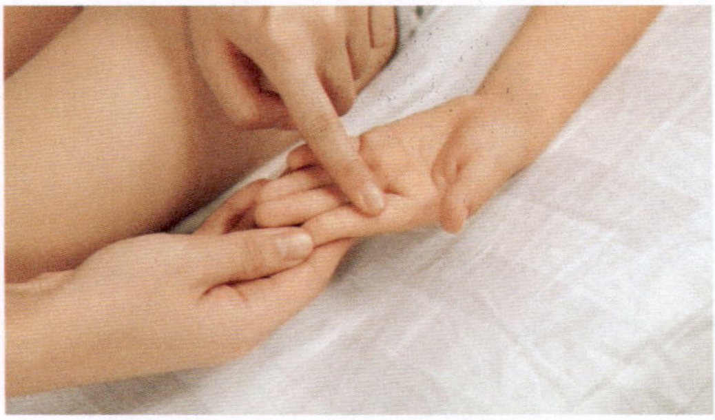

- 用拇指顺时针方向旋推食指螺纹面为补，由食指掌纹推向指尖为清，二者统称推肝经。

次数： 100～200次。
频率： 150～200次/分钟。

小儿红眼病 目赤肿痛易传染

医学上小儿红眼病称为急性结膜炎，主要通过接触传染，一般夏秋季发病率较高。本病主要临床表现为双眼红肿、发痒、怕光、流泪、眼屎多，一般不影响视力，但若不及时治疗，有可能转成慢性结膜炎。

1. 揉风池

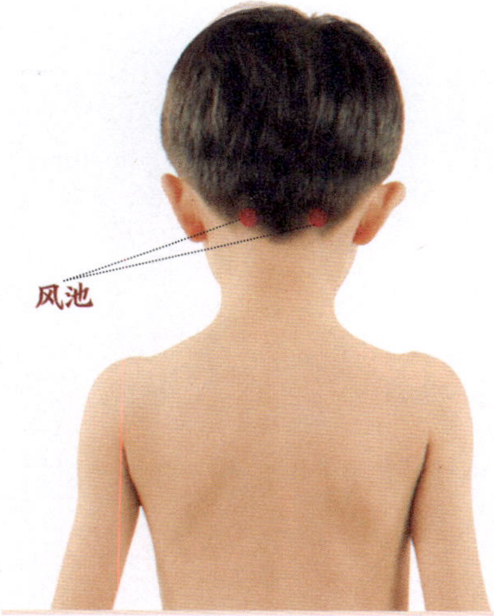

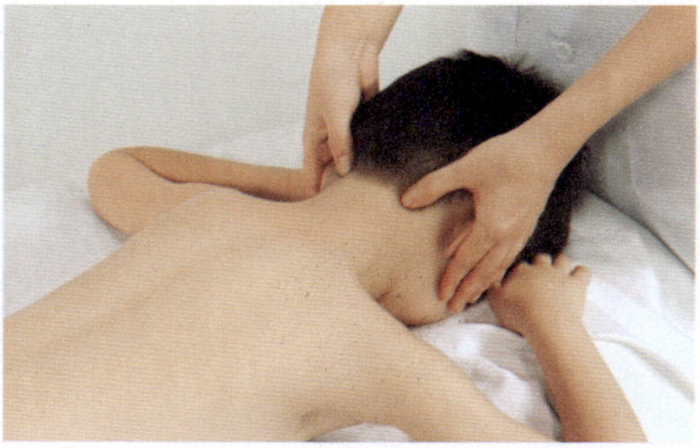

- 用拇指指腹旋转按揉风池穴，力度由轻至重，手法连贯，以有酸胀感为宜。

时间： 1～2分钟。
频率： 150～200次/分钟。

2. 按揉阿是穴

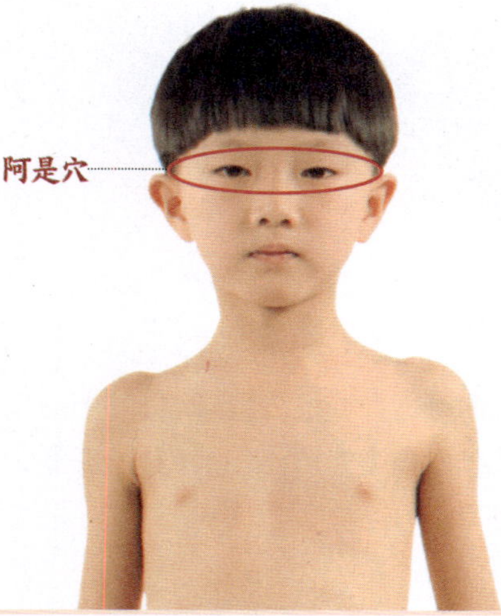

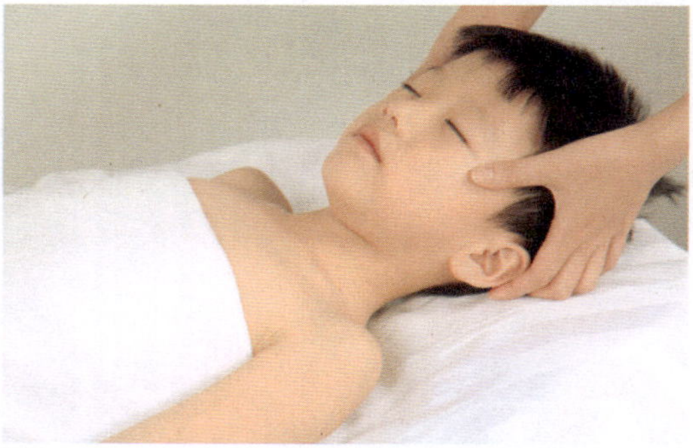

- 用拇指指腹点按阿是穴，力度由轻至重，手法连贯，以有酸胀感为宜。

时间： 2～3分钟。
频率： 150～200次/分钟。

3. 按揉肝俞

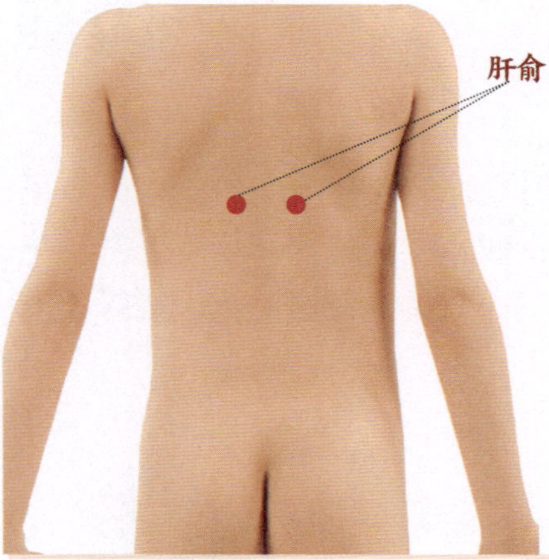

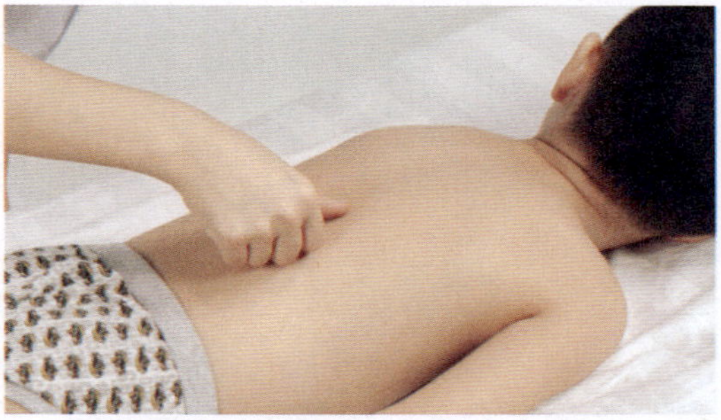

- 用拇指指腹按揉肝俞穴，力度由轻至重，手法连贯，以有酸胀感为宜。

时间： 3分钟。
频率： 150～200次/分钟。

4. 按揉太阳

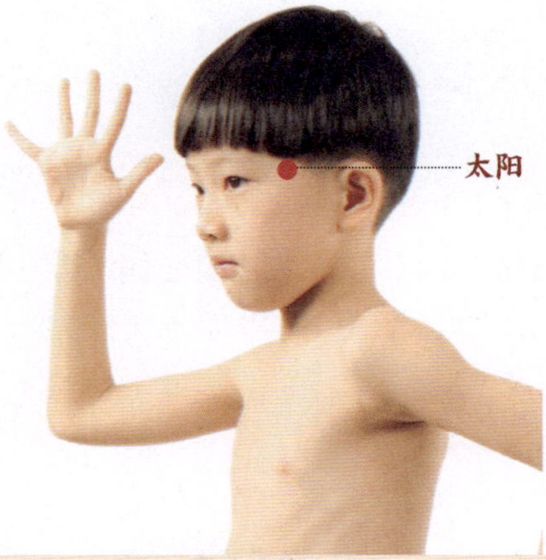

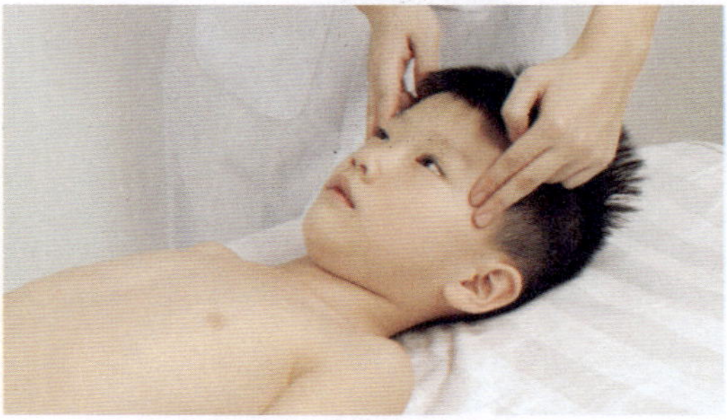

- 两手食指指尖分别放于两侧太阳穴上，顺时针或逆时针方向揉太阳穴。

时间： 1分钟。
频率： 150～200次/分钟。

5. 揉按肝经

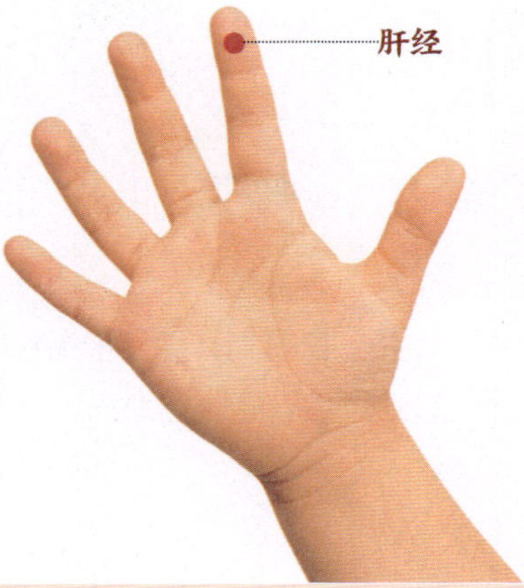

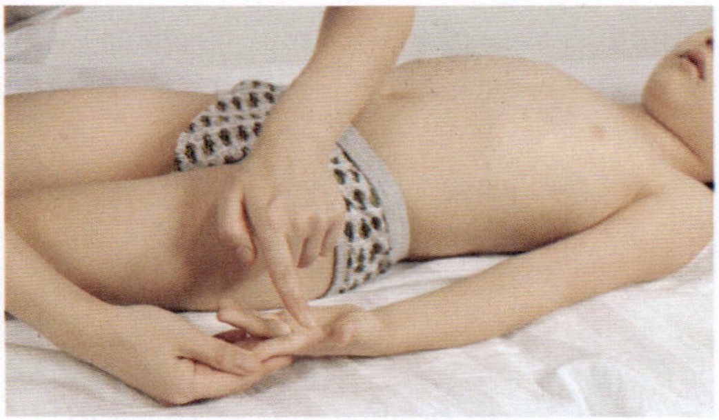

- 用食指指腹揉按肝经，力度由轻至重，手法连贯，以有酸胀感为宜。

次数： 100次。
频率： 150～200次/分钟。

小儿流行性腮腺炎 腮腺肿痛咀嚼难

流行性腮腺炎是由腮腺炎病毒感染引起的一种急性呼吸道传染病，多见于4～15岁的儿童和青少年，冬、春季多发。本病多发病急骤，伴有恶寒发热、头痛、咽痛、食欲不振等症，1～2天后可见耳下或两侧腮腺肿大、边缘不清、局部疼痛、咀嚼不便。

1. 点压痄腮穴

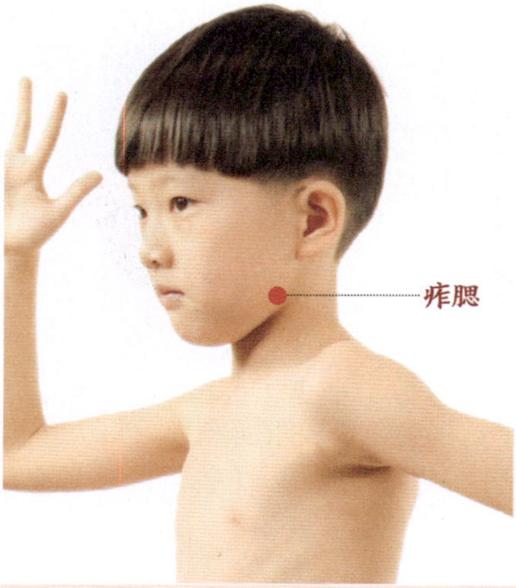

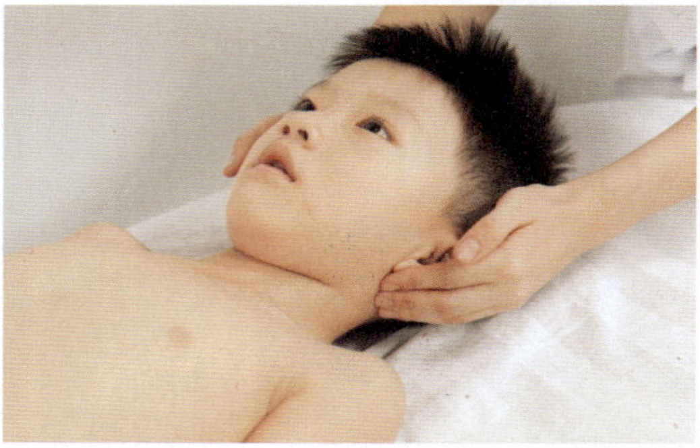

- 并拢食指、中指、无名指，用三指指腹点压痄腮穴，力度由轻至重，以有酸胀感为宜。

次数： 30次。
频率： 1次/秒。

2. 按压翳风

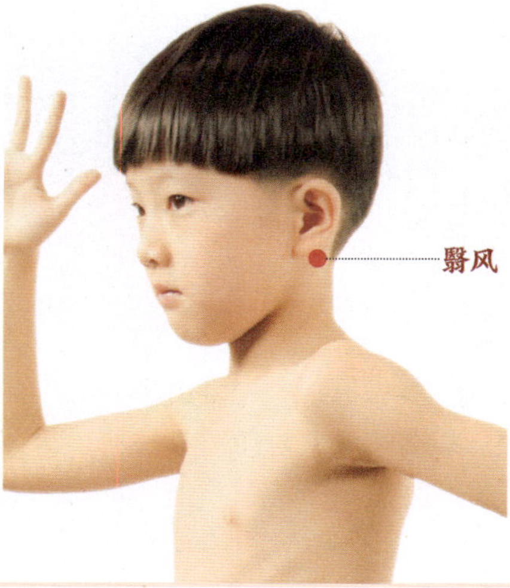

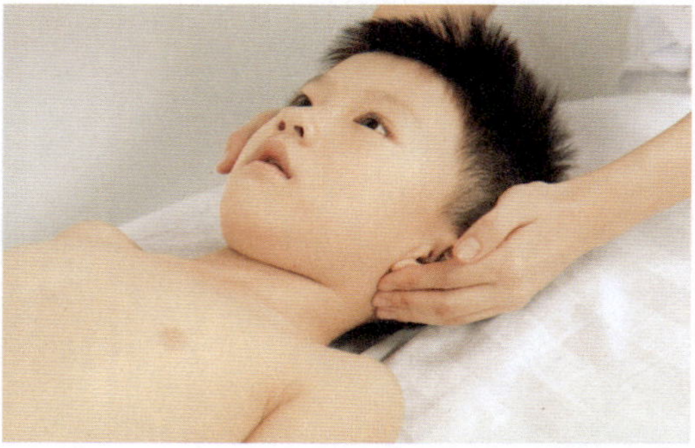

- 并拢食指、中指、无名指，用三指指腹压翳风穴，力度适中，以有酸胀感为宜。

次数： 30次。
频率： 1次/秒。

3. 按揉颊车

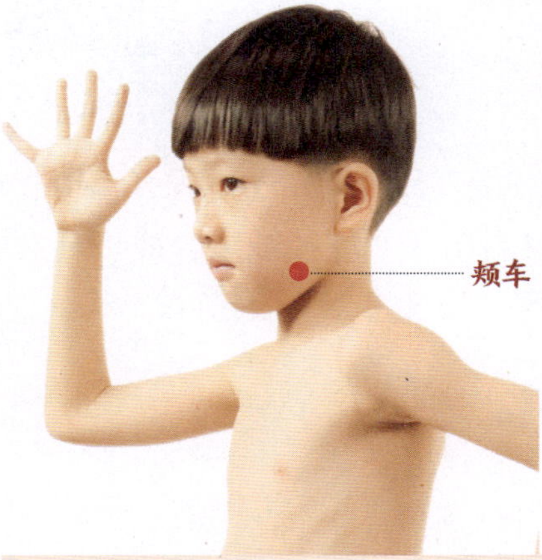

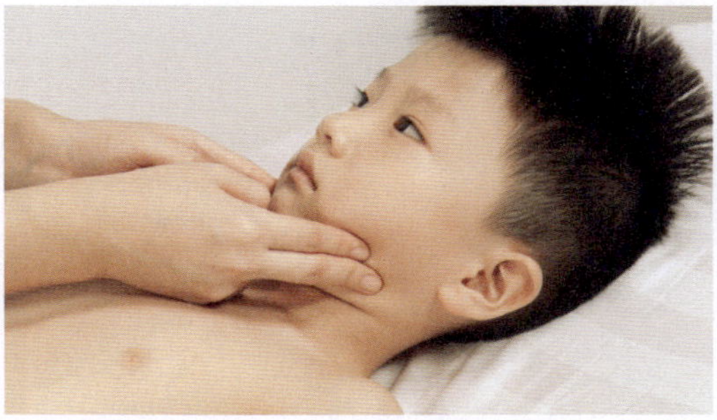

- 用食指、中指两指指腹按揉颊车穴，力度适中，以有酸胀感为宜。

次数： 30次。
频率： 1次/秒。

4. 按揉合谷

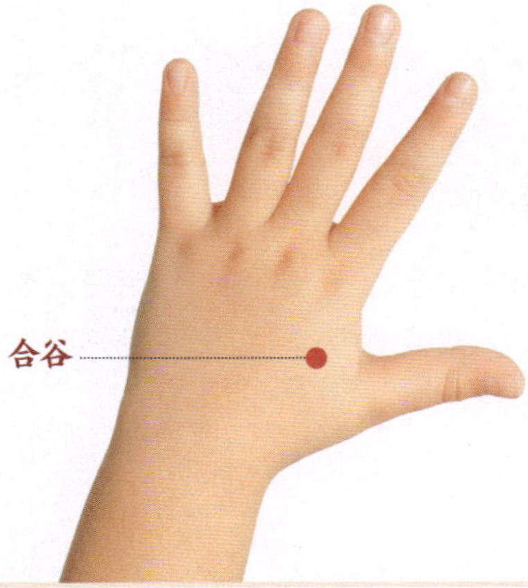

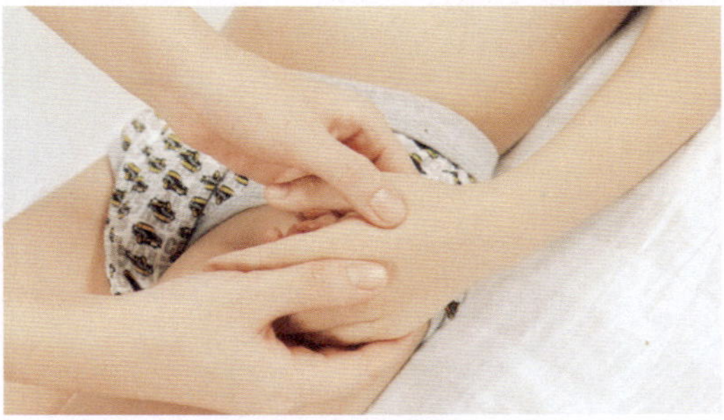

- 用拇指指腹按揉合谷穴，力度由轻至重，手法连贯，以有酸胀感为宜。

次数： 10次。
频率： 5次/秒。

5. 清天河水

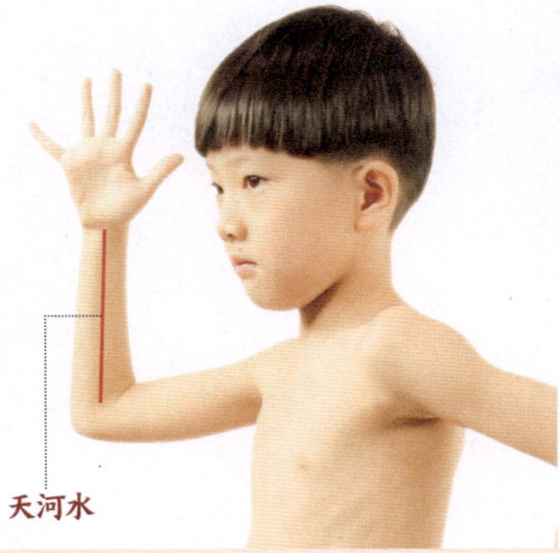

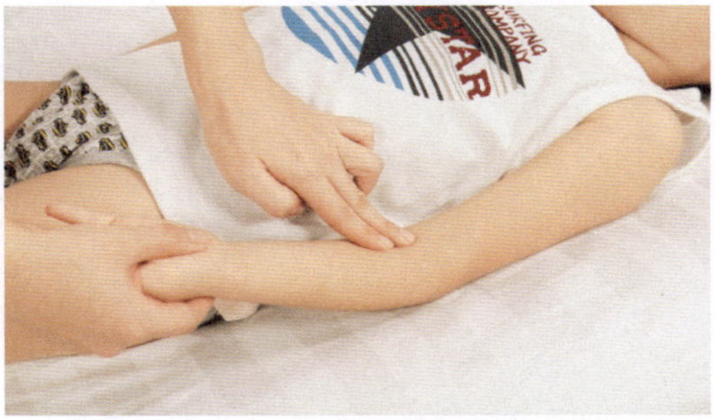

- 食指和中指并拢，用两指指腹自腕推至肘，快速推摩天河水，力度适中。

次数： 300～500次。
频率： 150～200次/分钟。

小儿痱子 湿热多汗皮肤痒

夏季气温高、湿度大，出汗多，又不容易蒸发，汗液潴留于皮内，易引起痱子。因小儿的新陈代谢旺盛，又活泼好动，容易出汗，皮肤细嫩，故极易发生痱子。预防痱子发生，特别要注意小儿皮肤卫生，应勤洗澡、勤换衣。

1. 清肺经

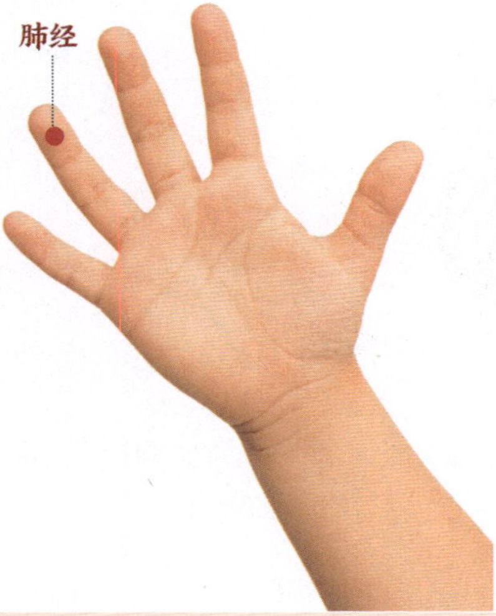

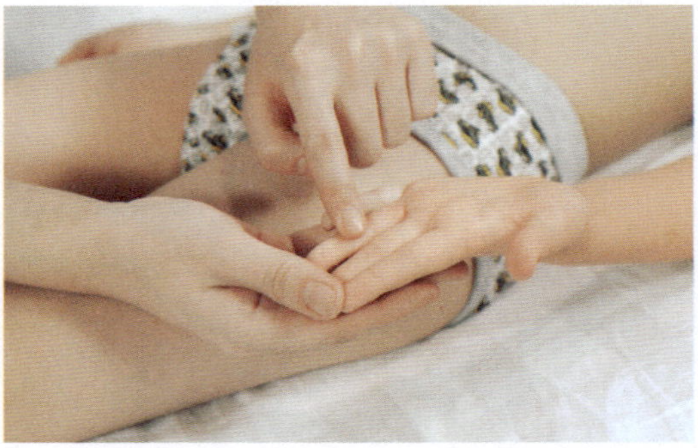

- 用食指指腹由小儿无名指指尖推到指根，反复操作，力度适中，手法连贯。

次数：100次。
频率：150～200次/分钟。

2. 清心经

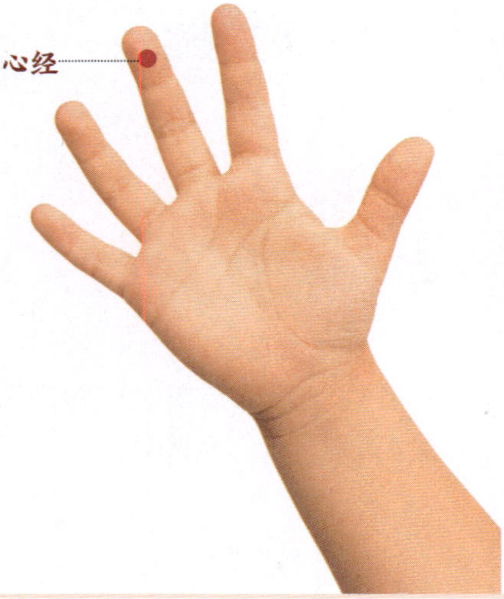

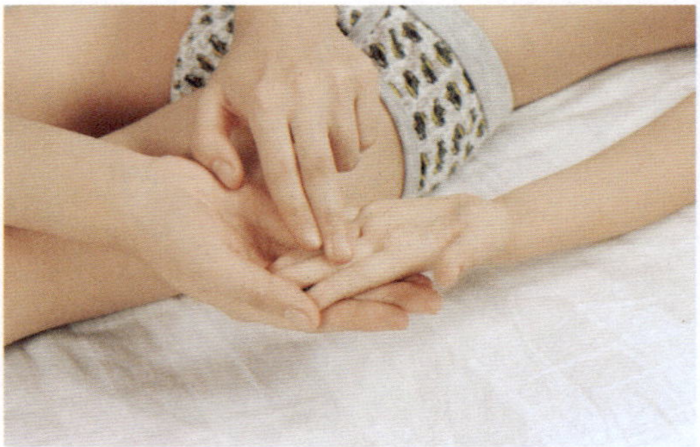

- 一手托住小儿的手掌，用另一手食中指从中指指尖推至指根，力度适中。

次数：100次。
频率：150～200次/分钟。

3. 清天河水

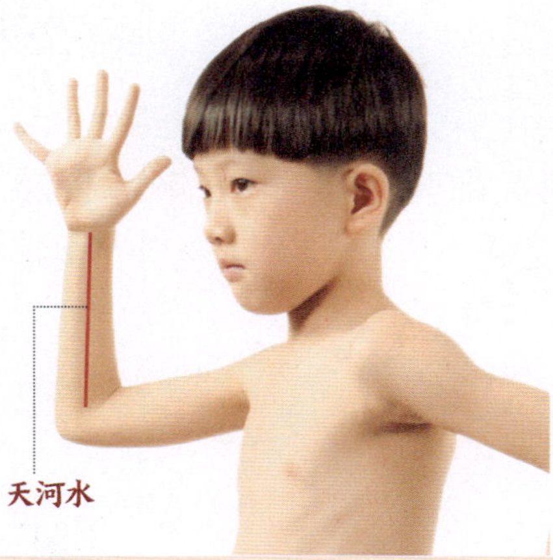

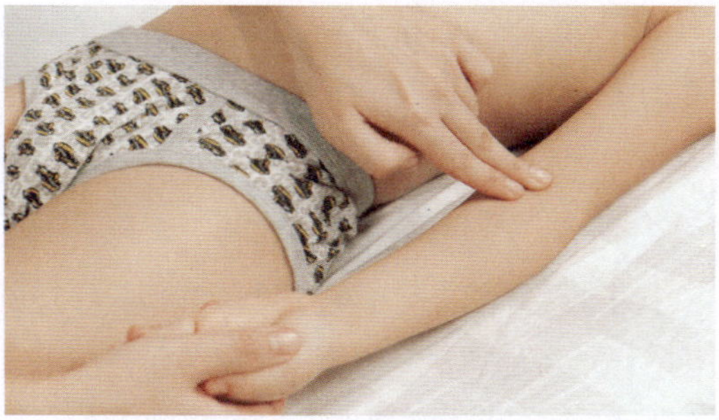

- 将食指和中指并拢，用指腹自腕推至肘，快速推摩天河水，手法连贯。

次数： 100次。
频率： 150～200次/分钟。

4. 推六腑

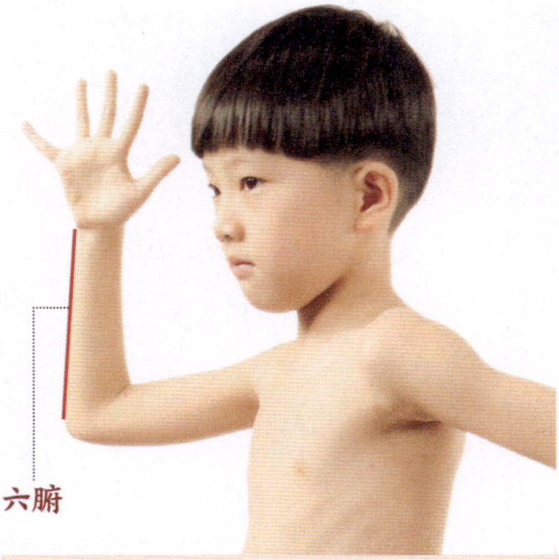

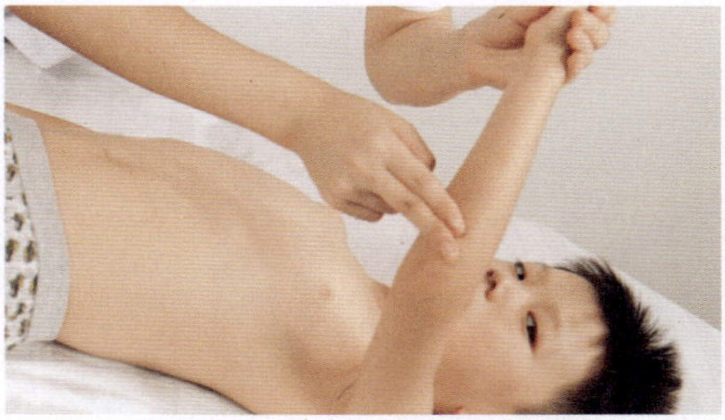

- 食指和中指并拢，用指腹自肘而下推摩六腑，力度适中，手法连贯。

次数： 100次。
频率： 150～200次/分钟。

5. 按揉合谷

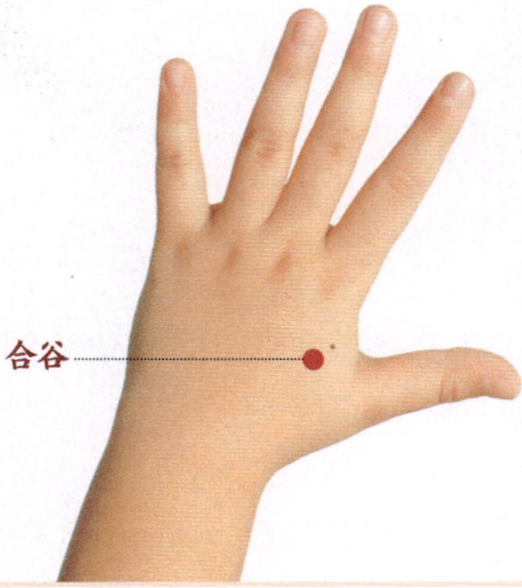

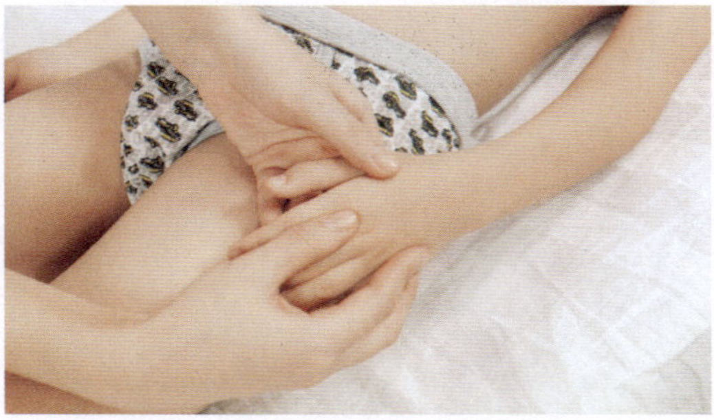

- 用拇指指腹按揉合谷穴，力度由轻至重，手法连贯，以有酸胀感为宜。

时间： 2～3分钟。
频率： 150～200次/分钟。

小儿肠梗阻 腹痛腹胀无排便

小儿肠梗阻是指小儿肠管内或肠管外的病变引起肠内容物通过障碍的病症。肠梗阻分两大类，一类叫机械性肠梗阻，另一类叫功能性肠梗阻。本病临床表现有腹痛、腹胀、呕吐、无大便、肛门无排气等症状。

1. 按揉合谷

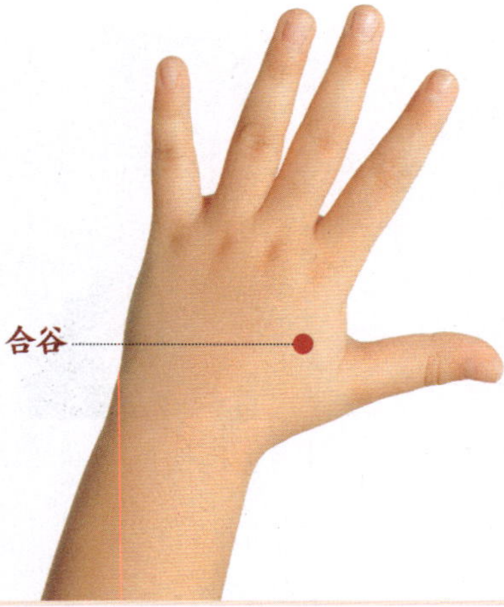

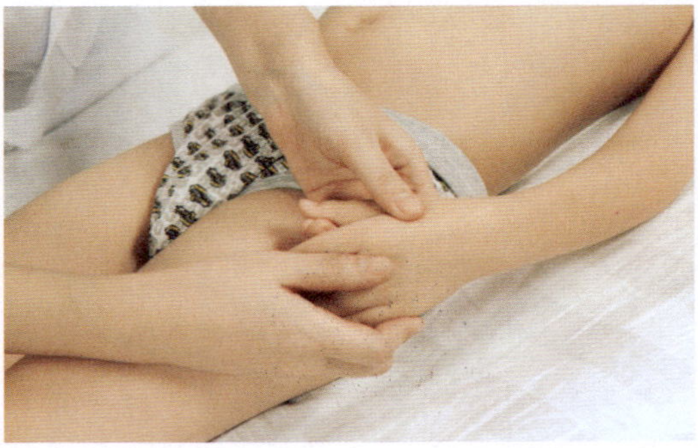

- 用拇指指腹按揉合谷穴，力度由轻至重，手法连贯，以有酸胀感为宜。

时间： 1～3分钟。
频率： 150～200次/分钟。

2. 按揉中脘

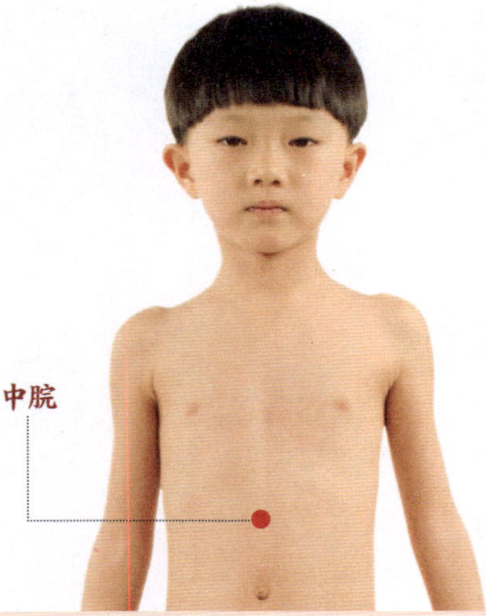

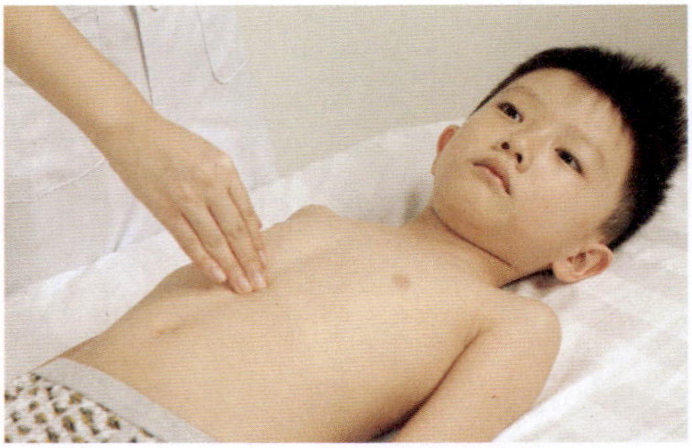

- 用食指、中指、无名指三指指腹按揉中脘穴，力度适中，幅度逐渐扩大。

时间： 1～3分钟。
频率： 150～200次/分钟。

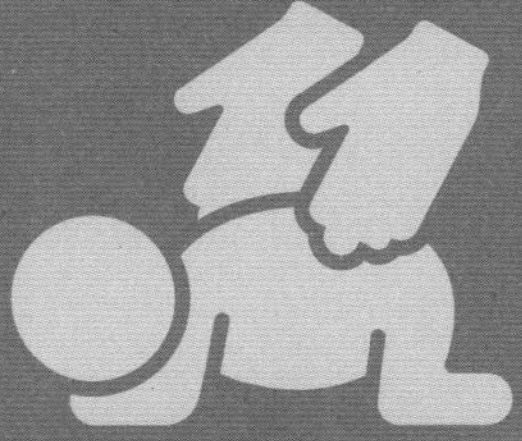

第4章

小儿保健推拿疗法，揉揉捏捏身体棒

孩子吃饭香、睡得好、体质好、少生病、长得高，健康平安快乐地成长，是每个父母最朴实的愿望。其实，小儿推拿除了可以治疗某些小儿常见病，还具有良好的保健功效。经常推拿，能够帮助小儿增进食欲、改善睡眠、强健骨骼、增强免疫力。因此，在一定程度上，小儿推拿可以帮助父母实现这些小愿望。

保护视力 眼睛明亮视力好

现代社会，小朋友对各种电子产品的接触越来越多，这使得他们长期用眼过度。加上课业负担过重，每天大量的阅读、写作业导致其长期的视觉疲劳，日久容易造成近视眼。刺激人体穴位可以达到保护眼睛、恢复视力的作用。

1. 揉睛明

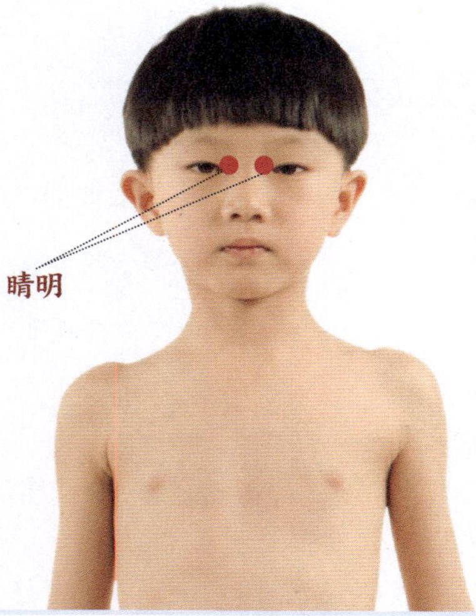

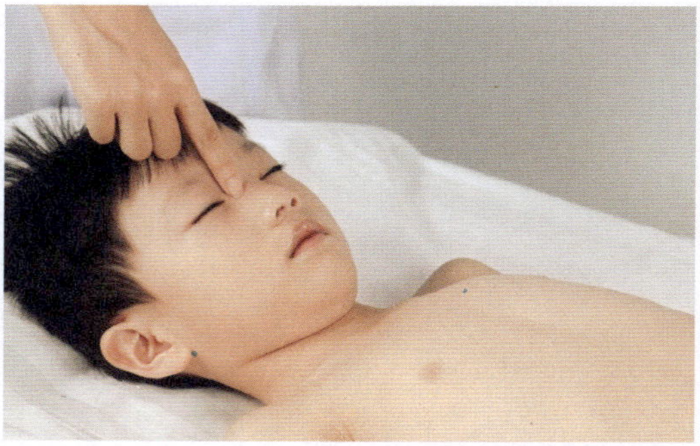

- 用食指指腹按揉睛明穴，能够带动深层神经和加速眼部血液循环。

时间： 1～2分钟。
频率： 150～200次/分钟。

2. 按攒竹

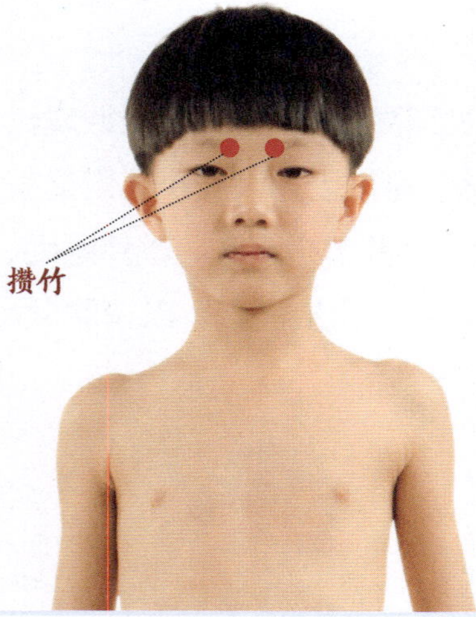

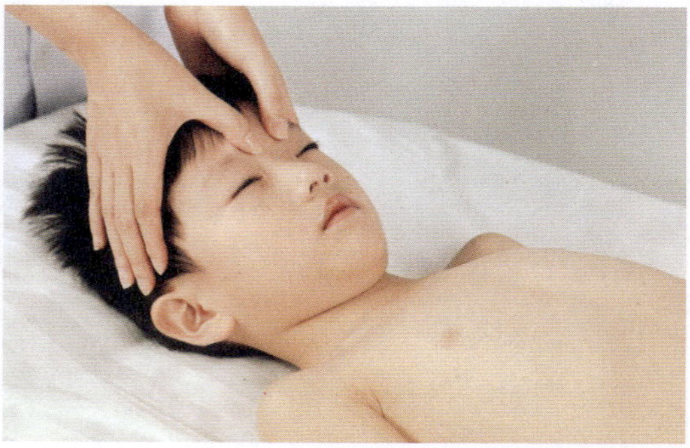

- 用双手拇指从眉头攒竹穴按摩至眉尾，可以舒缓上眼骨的神经。

次数： 5～10次。
频率： 150～200次/分钟。

益智补脑 大脑聪明学习好

很多父母喜欢在学龄前给宝宝们购买开发智力的早期教育图书、益智游戏，刺激孩子的大脑发育，提高其学习能力。其实，小儿推拿也有益智补脑的功效。

1. 点按百会

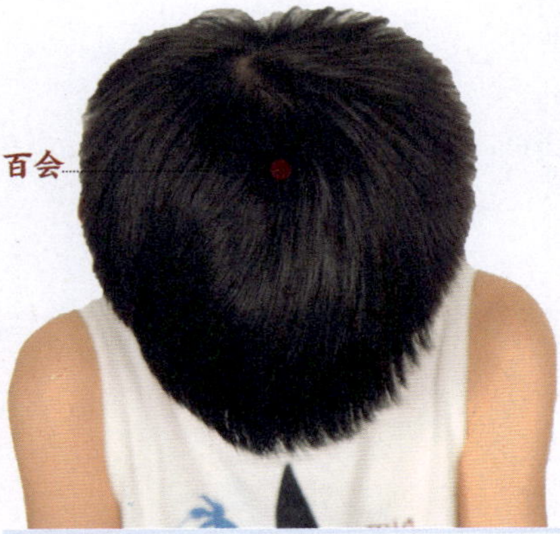

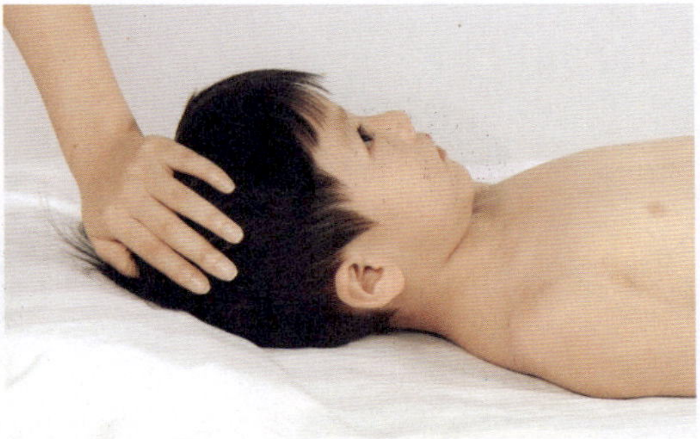

- 用手掌按在头顶中央的百会穴，先以顺时针方向揉按，再以逆时针方向揉按。

时间：1~2分钟。
频率：150~200次/分钟。

2. 按压三阴交

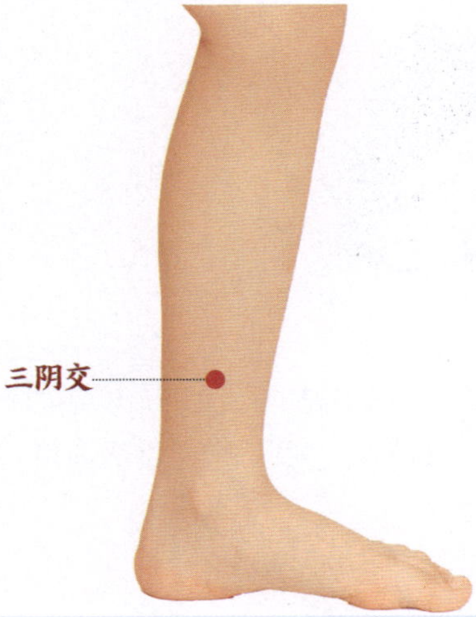

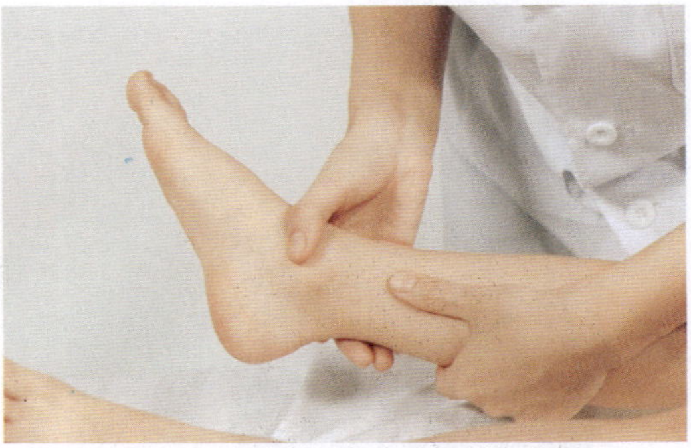

- 用拇指指腹按压在三阴交穴上，先以顺时针方向揉按，再以逆时针方向揉按。

时间：1~2分钟。
频率：150~200次/分钟。

养心安神 睡得香甜不哭闹

小儿气血未充，神识未发，精气未足，神经系统发育不完全，对于外界事物的刺激反应非常敏感，易受惊吓，严重时甚至会导致惊厥。推拿可以帮助小儿培补元气、平肝息风、宁心安神，增强小儿适应外部环境的能力，保护小儿的身心健康。

1. 掐压山根

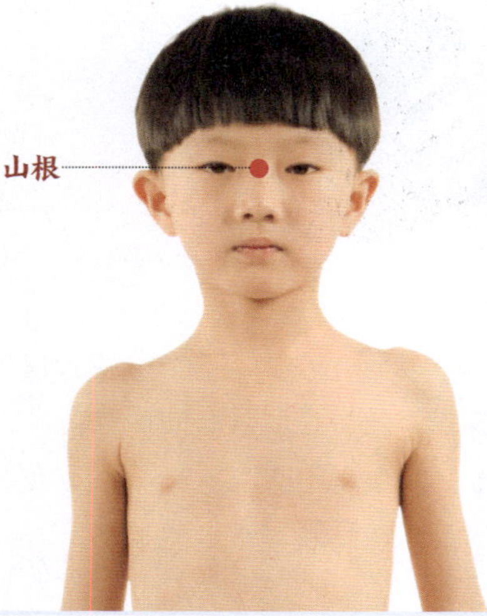

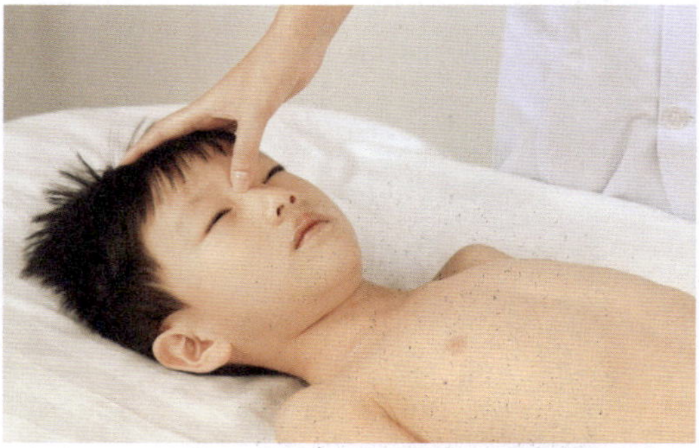

- 用拇指指端按在山根穴上，做深入并持续的掐压，注意避免掐破皮肤。

次数： 30次。
频率： 150～200次/分钟。

2. 揉按百会

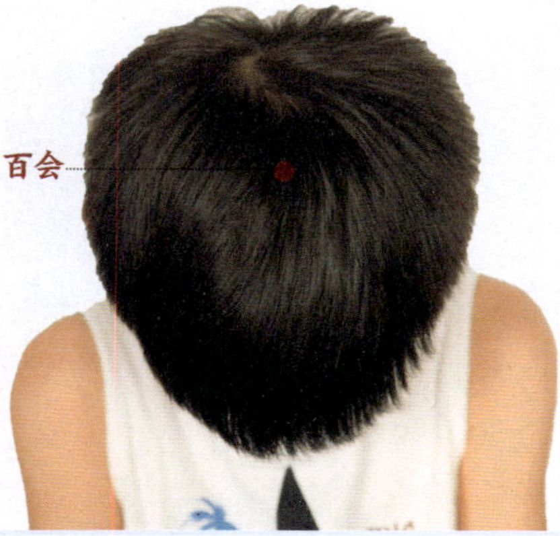

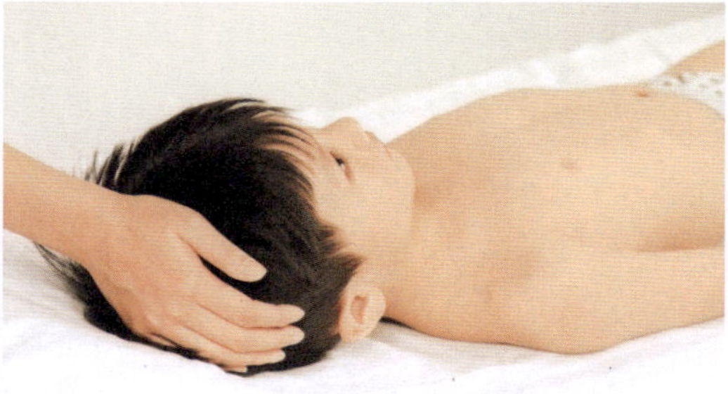

- 将手掌按在头顶中央的百会穴，以顺时针方向揉按百会穴，力度适中，手法连贯。

次数： 50次。
频率： 150～200次/分钟。

强健骨骼 骨骼强壮个子高

怎样才能让宝宝们吃得好、睡得香、个子高，还有一个强健的体魄呢？父母们可以学一些保健推拿手法，来帮助宝宝们强健骨骼。因为通过推拿可以疏通经络，推动全身气血运行，促进新陈代谢，有利于骨骼发育。

1. 挟提大椎

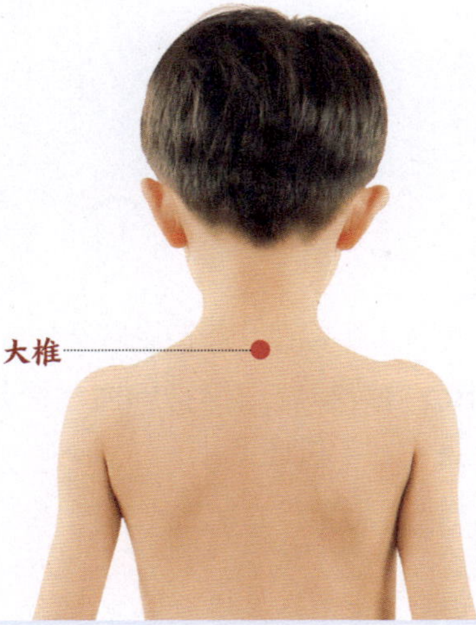

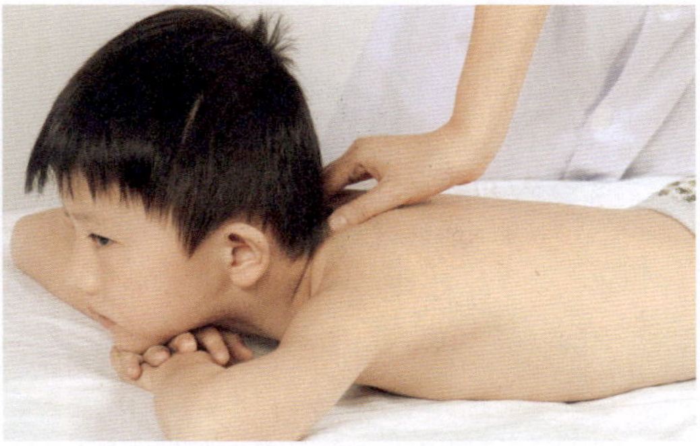

- 将拇指和食指、中指相对，挟提大椎穴，力度由轻至重，手法连贯。

次数： 10～20次。

频率： 150～200次/分钟。

2. 揉按委中

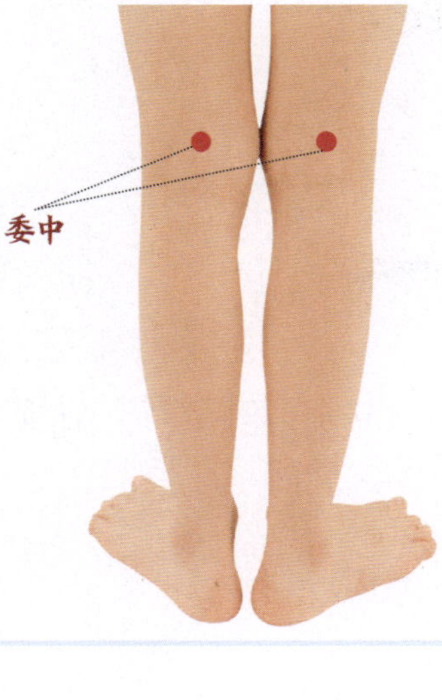

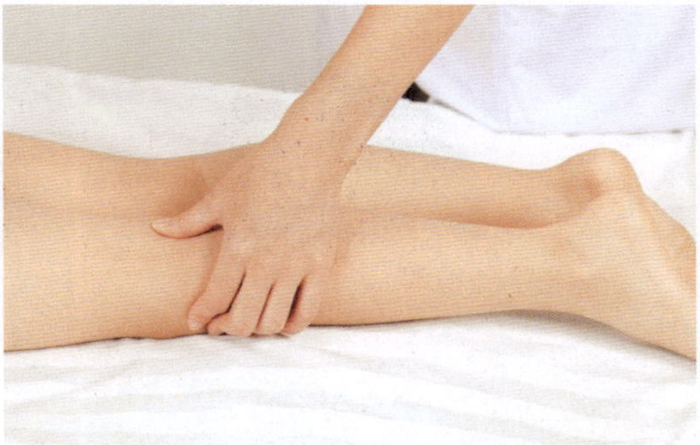

- 用拇指指腹旋转揉按委中穴，力度由轻至重，以有酸胀感为宜。

时间： 2分钟。

频率： 150～200次/分钟。

清热泻火 排出热毒不上火

儿童肠胃功能较弱，稍有不慎，肠胃功能就容易紊乱，加上免疫力较弱，进食辛辣刺激的食物或天气炎热、干燥的时候容易上火，导致体内水分流失，出现便秘、扁桃体炎、发热等。日常生活中通过刺激穴位的方法，可以帮助小儿清热泻火。

1. 推六腑

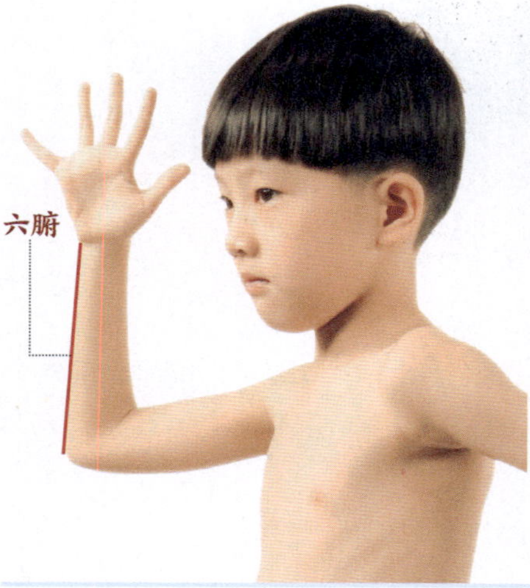

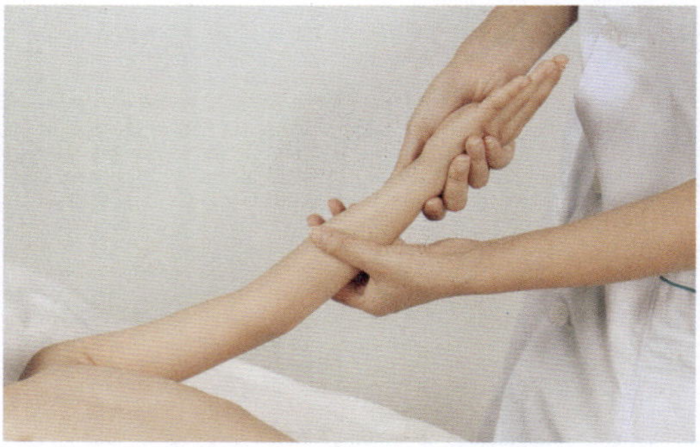

- 用拇指指腹自腕横纹尺侧推向肘横纹尺侧，力度适中，手法连贯。

次数： 100～300次。
频率： 150～200次/分钟。

2. 挟提耳尖

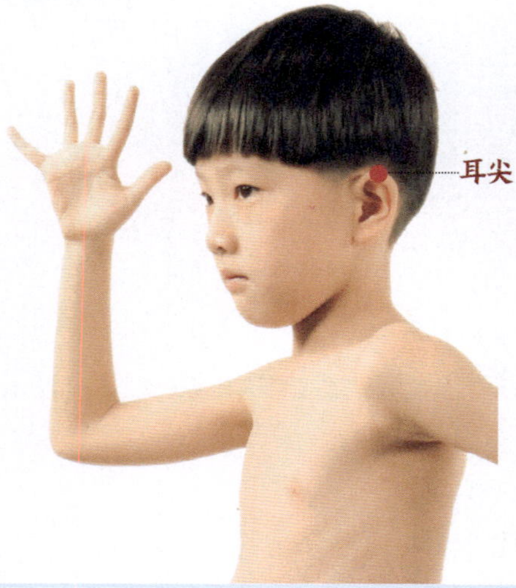

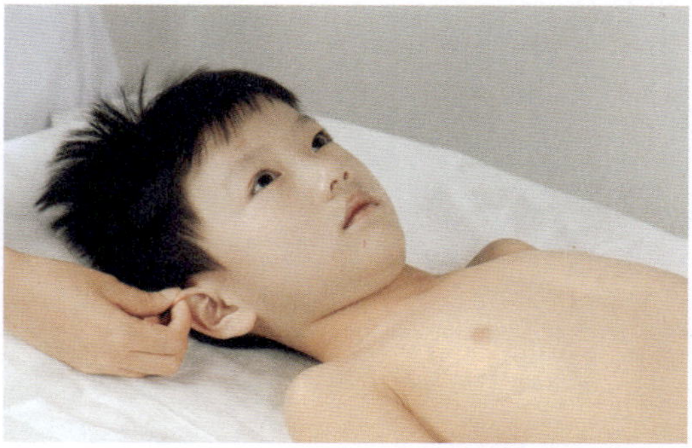

- 将拇指和食指、中指相对呈钳状，挟提耳尖穴，力度由轻至重。

次数： 10次。
频率： 150～200次/分钟。

益气养血 气血充足体质好

气虚以少气懒言、动则喘促、怕风自汗、神疲倦怠、食欲不振为主症。营养性贫血是指因缺乏生血所必需的营养物质如铁、叶酸、维生素D等，导致造血功能低下的一种疾病。通过穴位的推拿可以促进经络的运行，促进血液的新陈代谢。

1. 摩神阙

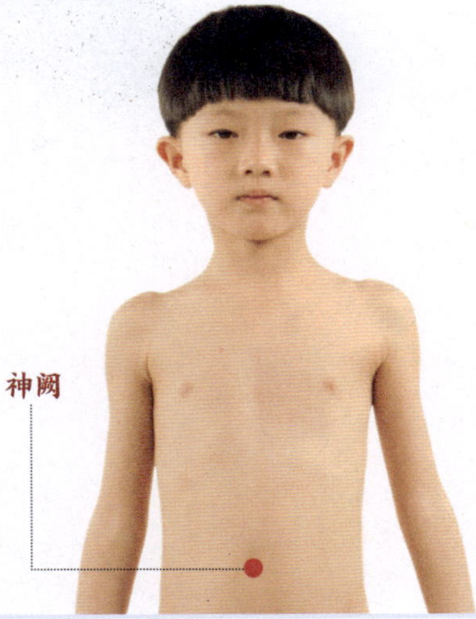

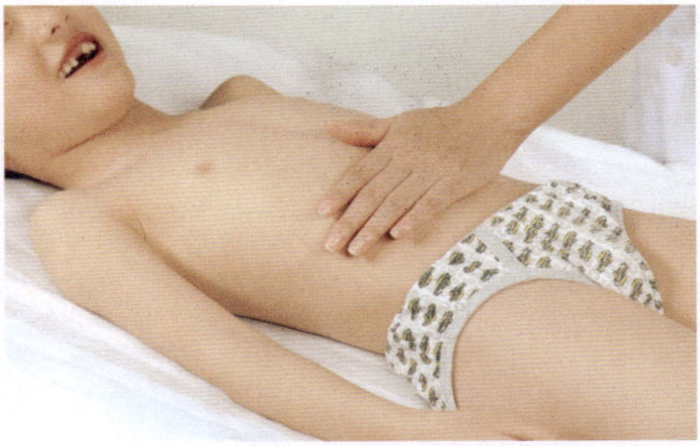

- 将手掌放在神阙穴上，手掌不要紧贴皮肤，在皮肤表面做顺时针方向回旋摩动。

次数： 100～200次。

频率： 150～200次/分钟。

2. 摩气海

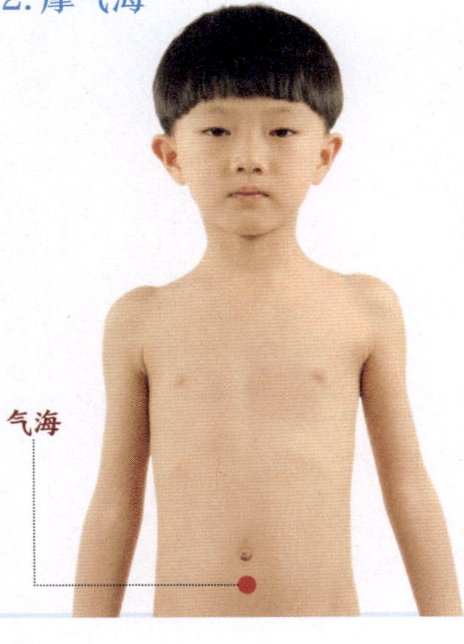

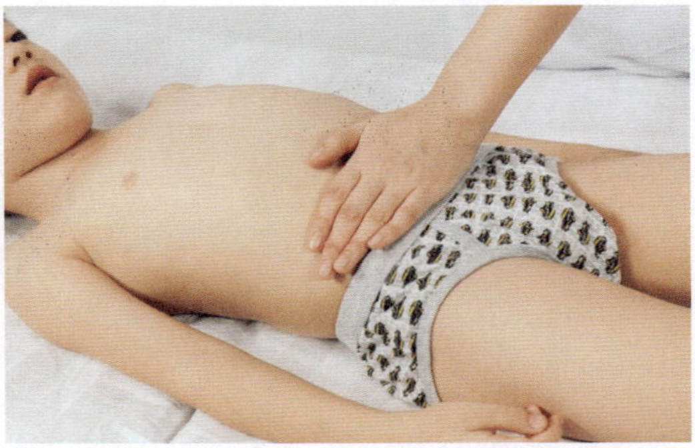

- 将手掌放在气海穴上，在皮肤表面做顺时针方向回旋摩动，力度适中，手法连贯。

次数： 80～100次。

频率： 150～200次/分钟。

健脾养胃 脾胃好，吃饭香

小儿脾胃娇弱，无论外感还是内伤都容易伤及脾胃功能，出现食欲不振、泄泻、消瘦等症状。中医的穴位刺激疗法，有利于气血的运行和生化，对调理脾胃功能有很好的效果。

1. 揉按脾俞

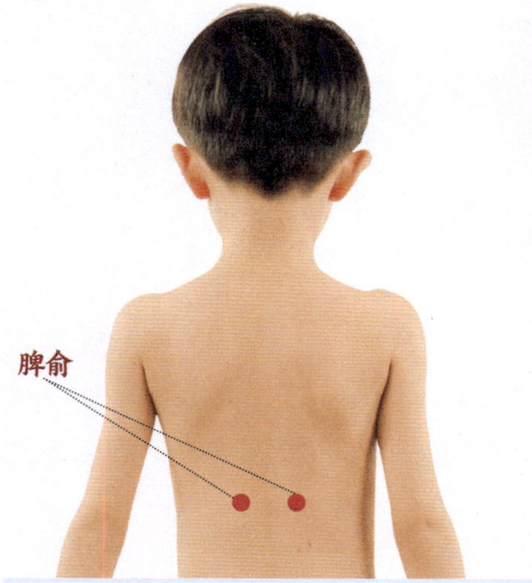

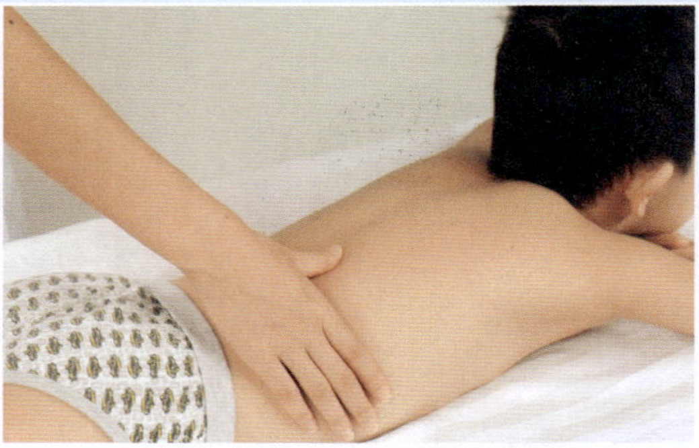

- 用拇指指腹以顺时针方向揉按脾俞穴，以有酸胀感为宜。

次数：50～100次。
频率：150～200次/分钟。

2. 揉中脘

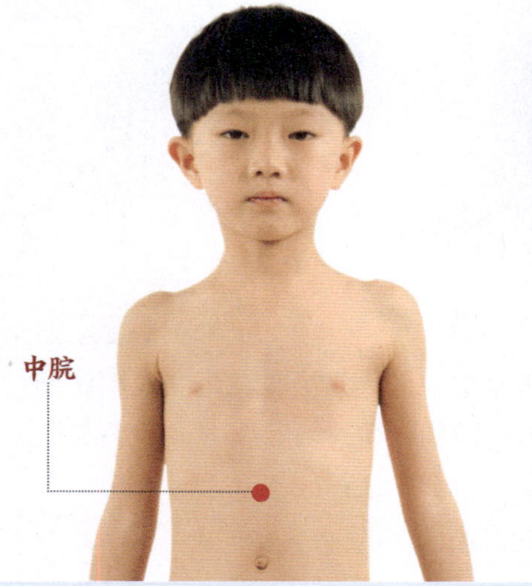

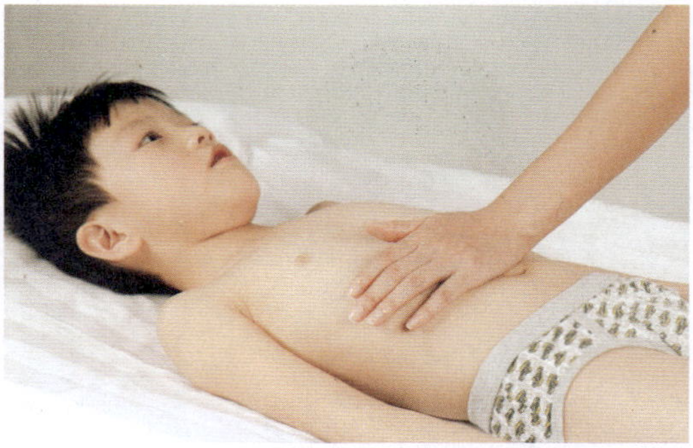

- 用手掌紧贴着中脘穴揉按，皮下组织要被揉动，力度由轻至重。

次数：100～200次。
频率：150～200次/分钟。

消食化积 肠胃消化不积食

小儿饮食不知自节，而脾胃功能又较娇弱，往往会使消化系统负荷过重，容易产生积食。3岁以下的宝宝，积食不消，体内过热，表现为舌苔厚、口臭、唇红、小便黄，大便干燥或便秘，出现这种状况可采用推拿疗法消食化积。

1. 按揉中脘

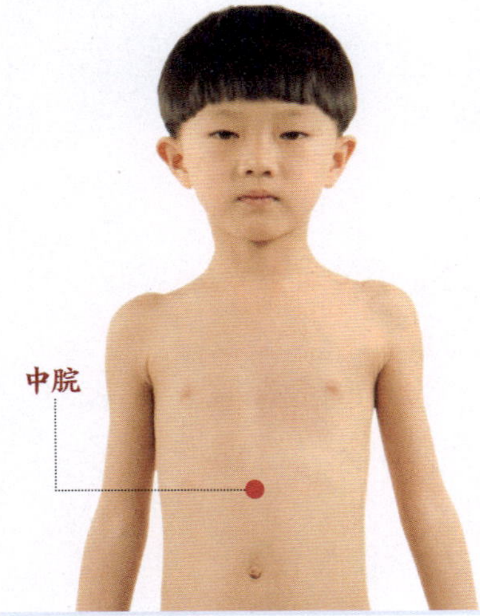

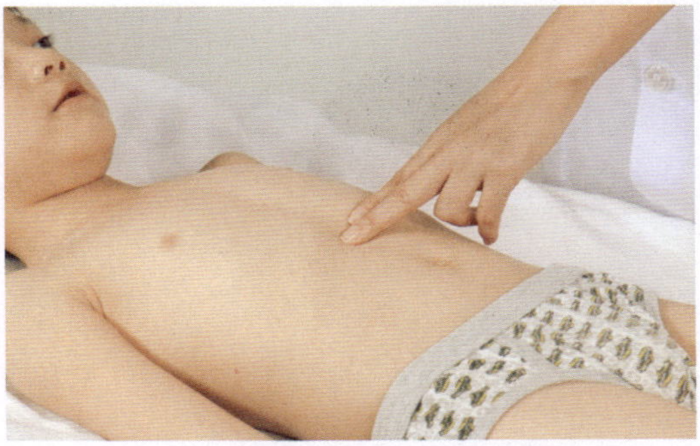

- 将食指、中指并拢，用两指指腹以顺时针方向揉按中脘穴，力度适中，手法连贯。

次数： 80～100次。
频率： 150～200次/分钟。

2. 按揉气海

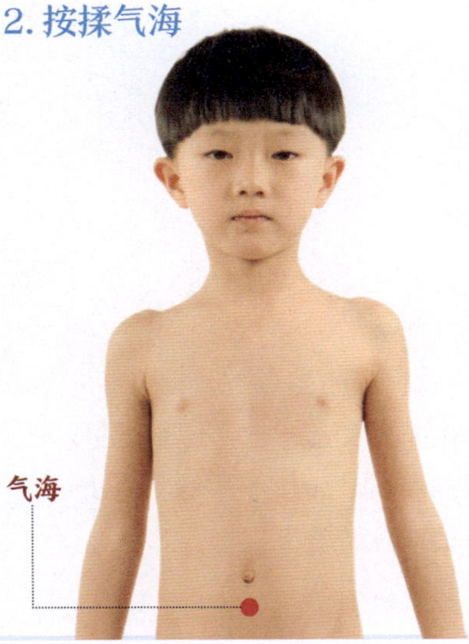

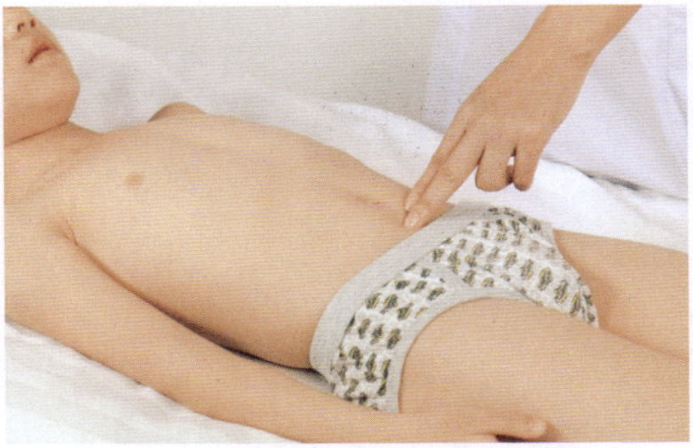

- 用食指、中指两指指腹以顺时针方向揉按气海穴，力度由轻至重，以有酸胀感为宜。

次数： 80～100次。
频率： 150～200次/分钟。

调理肠道 排便正常消化好

很多小儿挑食，一些宠溺小朋友的家长又不知道引导，放任其偏食的习惯，长期如此易造成小儿肠胃蠕动缓慢，引起便秘。为了改善这种情况，家长一方面应正当指引小儿的饮食习惯，一方面可以运用推拿疗法为小儿调理肠道。

1. 按揉乳根

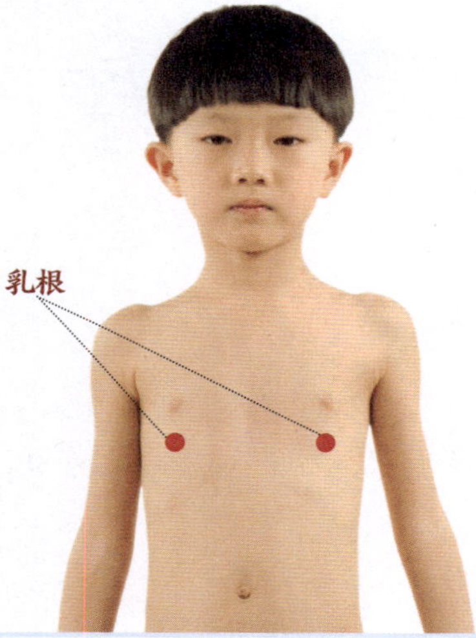

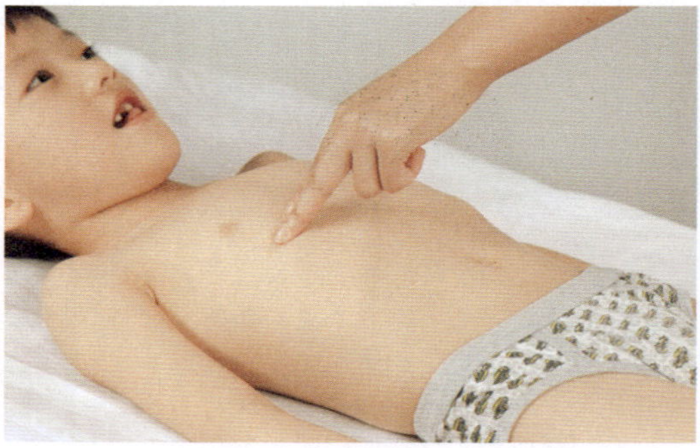

- 用食指、中指两指指端点按在乳根穴上，以顺时针方向揉按。

次数： 30～50次。
频率： 150～200次/分钟。

2. 摩神阙

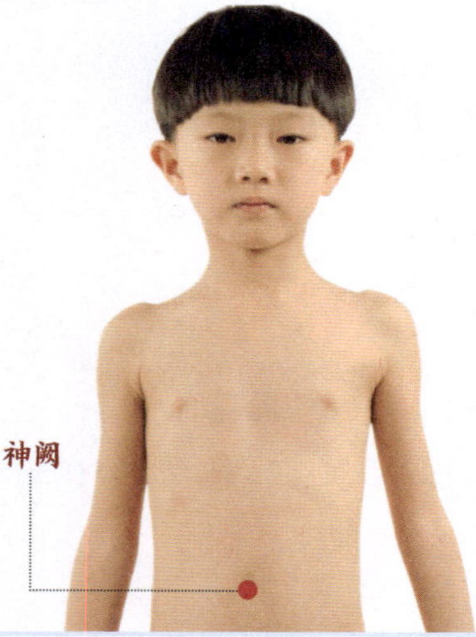

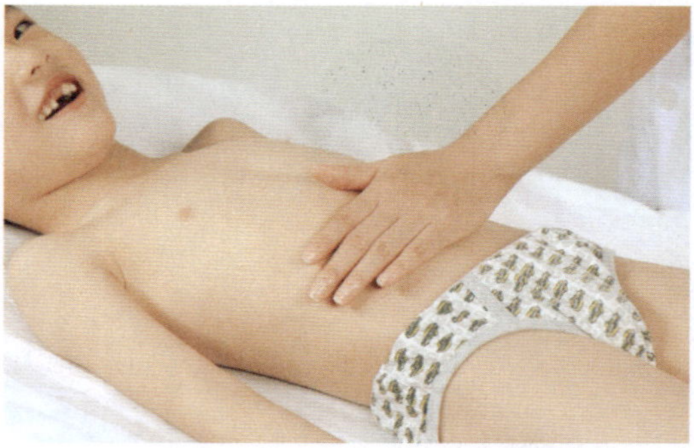

- 将手掌放在神阙穴上，手掌不要紧贴皮肤，在皮肤表面做顺时针方向回旋性摩动。

次数： 100～200次。
频率： 150～200次/分钟。

消除疲劳 精力充沛不叫累

儿童大脑疲惫可以从三个特征看出来：坐立不安——有些儿童在学习一段时间之后，会坐立不安；哭闹不休——有些儿童一旦疲倦就会哭闹不休；瞌睡——有的儿童会在学习时哈欠连天。家长可以采用以下推拿疗法，帮助儿童缓解疲劳。

1. 按压内关

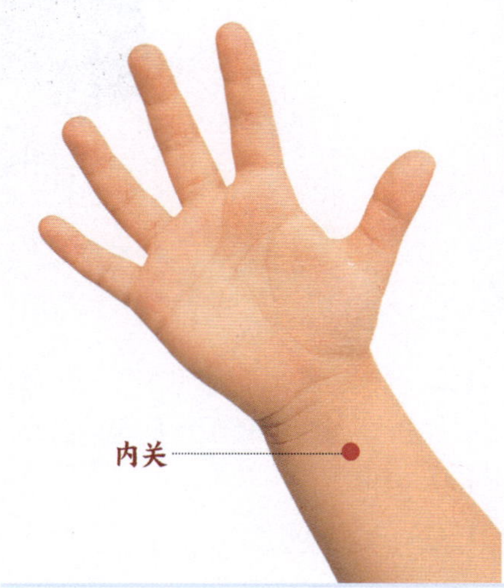

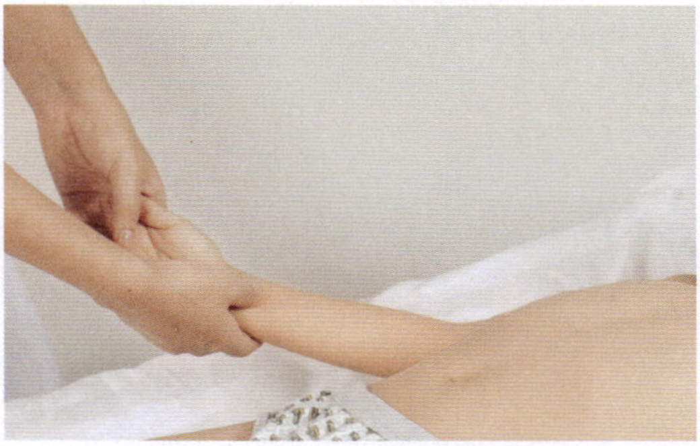

- 将拇指指端放在内关穴上，用力按压，双手交替进行，力度适中，以有酸胀感为宜。

次数： 100～500次。
频率： 150～200次/分钟。

2. 按揉太阳

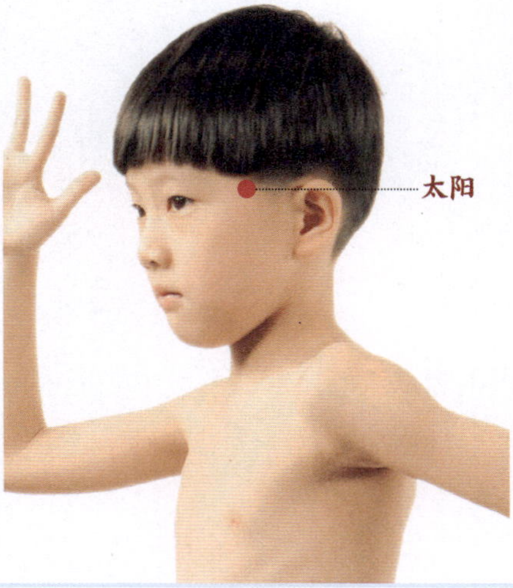

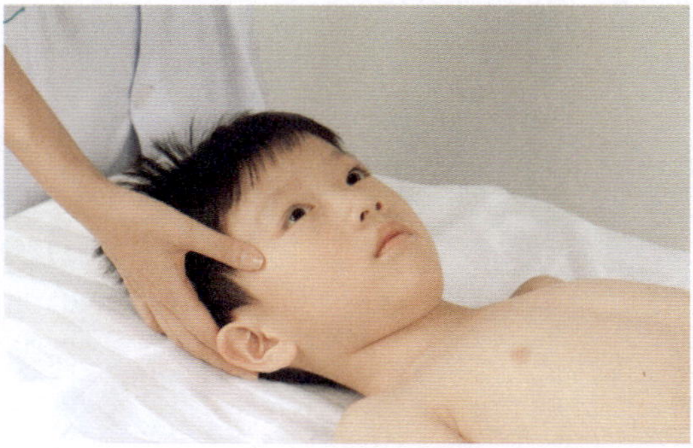

- 将两手拇指指尖分别放于两侧太阳穴上，顺时针或逆时针方向揉太阳穴，力度适中。

次数： 30～50次。
频率： 150～200次/分钟。

强身健体 身体棒棒少生病

小儿免疫力较弱，容易感染病菌，患上一些急、慢性疾病。为了加速新陈代谢，促进机体发育，增强免疫功能，提高抗病能力，父母除了可以给小儿补充营养，陪小儿锻炼身体，在日常生活中还可以运用推拿疗法来增强小儿的免疫力。

1. 按揉肾俞

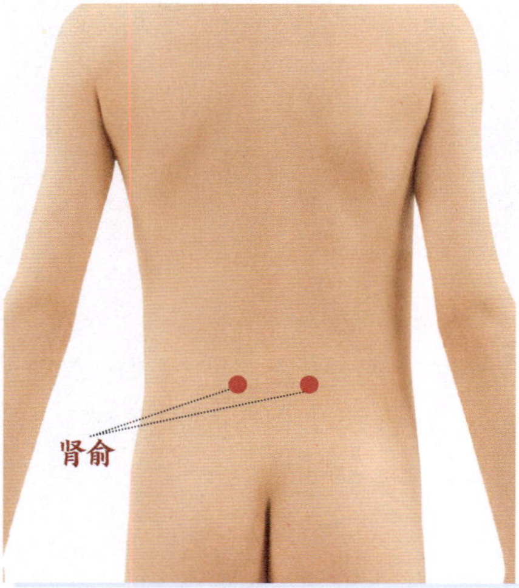

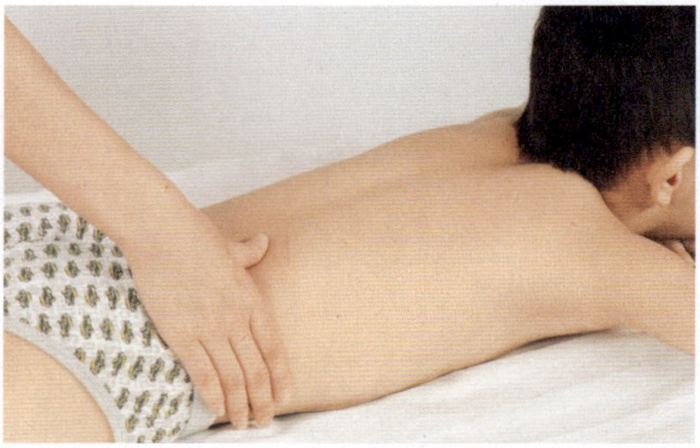

- 用拇指指端点按肾俞穴，顺时针、逆时针方向依次揉按，力度由轻至重再至轻。

次数： 10～30次。
频率： 150～200次/分钟。

2. 点按涌泉

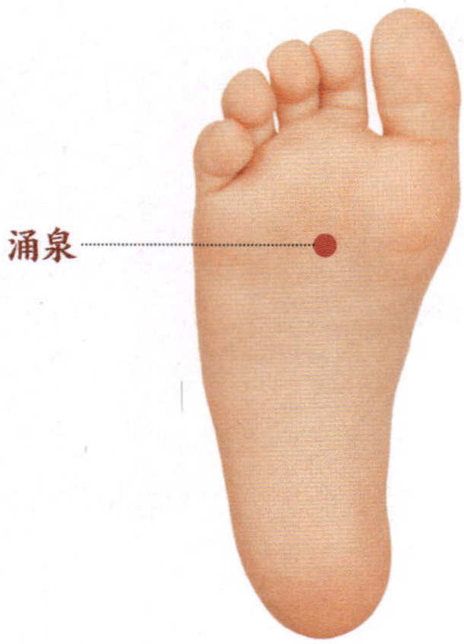

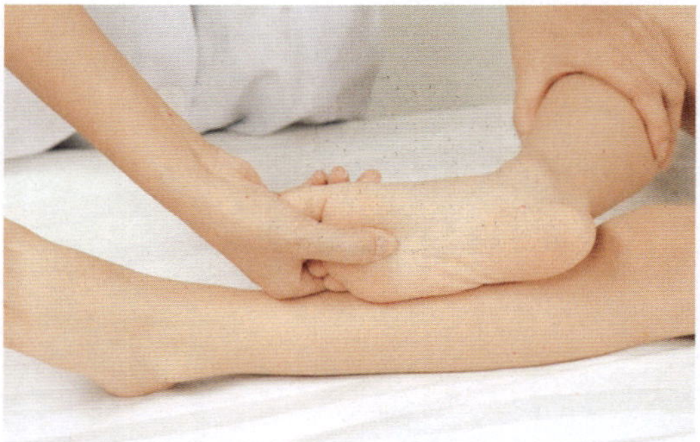

- 用拇指指腹点按涌泉穴，力度由轻至重再至轻，以有酸胀感为宜。

时间： 1～2分钟。
频率： 150～200次/分钟。